I0430242

Tu Hijo y sus Primeros Seis Años

Dr. Carlos Hoyos A.
Médico Pediatra

D.R. © Dr. Carlos Hoyos Alvarado
Segunda Edición: 13 de abril del 2011 .

Pradera No. 109, Col. La Pradera, Cuernavaca, Morelos, C.P. 62170
Tels. (52) (777) 372 2881, 372 2882
carlospediatra@msn.com

Diseño Grafico Portada y contraportada: Lic. Daniela Hoyos López.

Esta obra no puede ser reproducida por ningún medio sin la autorización escrita
del autor.
Impresión en -------------------------------
..---

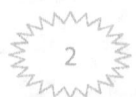

CONTENIDO.

Si pudiera vivir nuevamente mi vida. En la próxima trataría de cometer más errores. No intentaría ser tan perfecto, me relajaría más. Sería más tonto de lo que he sido, de hecho tomaría muy pocas cosas con seriedad. *Pero si pudiera volver atrás trataría de tener solamente buenos momentos. Por si no lo saben, de eso está hecha la vida, sólo de momentos*; no te pierdas el ahora. Si pudiera volver a vivir contemplaría más amaneceres y jugaría con más niños, si tuviera otra vez la vida por delante. Pero ya tengo 85 años y sé que me estoy muriendo.

Falsamente atribuido a Jorge Luis Borges.

Agradecimientos:
En primer lugar, muchas gracias a DIOS, que me ha permitido vivir "*Tiempo extra*"; que me permitió tener una hija y un hijo que me llenan de satisfacción, a Alba (q.e.p.d), a toda mi FAMILIA (Padres, Hermanos, etc.); que me han apoyado en todo momento; a mis colegas, amigos, pacientes y padres de ellos, a todos por su amistad, confianza y motivación para seguir escribiendo, trabajando y aprendiendo cada día; intentando ser mejor ser humano.

INTRODUCCION.

El objetivo de este libro es proporcionar a los padres, una información muy sencilla, clara y concreta, sobre todo lo que debe saber sobre su Hijo en los primeros seis años de edad.

Este libro, es el producto de más de 27 años de experiencia Pediátrica y resume en una forma muy practica, mis tres libros anteriores (_1987; "Control del niño sano", 1991: "Tu Hijo y su Salud"; 2007: "Tu Hijo y su Alimentación_"); he disfrutado mucho el realizar cada libro; pero este en especial; me ha resultado sumamente placentero en su creación; creo que es el mejor de todos; con un lenguaje muy sencillo y claro.

El libro está formado por dos partes; dividido en hojas blancas y hojas azules y una página anexa que es el "Examen de Denver". El objetivo es que los padres, interactúen con el libro (que lo disfruten), que conforme crece su hijo, los padres revisen las hojas azules sobre la Estimulación Temprana, basándose en el Examen de Denver; que aprendan que la vida esta "llena de buenos momentos". Que disfruten el **"Arte de ser Padres"**

La primera parte del libro (hojas blancas).

El Primer capítulo explica todos los cuidados del Recién Nacido, como acostarlo, qué hacer si tiene hipo, cólicos, etc.

 El segundo capítulo, la importancia de la Consulta Pediátrica y los consejos más importantes sobre Seguridad, Alimentación, Consejos Prácticos y Preguntas más frecuentes en los primeros seis años de edad.

El tercer capítulo, todo sobre la alimentación de su hijo, importancia de la leche materna, cuando y como iniciar los nuevos alimentos, importancia prevenir la obesidad, qué hacer cuando el niño no quiere comer, el niño de peso bajo.

El cuarto capítulo; todo sobre las principales vacunas y su importancia, tratado en una forma clara y concreta.

Finalmente, la segunda parte del libro, está formada por las hojas azules, es la parte que mas disfrute escribiendo; comienza con una hoja anexa, que es el Examen de Denver; en la cual nos vamos a basar para comprender el Programa de estimulación Temprana y poder lograr el desarrollo optimo de su hijo. Tiene además una gran variedad de temas prácticos como: la disciplina, los berrinches, el estrés, el masaje del bebe, la televisión, Mozart para niños, los temores infantiles, entrenamiento para ir al baño, Mi Princesa y la Coca Cola, etc.; temas tratados en forma muy sencilla y coloquial, que espero que Usted disfrute.

Finalmente, deseo que todas sus sugerencias, recomendaciones o críticas; por favor me las envié a mi correo electrónico que es:

carlospediatra@msn.com

O directamente a mi consultorio que está en :

Calle La Pradera #109, Colonia La Pradera.
CP. 62170, Cuernavaca, Morelos.
Teléfonos: 3722881, 3722882, y 3134929.

Finalmente, muchas gracias.

CAPITULO I.

EL RECIÉN NACIDO.

CAPITULO I.- EL RECIEN NACIDO.

Desde el momento del nacimiento, el bebe, comienza a interactuar con el mundo que lo rodea; por lo que es muy importante, tratarlo con cariño, afecto y respetando su individualidad. Es muy conveniente, hablarle, acariciarlo y mantener una comunicación constante para entender sus necesidades y ayudarlo a adaptarse a su hogar.

Quiero enfatizar, que cada recién nacido es diferente; y no es aconsejable seguir las recomendaciones de vecinos o familiares sobre algún procedimiento o medicamento que le "funciono bien" al sobrino o vecino. No dar ningún medicamento, que no sea indicado por su Medico.

De las cosas más importantes que podemos enseñar a nuestros hijos es a sentirse amados, protegidos. Un niño que tiene esta seguridad, tendrá una AUTOESTIMA sana, que le ayudaran a superar las adversidades, que surjan en su vida.
Hay que recordar, que el recién nacido, además de alimentación, seguridad y protección, necesita: contacto físico, cariño, amor; por lo que es de vital importancia "hablarle, platicarle, acariciarlo" y demostrarle cariño y afecto.

Sabemos que no hay "Padres Perfectos", que no nos educan para ser padres; pero si los padres respetan la *Individualidad del niño y buscan el Bienestar de su hijo y usan su Inteligencia Racional*; están haciendo lo mejor que pueden y eso debe tranquilizarlos.

El aceptar que están haciendo "lo mejor que pueden por sus hijos", evitando la preocupación; ya que la angustia de los padres es trasmitida al bebe; y su hijo puede expresarla como, llanto, cólicos o malestar.

Este libro tiene como objetivo, proporcionar información sencilla y clara en un lenguaje coloquial, con el objeto de que los padres aprendan a manejar la mayoría de las situaciones que presentara su bebe durante sus primeros seis años de edad.

CARACTERISTICAS DEL RECIEN NACIDO.

Hay características diferentes en cada bebe, el peso, la talla y su Perímetro cefálico (tamaño de la cabeza), así como el tamaño de las manos y de los pies, la coloración de la piel y características de los genitales.

Es muy importante la revisión del bebe al momento del nacimiento. El Medico en la sala de partos o en el quirófano (en caso de cesárea); proporciona una "CALIFICACIÓN DE APGAR", que expresa el estado del bebe al minuto y a los cinco minutos de nacido.

Esta calificación que va del 0 al 10 y se conoce como **"Calificación de APGAR"** y representa en qué condiciones llego su bebe al mundo y como respondió o se recuperó en los primeros cinco minutos de vida. En casos de sufrimiento fetal, asfixia perinatal, aspiración meconial, etc. Estos dos números pueden tener un valor pronóstico sobre las condiciones futuras de su hijo. Si tiene alguna duda sobre esta calificación, su médico le informara más ampliamente.

A continuación una breve descripción de las diferentes características "normales" de los recién nacidos.

LA CABEZA DEL RECIÉN NACIDO.

Los padres frecuentemente, tienen gran temor a tocar el cráneo del bebe, "lo sienten" muy blando y delicado (sic). Frecuentemente presentan unas ligeras prominencias en la parte posterior o a los lados; también puede ser que presente "caput o Cefalohematomas" (ver figuras abajo) en algunos nacidos por vía vaginal.

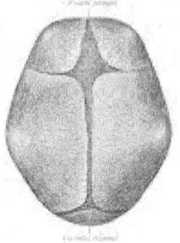
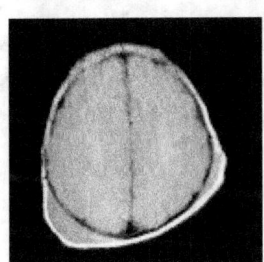

Generalmente presenta dos áreas blandas (mollera o fontanelas) donde los huesos del cráneo están separados, pero bien cubiertos por una membrana resistente. La fontanela anterior, es la más grande y amplia (2 a 5 cm.) y se encuentra arriba y atrás de la frente y generalmente tiene forma de rombo; la fontanela posterior es más pequeña (1 a 2 cm.) y se encuentra en la nuca.

El crecimiento de la cabeza, que el Medico mide en forma periódica y que se reporta como "Perímetro Cefálico", expresa que el cerebro del bebe, está creciendo en forma normal, no garantiza que tan inteligente va a ser su hijo, pero es un buen parámetro para detectar cuando la cabeza crece demasiado rápido o presenta un crecimiento diferente a los "normal" o a lo "esperado para la edad del bebe".

El cierre de la fontanela anterior o mollera, es variable, puede ser desde los 9 a los 18 meses dependiendo de múltiples factores. El Médico es quien en cada revisión analizara que el crecimiento se esté llevando en forma normal

Existe la idea popular de que en algunos bebes, se les puede "caer la mollera"; así como diferentes métodos "especiales" para "volver a levantarla". Como por ejemplo: colocar al bebe con la cabeza hacia abajo sujetándolo por los tobillos, y que la cabeza este cerca de un recipiente o cubeta con agua y en ese momento: "golpear las plantas de los pies"; para hacer que se levante la mollera; hay otros que consiste introducir un dedo en el paladar del bebe y presionar hacia arriba para levantarle la mollera.

Todos estos procedimientos son "absurdos y peligrosos"; si tiene alguna duda sobre la mollera de su hijo, consulte con su Medico.

En los primeros meses de edad, el cráneo es muy moldeable y en ocasiones, cuando el bebe permanece acostado todo el tiempo sobre un solo lado de su cabeza, puede apreciarse un crecimiento asimétrico de esta, apreciándose más prominente un lado que el otro, ; situación que se corrige, al modificar la posición al acostarlo hacia el otro lado.

La cantidad del cabello es muy variable; algunos nacen sin cabello o con apenas una muy leve pelusa que se le caerá y será reemplazada antes de los 2 meses. Otros bebes, nacen con una gran cantidad de cabello, que en muchos casos, ya no lo pierden, hasta la llegada de las tijeras.

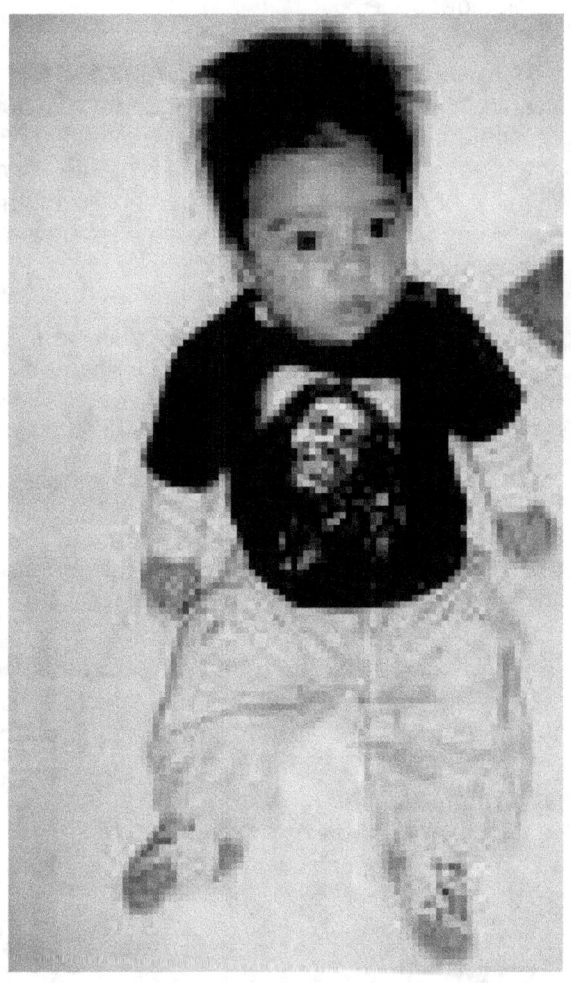

LOS OJOS DEL RECIÉN NACIDO.

Los ojitos de recién nacido generalmente están rojos y los parpados hinchados, los ojos suelen ser de color: azul-grisáceo, negros o castaño oscuro; pero el color permanente no se determinará hasta los seis meses de edad aproximadamente. En algunos bebes, debido a lo hinchado de los parpados es difícil observar los ojos del bebe.

Algunos niños no presentan lágrimas hasta las 4 o 7 semanas de edad. Puede haber pequeñas manchas rojas en lo blanco del ojo (hemorragia conjuntival), en algunos bebes nacidos por parto. Estas pequeñas hemorragias, generalmente no tienen consecuencias y normalmente desaparecen espontáneamente en una o dos semanas; pero su Medico, le explicara en caso de que Usted tenga más dudas.

En algunos niños, la desviación de los ojitos en forma ocasional es "normal", hasta que desarrollan coordinación de los ojos, generalmente a los seis meses de edad; pero si usted nota movimientos "anormales u ojos bizcos" o cualquier otra alteración en los ojitos de su bebe; infórmeselo a su Médico.

La obstrucción del conducto lagrimal. Con relativa frecuencia, algunos bebes presentan infección en los ojitos propiciado por la estenosis u obstrucción del conducto lagrimal, este problema, generalmente se resuelve fácilmente, sin embargo, es importante la revisión médica, en los bebes, que presentan infección de los ojos. El te de manzanilla tiene un efecto antiséptico y antiinflamatorio, por el azuleno, bisabol,,sesquiterpenos, ácido salicílico y ácido octílico y vitamina C, que contiene. Y puede usarse para eliminar las "lagañitas" y limpiar en ojo del bebe, mientras localiza a su Médico.

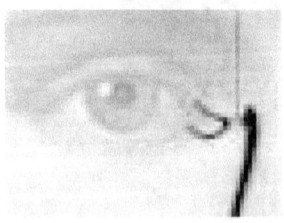
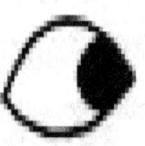
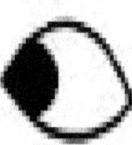

LA CARA DEL RECIÉN NACIDO.

La nariz es generalmente chata y ancha y sus mejillas son llenitas. Parece no tener mentón, ya que su maxilar inferior está adaptado para facilitar el acomodo al pecho materno.

Cuando el aire, entra a través de la nariz, permite un efecto de filtro y aumento de la temperatura; llegando a las vías respiratorias bajas, sin polvo y con una temperatura mas adecuada.

Es frecuente que algunos recién nacidos presenten congestión nasal o que se encuentren "mormaditos" o con dificultad para respirar a través de la nariz; lo que ocasiona en algunos casos que respiren mas ruidosamente o se ven obligados a respirar por la boca; lo que ocasiona que el aire no se filtre por la nariz, provocando tos o flemas por el aire que entra directamente a las vías respiratorias bajas.

Recomiendo aplicar una gota de leche materna (o te de manzanilla por sus efectos mencionados previamente) , en cada fosa nasal en estos casos y si persisten la congestión coméntelo con su Médico, quien le orientara sobre la mejor conducta de acuerdo a cada caso en particular.

LA PIEL DEL RECIÉN NACIDO.

Las características y color de la piel del recién nacido, varían mucho de acuerdo a varios factores como; nacimiento prematuro, sufrimiento fetal, alimentación de la madre, factores hereditarios (piel blanca, morena, negra, etc.)

Algunos bebes cuando nacen, su piel está cubierta por una sustancia blanca que se desprende el primero o segundo día con el baño; pero que puede permanecer hasta tres o cinco días ; su Pediatra la orientara dependiendo de cada caso en forma individual. Otros bebes pueden tener una pelusa suave en los hombros y espalda que desaparecerá gradualmente. En otros casos la piel se observa suave y arrugadita y después de algunos días, puede parecer reseca y comenzar a descamarse.

Recomiendo utilizar las cremas para bebe, sin alcohol, perfume, ni irritantes, como *oleoderm crema o Sebamed crema lubricante para bebe.*

Como ya mencioné, el color de la piel, varía de acuerdo a la mezcla de razas que todos tenemos (entre indígena y español).
La creencia popular y ancestral en los "antojos", todavía persiste, atribuyendo algunas manchas en la piel a estos.
Es muy importante la valoración del Medico, para detectar alteraciones en el color de la piel como ictericia (piel amarillenta), cianosis (tinte azulado), etc.

EL TÓRAX DEL RECIÉN NACIDO.

Normalmente el diámetro o volumen del pecho es ligeramente menor que volumen del abdomen.
En ocasiones los pezones pueden estar hinchados (debido al efecto de hormonas maternas) y puede haber expulsión de leche en pequeña cantidad (leche de bruja). En algunas ocasiones se toca o palpa una pequeña "bolita" abajo del pezón.

Existe una pequeña prominencia en forma triangular, en la parte inferior del esternón (apéndice xifoides), en algunos bebes es ligeramente más prominente o palpable, que en otros; y en ocasiones preocupa a las madres.

La forma del tórax, también puede ser causa de preocupación, ya que en algunos casos, no muy frecuentes, el esternón puede observarse prominente "como la quilla de un barco" o hundido, dando al pecho una forma diferente. En ambos casos su Medico, valorara la utilidad de estudios Radiológicos del tórax y le explicara todo al respecto.

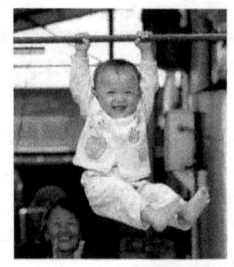

FRECUENCIA CARDIACA Y RESPIRATORIA.

La velocidad que late su corazón, a veces causa angustia en los padres, ya que "normalmente" es el doble de rápida que la de adulto; late con una frecuencia de 120 a 140 veces por minuto.

Caso similar al anterior; el recién nacido respira con una frecuencia de 36 a 40 respiraciones por minuto; en ocasiones pueden haber "suspiros" con el objeto de ventilar los alveolos "normalmente" no ventilados.

Lo importante en ambos casos, es que los padres observen tranquilamente a su bebe, coloquen su mano sobre el pechito de su hijo y se familiaricen con el, con el ritmo de su corazón y de sus respiraciones; acaricien a su hijo, háblenle, díganle que lo quieren, disfruten estos momentos.

Dicen los expertos: que en toda la música de Mozart, hay una constante de 0.5 segundos, entre una onda musical y otra. Esta constante, de 120 por minuto, no se observa en ningún otro compositor.   Por esta frecuencia similar al ritmo cardiaco del bebe, se menciona que esta música, las melodías, y sobre todo las frecuencias de los patrones en sus composiciones estimulan y recargan las regiones creativas y motivadoras del cerebro.

Yo considero, que al acariciarlos, al darles masaje suave, se estimula la producción de endorfinas, que ayudan a mejorar el sistema inmunológico (sistema de defensas), del organismo.

Recuerde," la vida está hecha de momentos", trate de tener buenos momentos, de disfrutar el "aquí y el ahora".

Decía mi abuelo: *"No eres responsable de la cara que tienes, pero si eres culpable de la jeta que pones". Sonrían y disfruten a sus hijos y así ellos aprenderán a sonreír y disfrutar la vida.*

EL ABDOMEN DEL RECIÉN NACIDO.

Proporcionalmente el abdomen del recién nacido, es más grande y voluminoso que el del adulto normal.

El abdomen del bebe, se encuentra blando, suave, no doloroso al tocarlo y en ocasiones se escuchan algunos ruidos antes de expulsar las heces. Lo que a veces preocupa a las madres.

Es recomendable dar masaje en su abdomen, suave y gentilmente en sentido de las manecillas del reloj. A veces los movimientos del intestino (peristalsis), son ruidosos y se oye "como le gruñe" el estomago al bebe.

Ruidos al comer: Es normal que en algunos niños se "oiga" cuando cae la leche al estómago y algunos niños hacen ruidos con la lengua al tragar la leche, situaciones que no deben preocupar a los padres. También frecuentemente, expulsan varias flatulencias durante el día, a veces en forma ruidosa.

Las hernias inguinales: Cuando el contenido abdominal sale a través del canal inguinal y aparece sobre el pliegue de la ingle en las niñas o en la bolsa escrotal en los varones, en los que es mas frecuente. Generalmente se reducen fácilmente con una discreta presión con el dedo sobre la hernia, situación que se facilita cuando el niño esta relajado, tranquilo o dormido. Estas hernias tienen riesgo de estrangulación y requieren de una cirugía para evitar complicaciones de estrangulación de la hernia. Si nota, cualquier "bolita" que Usted considere "rara" o anormal en estos sitios, sobre todo, cuando su bebe llora o puja, coméntelo con su Medico.

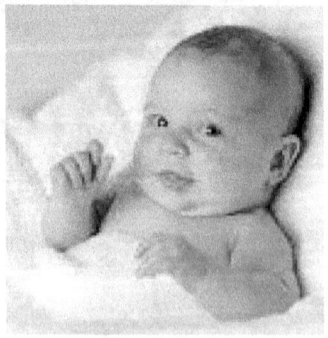

EL CORDÓN UMBILICAL DEL RECIÉN NACIDO.

Los primeros días se observa "fresco", observando las venas en su interior, es móvil, no huele feo y gradualmente ira perdiendo humedad y "secándose", para que entre la primera y segunda semana de vida desprenderse, dejando el ombligo, propiamente dicho.

Se recomienda evitar la humedad; la humedad constante puede facilitar infección; razón por la que antiguamente se evita el baño del bebe hasta que el cordón umbilical se desprendía.

Yo considero recomendable el baño del bebe diariamente desde que nace, pero secando perfectamente el cordón umbilical con una gasa estéril, posteriormente aplicar una sustancia antiséptica como Isodine , Merthiolate o la indicada por el Médico o Pediatra de su hijo y cubrirlo con otra gasa estéril seca. Realizar curación con el antiséptico recomendado , dos o tres veces al día y vigilar que no presente mal olor, sangrado o cambios de color diferentes a los esperados; ante cualquier duda, coméntelo con el Médico que trata a su hijo.

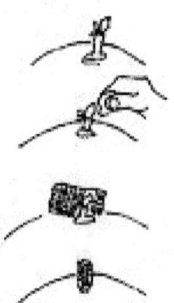 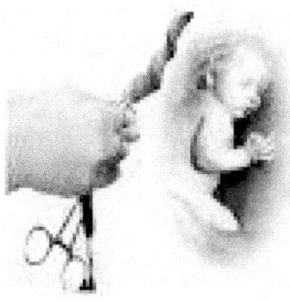

LA HERNIA UMBILICAL U OMBLIGO SALTON.

Es la presencia de un orificio en el ombligo que se aprecia fácilmente al hacer ligera presión con el dedo en el ombligo; también cuando el niño realiza algún esfuerzo, como cuando llora, tose o puja se observa una "bolita" que aumenta de tamaño. La hernia se manifiesta a los pocos días de caer el cordón umbilical.

Síntoma principal: el orificio "palpable" en el ombligo y la "bolita" que aumenta con el esfuerzo.   La mayoría de las hernias, desaparecen por si solas, por lo que la cirugía rara vez está indicada.

La persistencia a los 4 a 5 años de edad, o la presencia de dolor abdominal en forma frecuente y que se haya comprobado que no tiene ningún otro motivo o enfermedad que lo ocasione y que la ÚNICA causa achacable de dolor, sea dicha hernia, puede requerir cirugía.

Muy rara vez se da en los niños el estrangulamiento de la hernia; o que la bolita no desaparezca espontáneamente durante los períodos de reposo del bebé. Sin embargo, su Medico es quien decidirá de acuerdo a las características individuales de su hernia y a su criterio y experiencia.

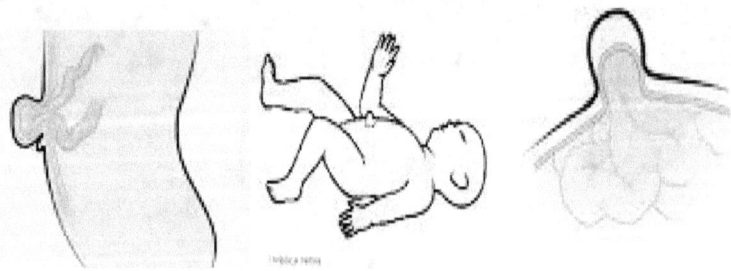

En las niñas, pueden los labios vaginales, estar hinchados (aumentados de volumen) y puede presentarse en algunos casos discreta secreción blanquecina a través de la vagina en los primeros días.

En algunas bebes, puede presentarse un discreto sangrado transvaginal entre el tercer y el quinto día de edad; situación que generalmente es normal y no requiere tratamiento; pero que es importante que le informe a su Pediatra, para valorar individualmente cada caso.

Las anomalías congénitas del desarrollo de los genitales externos son muy poco frecuentes en las niñas. La alteración más frecuente es la presencia de adherencias entre los labios menores, lo que se conoce con el término **sinequia de labios menores.**

Se trata de un proceso poco frecuente que a menudo pasa desapercibido en las exploraciones rutinarias pero que se puede detectar a muy corta edad y que es más sencillo de tratar cuanto menor sea la edad de la niña. Puede ser el origen de síntomas alarmantes como molestias urinarias (dolor al orinar, orina frecuente, etc.).

En la exploración puede apreciarse la presencia en la línea media de una delicada y casi transparente adherencia entre los bordes de los labios menores. Esta adherencia puede aparentemente cerrar el introito y no permite visualizar la uretra ni el himen. Generalmente se trata de una adherencia incompleta que deja una apertura en su extremo anterior (junto al clítoris), o uno o más pequeños orificios en diferentes localizaciones a lo largo de la línea de fusión por los que sale la orina.

El tratamiento es sencillo y los resultados excelentes. Se puede utilizar, de acuerdo con su Pediatra, cremas ricas en estrógenos, durante unos días o realizar una suave tracción lateral de los labios menores con los pulgares para ir separando ambos; se puede aplicar vaselina o lubricante urológico.
Se produce una muy pequeña línea de sangrado que no requiere especial atención. Es conveniente que los padres estén presentes

durante la maniobra de liberación y explicarles las estructuras del introito ahora fácilmente apreciables. Así mismo se recomienda aplicar localmente vaselina u otra sustancia similar una vez al día al menos durante 2 semanas para mantener separados los labios menores durante el periodo de cicatrización de los bordes ahora separados.

LOS GENITALES EN LOS NIÑOS .

Es importante, que todas sus dudas las comente con su Pediatra.

El hidrocele , es más frecuente que la hernia inguinal y es la acumulación de liquido en la bolsa escrotal alrededor de uno o de los dos testículos, observándose la bolsa escrotal aumentada de tamaño, pero por transiluminacion su Pediatra le mostrara como el tamaño de los testículos es normal. El hidrocele no es doloroso y el liquido en la bolsa escrotal se reabsorbe en forma espontanea en el curso de los primeros meses; de no ser así su Pediatra valorara junto con el cirujano Pediatra, la necesidad de tratamiento quirúrgico (cirugía) más adelante.

En ocasiones puede ser difícil palpar ambos testículos en la bolsa escrotal por presentar un "testículo retráctil"; que se desplaza de la bolsa escrotal al canal inguinal; esta situación es transitoria y mas adelante el testículo quedara fijo en la bolsa escrotal, al cerrarse el canal inguinal.
En las primeras 24 horas se presenta la primera micción o salida de orina.

La criptorquidia es la falta de descenso de uno o ambos testículos, en la que el tratamiento es quirúrgico antes de los 18 o 24 meses de edad (de acuerdo al criterio del Cirujano Pediatra o de su Medico). Situación diferente el descenso incompleto del testículo, en que el testículo es visible y palpable en el canal inguinal y puede llegar a completar su trayecto en los siguientes meses.

EL PENE DEL RECIÉN NACIDO.

Un motivo frecuente de preocupación de los padres, es sobre las forma de liberar el prepucio o piel que cubre el glande (la cabeza, punta o extremidad del pene).

En los recién nacidos es frecuente que el orificio que deja el prepucio, sea muy pequeño, pero esto no significa necesariamente que se trate de una fimosis; sino que son adherencias normales, que condicionan que el orificio de salida de la orina se observe muy estrecho.

La verdadera fimosis, provoca una dificultad para la expulsión de la orina, formándose en la extremidad del pene "un globo" cuando el niño hace la micción.

No deben efectuarse manualmente *la retracción brusca y forzada* del prepucio, porque puede provocarse pequeñas hemorragias al romperse las adherencias normales. Lo que recomiendo es intentar una liberación muy suave y gentil, en aquellos casos que no existan fuertes adherencias.

También es frecuente, encontrar pequeñas "bolitas" de color blanco, de un cuarto a medio centímetro de diámetro, en la región del glande, estas pequeñas "bolitas", que preocupan mucho a las madres por considerarlas como infección; son simplemente pequeñas "bolitas" de grasa y no requieren ningún tratamiento. Frecuentemente desaparecen al retraer el prepucio.

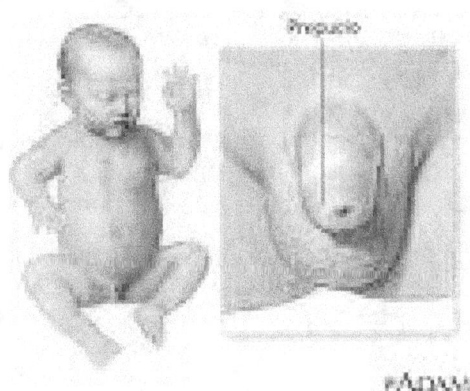

CIRCUNCISIÓN

Es la cirugía que consiste en cortar y eliminar el prepucio que cubre y protege el pene.

Por sus funciones protectoras, al prepucio se le debe conceder la misma importancia que a los labios, las orejas, la nariz y los párpados, ya que cuida a las finas terminaciones nerviosas distribuidas en toda la región del glande (o cabeza del pene), las que a su vez serán generadoras de la sensación y el impulso sexual.

La circuncisión origina, que el glande, al perder su protección natural, queda expuesto al roce y contacto constante con el medio, lo que provoca resequedad, perdida de la sensibilidad y alteración en la lubricación natural; lo que pudiera afectar el goce sexual.

El 100% de los niños recién nacidos presentan el prepucio adherido al glande en forma natural, y casi el 95% de todos los casos en una forma natural y fisiológica, al cumplir los tres años de edad, desaparece esta adherencia; por lo que es absurdo efectuar la circuncisión "profiláctica" en el recién nacido.

Una de las leyes fundamentales de la cirugía es: "Ningún órgano, o parte orgánica se debe extirpar si no está enferma"; que de no cumplirse apoyaría que se quitaran las anginas, adenoides o apéndice en forma "profiláctica".

La circuncisión en el recién nacido es un procedimiento: INUTIL, PERJUDICIAL E INNECESARIO.

Sin embargo, existen algunos casos en que se presenta una verdadera fimosis, es decir que el prepucio se encuentra muy fuertemente adherido al glande, que no permite una adecuada liberación.

En esos casos, el Médico, valorara la posibilidad de la SINEQUIOTOMIA o despegamiento de las adherencias de la cabeza del pene; pero conservando la protección natural y completa del prepucio .

También su Medico, valorara la necesidad de realizar la circuncisión, en aquellos casos, que realmente lo ameriten, de acuerdo a su criterio y experiencia.

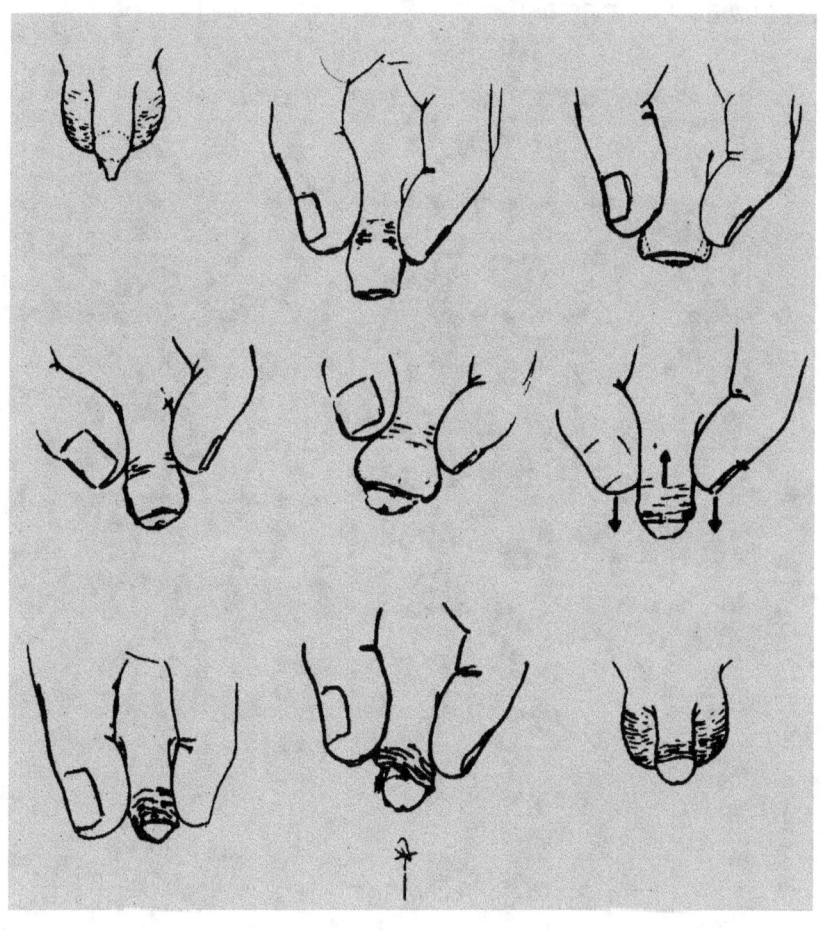

LAS EXTREMIDADES DEL RECIÉN NACIDO.

Los bracitos del bebé, están doblados y sus puños cerrados, sus manitas generalmente estarán frías y pueden presentar coloración azulada (debido a la inmadurez del sistema circulatorio).

Las piernitas del bebe; normalmente las rodillas están dobladas y sus piernitas curvas, sus pies parecen planos (por la almohadilla de grasa en las plantas).

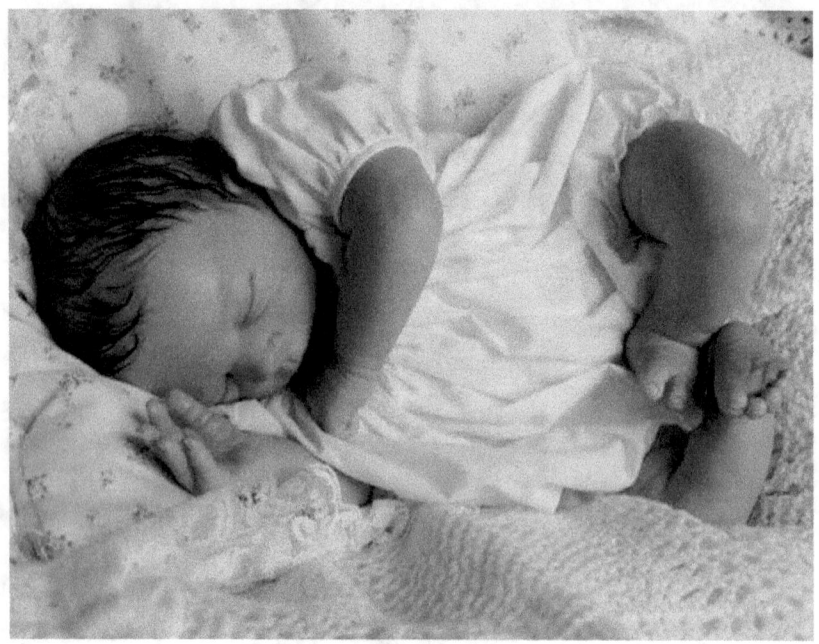

PIE ZAMBO (EQUINOVARO O PIE BOTH)

RÍGIDO: La deformidad es muy grave el talón es pequeño y se encuentra en posición doblado hacia adentro.

FLEXIBLE: Es menos grave: El talón es de tamaño normal, hay pliegues de la piel en el tobillo y pie.

Desde el nacimiento se inicia con yesos correctores, de los cuatro a seis meses de edad. Frecuentemente el pie equino varo rígido no se corrige por completo, por lo que es necesario también tratamiento quirúrgico. Sin embargo si Usted nota cualquier alteración de los pies de su bebe, coméntelo con su Medico.

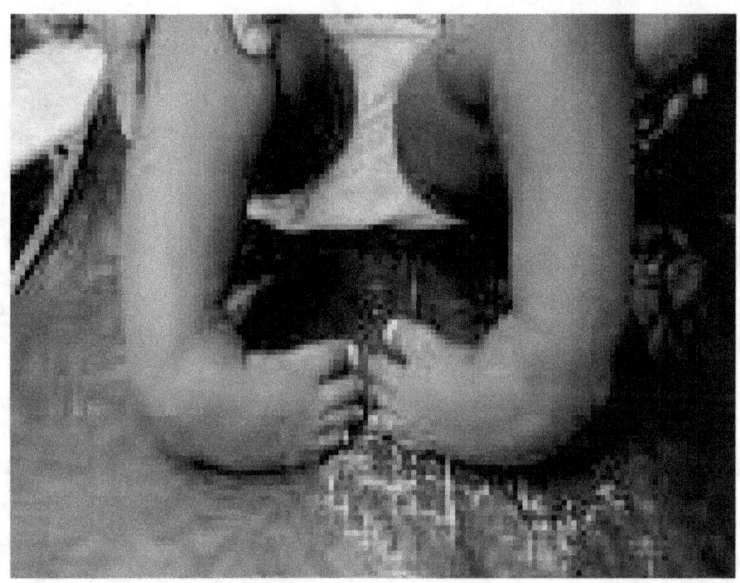

DISPl.ASIA ACETABULAR

Falta de la formación completa del los acetábulos (hueso de la cadera). Las causas pueden ser hormonales (por lo que es más frecuente en niñas) y mecánicas (más frecuente en partos de nalgas, naturales o por cesárea).

Los hallazgos son: Asimetría de pliegues en la piel en sus piernitas, acortamiento de la pierna afectada y glúteos asimétricos.

El estudio radiológico o el ultrasonido permite valorar el diagnostico, pronostico y evolución.
Mientras más pronto se diagnostique e inicie el tratamiento, el pronóstico será mejor.

Nota: es importante que los padres, comenten con su Médico, cualquier duda o hallazgo que noten en su hijo, o que les preocupe. Puede ser desde la forma de la cabeza, manchitas "raras", el color de sus ojos, las horas que duerme, la cantidad de leche que ingiere, etc., etc. Anote en un papel todas sus dudas antes, de acudir a consulta. Su Medico, es la persona más capacitada, para orientarlos y aclarar todas sus preguntas.

Recuerde, la consulta periódica del bebe, no es solo para pesar y medir a su hijo, el objeto es para valorar el desarrollo psicomotor, y poder tranquilizar a los padres sobre todas las dudas que Ustedes tengan; olvídese de estar consultando a los vecinos o familiares; todo lo que a Ustedes les preocupe, coméntelo con su Medico

CARACTERÍSTICAS DE LAS EVACUACIONES:

Son muy variables, siendo los primeros días de color negro y de consistencia "chiclosa", para variar posteriormente a un color verduzco con grumos y algo de líquido amarillento. También pueden ser amarillentas; con mayor consistencia. Las características y frecuencia de las evacuaciones variará de acuerdo al tipo de leche (materna o fórmula) ya las características individuales de su hijo. A las 16 semanas de edad, los bebes tienen un promedio de dos a tres evacuaciones al día, tanto los alimentados con leche humana, como con formula.

Hay niños que evacuan sus intestinos después de cada toma de leche (6 a 8 veces al día) siendo las evacuaciones a veces ruidosas (La mamá "oye que le gruñe el estómago al niño") acompañadas de líquido. Otros niños obran cada 48 horas en forma normal. Mas adelante, veremos que hacer en caso de estreñimiento.

Es importante, que antes de "etiquetar" o realizar el diagnostico de diarrea o de estreñimiento; consulte con su Médico; quien valorara si realmente; se trata de un problema o si las características de las evacuaciones, se encuentran dentro de lo esperado de acuerdo a la edad del bebe.

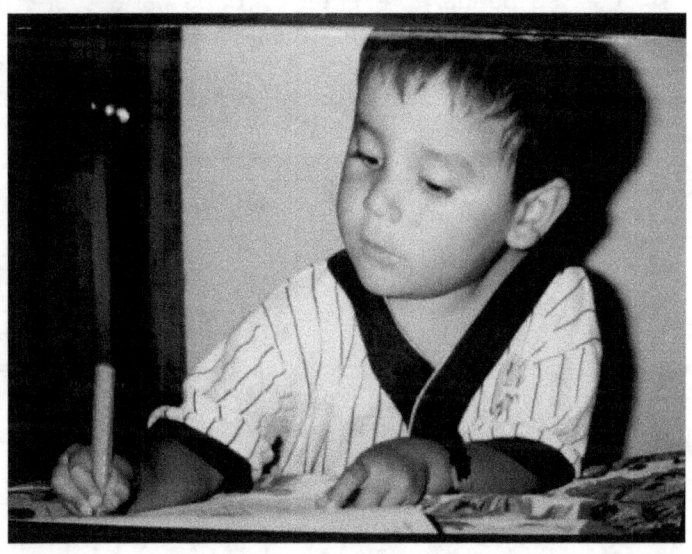

HALLAZGOS NORMALES EN EL RECIEN NACIDO.

Estas pequeñas anomalías no representan ningún riesgo para la ida ni para la salud, NI SON DEFECTOS HEREDITARIOS, aunque generalmente son motivo de preocupación de los padres. Las más frecuentes son:

1.- HEMANGIOMA CAPILAR: (manchas de color rojizo).

Se observa en casi la mitad de los recién nacidos y se encuentran frecuentemente en la nuca ("beso de la cigüeña") o mas raramente en los párpados.

Las que se encuentran alrededor de los ojos desaparecen aproximadamente a los 18 meses de edad, pero las que se encuentran en la nuca pueden persistir mucho tiempo.
Estas manchas, no provocan comezón, ni malestar; muy rara vez se llegan a infectar y no requieren tratamiento.

En algunos casos, se puede acentuar su color vinoso durante el llanto, sin llegar a desaparecer cuando el bebe esta tranquilo.
Algunas personas atribuyen estas manchas a los "antojos que tuvo la madre en el embarazo"; no existe ninguna base científica de esto.
En ocasiones, se pueden presentar en otras partes del cuerpo; ante cualquier mancha que usted note, olvídese de comentarlo a los tíos, vecinos o abuelitos; coméntelo con su Medico tratante, quien es la persona más capacitada para valorar a su bebe y aclarar sus dudas.

2.- MANCHAS MONGOLICAS.

Son manchas de color azul violáceo. Localizadas en la base de la espalda o sobre las nalguitas, menos frecuentemente se observan en tobillos y brazos. Estas manchas carecen de importancia y desaparecen entre los 4 y los 9 años de edad.
Algunas mamas las descubren días después del nacimiento y se preocupan por el color semejante que queda después de un golpe o un "moretón" (sic).

Se menciona que se deben a la influencia de las tribus asiáticas (mongólicas) que atravesaron de Asia hacia América a través del estrecho de Bering y que se asentaron en la península de Yucatán; siendo una explicación de por qué en esta región se observa gente con ojos rasgados, cráneo prominente y son más frecuentes estas manchas de nacimiento en la espalda.

Se menciona, que estas manchas mongólicas, pueden encontrarse en el 95% de los afroamericanos, 81% de los asiáticos recién nacidos y en el 70% de los latinos en los Estados Unidos (Jacobs, A.H. Pediatrics, 98:218, 2006.)

3.- URTICARIA DEL RECIEN NACIDO.

Son pequeñas ronchitas en la piel. Aparecen generalmente el segundo tercer día de vida, presentan un pequeño punto realzado en el centro de color blanco. Localizadas generalmente en el pecho y espalda, desaparecen espontáneamente y no requieren tratamiento. Es importante, no aplicar ungüentos, ni pomadas que no sean indicados por su Medico.

4.- GINECOMASTIA.

Es el crecimiento de uno o ambos pezones en el bebe; se puede presentar en niños y niñas y pudiendo en ocasiones existir expulsión de leche, ("leche de brujas"). Se recomienda no tocar, apretar, ni exprimir. Las maniobras de "extraer" o vaciar la leche, puede provocar infección u otras complicaciones. Por favor, no lo haga; consulte con su Medico tratante y no sigue recomendaciones de vecinos o amigos.

Se aprecia como una pequeña "bolita" de uno a dos cm. de diámetro, dura, no dolorosa, móvil, no adherida a planos profundos; esta pequeña "bolita" desaparecerá espontáneamente; sin embargo es conveniente, la valoración medica

.

5.- REGION VAGINAL.

Las niñas pueden expulsar un tapón de moco de color blanquecino por la vagina y existe la posibilidad de tener un pequeño sangrado a través de la vagina alrededor del cuarto día. Ambas situaciones son normales y no requieren tratamiento.

6.- MILARIA.

Son ronchas producidas por el calor o sudor. Se observa sobre todo en los recién nacidos que son atendidos en ambientes calurosos o húmedos. Son de color rojizo, y se localizan más frecuentemente en la frente y alrededor del cuello.

7.- MILIA.

Son pequeños puntos blancos en la nariz . También se pueden observar en las mejillas. Se presentan en casi la mitad de los recién nacidos; y se debe a que las glándulas sebáceas se encuentran cerradas. Desaparecen espontáneamente en la segunda semana de vida y no requieren tratamiento.

8.- PERLAS DE EPSTEIN.

Existen frecuentemente pequeñas "bolitas" de color blanco brillante y del tamaño de la cabeza de un alfiler, que se localizan en las encías (generalmente en la cara labial o anterior) y que las madres frecuentemente confunden con dientes.
Generalmente son de una a tres y se localizan más frecuentemente en las encías superiores. El único procedimiento es tranquilizar a los padres y abuelitos.

9.- HEMORRAGIA CONJUNTIVAL.

Es el sangrado en lo "blanco" del ojo. Se produce por la ruptura en el momento del nacimiento de unos pequeños vasos capilares durante el momento del parto. Persiste varias semanas y no requiere tratamiento.

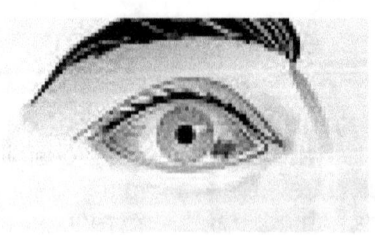

10.- CEFALOHEMATOMA.

Es una pequeña bolita de sangre que se localiza abajo del cuero cabelludo, en la cabeza del bebé . Se produce por el sangrado de algunos vasos sanguíneos en el momento del nacimiento. Esta "bolita" es blanda, no es dolorosa y se encuentra ARRIBA de los huesos del cráneo. No requiere tratamiento y desaparece espontáneamente en unas cuantas semanas.

11.- FONTANELA O MOLLERA.

Los huesos del cráneo del recién nacido están separados unos de otros. El área blanda que se encuentra arriba, casi llegando a la frente se llama "fontanela anterior" y generalmente se cierra y desaparece entre los 9 y los 18 meses de edad. Se puede apreciar hundida al sentar al bebé y en ocasiones es posible ver que "pulsa" o que se mueva con la frecuencia cardiaca. Esto se debe a la sangre que llega al cerebro con cada latido del corazón. El hundimiento de la mollera puede desaparecer al acostar al bebé o cuando su hijo llore o puje.

Hay otra mollera o fontanela en la parte posterior, que generalmente es menor y cierra antes de los 6 meses de edad, pero que a veces preocupa mucho a la madre primeriza, cuando toca y siente "muy aguadito" en la cabeza del niño.

"La vida no es esperar a que pase la tormenta, es aprender a bailar bajo la lluvia..."

La vida es una obra de teatro que no permite ensayos.......

Por eso, Canta, Ríe, Baila, AMA y VIVE Intensamente cada momento de tu vida Antes de que el telón baje, y la obra termine sin aplausos.

UNA PEQUEÑA REFLEXION.

Como hemos visto, la mayoría de las preocupaciones que pueden tener los padres durante el primer mes de vida de su bebe; en general no son serias y son de fácil resolución; cuando los padres se encuentran debidamente informados e instruidos. La experiencia de la paternidad, el compartir con el nuevo hijo todos los avatares, buenos y malos, de la vida, constituye unos de los procesos más "especiales" de la vida, al ver como nuestros bebes, se transforman en forma gradual e inevitable en niños, jóvenes y adultos.

El objetivo de este libro es proporcionar información útil a los padres en una forma sencilla, clara y fundamentada en mi experiencia de casi 30 años como Pediatra y basada además, en información médica y científica. Por lo que insisto en evitar seguir consejos o recomendaciones de amigos o familiares y consultar siempre con su Médico o Pediatra.

Las recomendaciones que yo expreso en mi libro, son solo eso, recomendaciones, pero su Medico es quien tiene la última palabra, de acuerdo a sus conocimientos y experiencia personal .

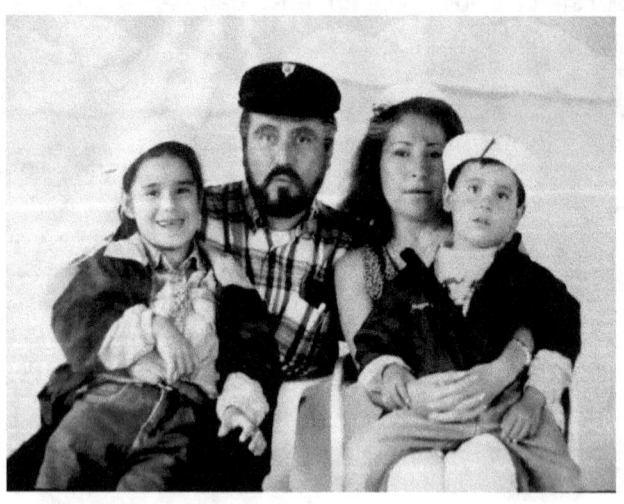

TAMIZ METABOLICO

Desde hace varios años, la Secretaría de Salubridad y Asistencia a nivel NACIONAL, ha establecido la rutina de realizar algunos análisis que permiten prevenir varias enfermedades responsables de RETRASO MENTAL.

El procedimiento es muy sencillo: se obtiene unas cuantas gotas de sangre del talón del bebé y se colocan en un papel absorbente para realizar los análisis. Algunas enfermedades metabólicas, tardan en manifestarse; pero cuando aparecen los primeros síntomas. EL DAÑO CEREBRAL es ya irreversible; por lo que es conveniente efectuar el análisis a TODOS los recién nacidos para saber rápidamente si su bebé está afectado, y poder iniciar de inmediato el tratamiento que le permitirá un desarrollo normal.

Es importante la valoración del ginecólogo durante el embarazo, y seguir fielmente sus instrucciones, tomando los complementos de calcio, hierro y vitaminas que él le indique, así como las vacunas que recomiende.

Es importante que cuando existan antecedentes de Diabetes mellitus, problemas de tiroides, enfermedades del corazón u otras, comentarlas con su Médico, quien le explicará si existe algún riesgo, cuidado especial o solicitar algún estudio cuando así lo crea conveniente.

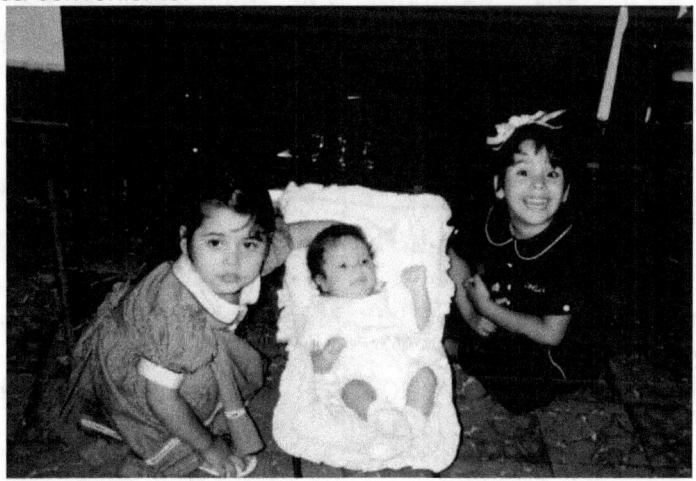

Tamiz Auditivo Neonatal e Intervención Temprana

Entre la población infantil, la hipoacusia (disminución del nivel de audición por debajo de lo normal) es el defecto congénito más frecuente, superando al Síndrome de Down y la parálisis cerebral infantil, con una prevalencia confirmada, de 1 a 3 por cada 1,000 nacimientos. En México se estima que alrededor de 10 millones de personas tienen algún tipo o grado de problema auditivo (OMS), de las cuales entre 200,000 y 400,000 presentan sordera total.

De manera particular, se estima que en México tres de cada 1,000 recién nacidos presentará discapacidad por hipoacusia, si esta anormalidad no se detecta y atiende con oportunidad. La importancia de la identificación temprana de problemas de hipoacusia y sordera radica en el hecho irrefutable de que un niño que no oye, no desarrolla su lenguaje oral y le será prácticamente imposible aprender a leer y a escribir. El lenguaje que haya logrado desarrollar un niño sordo a los cuatro o cinco años de edad, será el lenguaje con el que se pueda comunicar en adelante.

El Plan Nacional de Desarrollo y el Programa Sectorial de Salud, 2007-2012, el Programa de Tamiz Auditivo Neonatal e Intervención Temprana 2007-2012 incluye un conjunto de estrategias y acciones coordinadas para la detección temprana de alteraciones auditivas en el recién nacido, en todas las instituciones del Sector Salud.

Objetivos específicos:
1.- Establecer el Tamiz Auditivo Neonatal como un procedimiento rutinario y obligatorio en todas las instituciones del Sector Salud, para la detección oportuna de hipoacusia y sordera.
2.- Asegurar el diagnóstico temprano de hipoacusia y sordera en la población infantil de cero a tres meses de edad.

3.- Garantizar la dotación de prótesis auditivas a todos los niños y niñas con diagnóstico confirmado de hipoacusia.

4.- Asegurar la habilitación auditiva de niños y niñas diagnosticados con hipoacusia o sordera, mediante sesiones de terapia auditivo-verbal y/o del lenguaje.

El desarrollo normal auditivo es:
De recién nacido a tres meses-
Se sobresalta con ruidos repentinos y fuertes.
Se mueve, despierta o llora con ruidos fuertes.
Se tranquiliza o calma al escuchar su voz.   Balbucea.

De tres a seis meses.
Comienza a voltear los ojos ó la cabeza hacia los sonidos.
Deja de llorar cuando se le habla.
Se despierta con facilidad ante sonidos.
Comienza a emitir sonidos de vocales, como la "a" "u".

De seis a nueves meses.
Voltea a mirar cuando se nombra a un miembro de la familia.   Voltea la cabeza hacia los sonidos.
Responde cuando se le nombra.   Responde con sus gestos cuando se le pregunta algo simple.
Comienza a balbucear "baba" y "mamama".
Usa su voz para que se le preste atención.

De nueve meses a doce meses.
Entiende "no" y "adiós".
Responde a sonidos suaves.
Se busca a sí mismo en fotografías si lo nombran.
Repite sonidos simples que usted emite.
Usa su voz cuando juega solo.

Indispensable, comentar con su Médico, cualquier duda que tenga sobre el desarrollo auditivo de su hijo.

CUIDADOS DEL RECIEN NACIDO.

Los cuidados del recién nacido incluyen: baño diario, limpieza de oídos, recortar las uñas, los cuidados del ombliguito, y la liberación suave y gentil del prepucio.

A.- BAÑO DIARIO.

Es importante fomentar el gusto por el agua, la madre debe elegir un momento del día en que no tenga prisa o apuro de tiempo y tratar de disfrutar este momento con su hijo. Es conveniente la ayuda del padre (cuando sea posible) o de los abuelos, sobre todo en caso de madres primerizas.

No es necesario hervir el agua en la que su hijo se baña; se recomienda calentarla hasta lograr una temperatura agradable y SIEMPRE VERIFICAR LA TEMPERATURA DEL AGUA ANTES DE METER AL BEBE, para evitar quemaduras o malestar (es preferible que la mamá se queme muy levemente mano a que meta a su hijo al agua hirviendo).

En ocasiones hay una costra gruesa de color amarillento en el cuero cabelludo del bebé ("gorro de cuna") ésta se desprende fácilmente aplicando vaselina durante 30 minutos y después pasando un peine de dientes estrechos y finalmente aplicando el shampoo para bebe; se puede repetir este procedimiento en caso necesario.

Antes de nacer (en el útero materno), la piel del bebe ha permanecido en un ambiente liquido y a temperatura uniforme (aproximadamente 37 C); desde el momento en que nace, se ve sometida a un ambiente con cambios frecuentes de temperatura y menor humedad. Esto ocasiona generalmente, que la piel del bebe, se reseque y puede descamarse sobre todo en manos, pies y abdomen. Esto es más frecuente en *niños postmaduros* (con más de cuarenta semanas de gestación); pero esta descamación, se puede presentar en casi todos.

Recomiendo el baño diario y de forma completa, desde los primeros días de edad (aun cuando todavía mantenga el cordón umbilical).

Sugiero un lugar dentro de la casa, templado, sin corrientes de aire y un recipiente que permita sujetar cómodamente al niño y que cubra las piernas, abdomen y parte inferior del tórax. Hay unas bañeras plegables, que por su altura, permiten que la madre pueda estar de pie y tener mejor control del bebe, durante el baño.

La temperatura del agua debe ser similar a la temperatura corporal, aproximadamente 37 C. Es muy importante, la mama debe comprobar la temperatura del agua, antes de meter al bebé, la mama debe introducir su mano o antebrazo, para comprobar que la temperatura sea adecuada y agradable. Además, la mama debe asegurarse de que tiene TODO A LA MANO (jabón, toallas, etc.) , para evitar dejar al bebé un momento solo en el agua mientras corre rápidamente por lo que se le olvidó, ya que esta situación ha producido accidentes en ocasiones fatales.

Es conveniente hablarle y acariciarlo durante el baño y en forma ocasional ofrecerle un biberón o el seno materno para que su estancia en el agua sea tranquila y placentera, y vaya tomando el amor al agua.

Debe iniciarse el baño por la cabeza, cuidando que no le caiga jabón o Shampoo en los ojos, seguir por el cuello, tórax, abdomen, piernitas y pies y terminarlo por la zona de genitales y ano, para evitar que la esponja contaminada en estas regiones, llegue a los ojos o la boca. También recomiendo, practicar pequeños juegos de "salpicar" para que gradualmente se acostumbre a la situación de que le caiga agua en los ojos.

Al terminar el baño, hay que secarlo con una toalla mediante presión suave, sin frotarlo; en caso de que exista descamación suave se puede aplicar *Baby Seba med Crema Fluida para bebe.*

La piel del bebé es cinco veces más fina que la de un adulto. Requiere mucho cuidado en su aseo diario. Todos los productos que utilices, desde el shampoo hasta la colonia, deben ser específicos para bebés.

A partir del segundo mes se puede bañar en regadera con los padres; en ambos casos (tina o regadera) la ingesta de pequeñas cantidades de agua NO HERVIDA no debe preocupar a los padres.

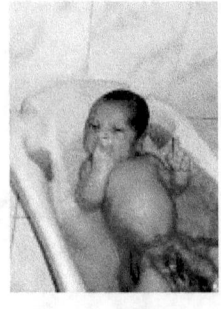 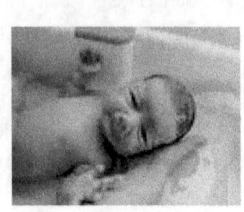 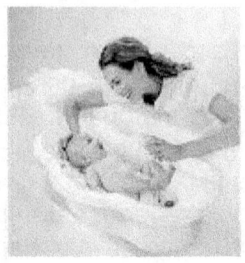

Prueba los jabones neutros, que no irritan y ausentes de perfume –si no, podrían resecar su piel–, con aceites vegetales y plantas como camomila, aloe vera, jojoba, etc.

Existe varias marcas comerciales, hay una que es **_Baby SebaMed_**, que cuenta con Shampoo , crema lubricante, barra dermo limpiadora (sin jabón), crema fluida y crema para rozaduras; todos especialmente para bebe; este tipo de shampoo para bebe, no irritan los ojos.

Fuera de la bañera, aprovecha la humedad en su piel para hidratarla mientras le das un masaje con aceite o cremas (ya mencionados). Hay otros que contienen glicerina y extractos vegetales y son un buen protector cutáneo y mantienen la piel en su estado óptimo de hidratación.

Y si lo prefieres, al final, si te agrada el aroma que desprenden las colonias de bebé, debes tener en cuenta que muchas de estas fragancias contienen alcohol, un elemento muy agresivo para la piel del bebe, que pueden producir resequedad. Rocía las lociones o perfumes, sólo en la ropa, nunca directamente sobre la piel del bebe.

B.- RECORTAR LAS UÑAS.

Las uñas, al igual que el cabello o el cordón umbilical, no presentan inervación o sensibilidad. Se puede cortar el cabello, las uñas y el cordón sin producir dolor. Las uñas del recién nacido se deben recortar estando dormido o tranquilo en brazos, la frecuencia dependerá del crecimiento individual en cada caso. Se deben recortar las uñas con los bordes formando ángulos rectos y no redondeados (para evitar que se entierren).

En caso de uñas enterradas, especialmente en los pies del bebé, se recomienda aplicar fomentos de agua tibia con sal, para disminuir la inflamación, reblandecer las uñas y posteriormente recortar en la forma adecuada, asesorada por la abuelita o una pedicurista.

C.- CUIDADOS DEL OMBLIGUITO O CORDON UMBILICAL.

Se debe realizar un aseo con Isodine solución o Merthiolate rojo (o lo que recomiende su pediatra) recordando que es muy importante mantenerlo seco; EVITAR LA HUMEDAD, ya que esta facilita el desarrollo de infecciones.

Es necesario secarlo perfectamente con una gasa estéril y aplicar unas cuantas gotas de alcohol en la base o nacimiento del cordón, para que se deshidrate (seque) gradualmente y no se infecte.

Es normal que al deshidratarse presente un color negruzco debido a la presencia de pequeñas partículas de sangre dentro de los vasos, lo importante es revisar que el cordón umbilical:

- Siempre esté seco.
- No huela feo o presente secreción purulenta.
- Se caiga entre la primera y segunda semana de vida.
- No sangre más de 2 gotas al desprenderse.

Facies asimétrica al llanto o Síndrome Cardiofacial.

Es una anomalía congénita causada por parálisis parcial del nervio facial; se aprecia asimetría de la boca del bebe en el momento del llanto; se asocia en ocasiones a anomalías renales, cardiacas o esqueléticas. Ante cualquier asimetría que usted note, debe comentárselo a su Médico.

En los recién nacidos prematuros o de bajo peso.

El aceite de girasol (el mismo que usted compra en supermercados bajo distintas marcas, (y que utiliza para cocinar) puede ser aplicado como nutriente sobre la piel de su bebé, permitiendo que la piel actúe como una membrana semipermeable, dejando pasar al interior del organismo proteínas, grasas, etc. Es excelente .para niños de poco peso y que se encuentran inapetentes.

Este aceite no contiene colesterol y no presenta riesgos en su aplicación, excepto en pieles muy sensibles. A veces puede aparecer un discreto salpullido, sobre todo en la cara, tórax y cuello, por lo que se recomienda aplicarlo sobre todo en la pancita, pompis y piernitas.

En el Centro Médico "La Raza" se utiliza desde hace muchos años en niños prematuros o de bajo peso, encontrando un BUEN AUMENTO DE PESO EN ESTOS NIÑOS. Personalmente lo utilice en mi hija (Danielita pesó al nacer 2 Kg. y al mes ya pesaba 3.5 Kg.) Lo aplique a mi "Princesa" como complemento nutricional y para tranquilizar a la mamá cuando no comían bien Dany y Carlitos.

Se puede aplicar TODAS las veces que se desee y pueda, hasta 232 veces al día.

QUE HACER EN ALGUNOS DE LOS PROBLEMAS MAS FRECUENTES EN EL RECIÉN NACIDO.

1.- QUÉ HACER EN CASO DE HIPO.

El hipo se presenta generalmente cuando el bebé:
a.- está orinado.
b.- tiene frío en los pies.
c.- tragó aire al comer o comió muy rápido.

Por lo tanto, los padres al ver a su hijo con hipo, deben inicialmente:
a.- revisar que el pañal no esté mojado.
b.- checar que sus pies estén cubiertos y calientitos.
c.- sacar el aire y ofrecerle leche materna o biberón.

Algunas abuelitas recomiendan colocar un hilo rojo en la frente; PERSONALMENTE, no me opongo a remedios caseros, siempre y cuando no impliquen agresión o riesgo para el niño.

2.- QUÉ HACER EN CASO DE QUE NO ERUCTE.

Es frecuente que las madres se preocupen por que su hijo no eructa o expulsa aire después de comer Recordemos que la maniobra tradicional de colocar al niño en el hombro y darle palmaditas en la espalda funciona siempre y cuando el niño haya tragado aire al comer; si esto no sucedió, el niño no expulsará aire.

Se recomienda golpear suavemente la espalda del niño (apoyando su cuerpo en nuestro hombro) por dos minutos; y si no eructa, puede continuar dándole de comer o acostarlo, si ya termino de comer.

Hay madres que golpean al niño durante 30 o 40 minutos angustiadas por qué no eructa. Por favor, no lo hagan. Es innecesario.

3.- COMO ACOSTAR AL NIÑO.

Según las últimas investigaciones, para disminuir el riesgo de "muerte súbita infantil", se recomienda:

1- Posición boca arriba para dormir.
Los niños sanos deben dormir en posición boca arriba. Hay que quitarle las almohadas y cojines gordos o colchas gruesas a la cuna donde lo acuestas, ya que podrían ahogar al lactante.
Niños con reflujo gastro-esofágico severo deben dormir de costado o boca abajo, de acuerdo a lo indicado por su Pediatra.

2- El niño debe estar en una atmósfera libre del humo de los cigarrillos, antes del nacimiento y luego del mismo.
Si la madre fuma durante el embarazo y durante el primer año de vida del bebé, el riesgo "muerte súbita infantil" se incrementa; y este riesgo es mayor si ambos padres fuman. Aunque fumen fuera de la casa, la ropa se impregna de infinidad de sustancias alergenicas y toxicas, que ingresan a la casa en la ropa o en la piel de los padres fumadores (Pág. 277, Tu Hijo y el cigarro).

3- La cabeza del bebé no debe quedar cubierta con ropa de cama mientras duerme.
Los estudios demuestran que entre 16 y 22% de los niños víctimas de la muerte súbita tienen su cabeza cubierta por ropa de cama. Es conveniente que el colchón quede justo en la cuna. Que no quede "huecos" entre el colchón y la cuna.

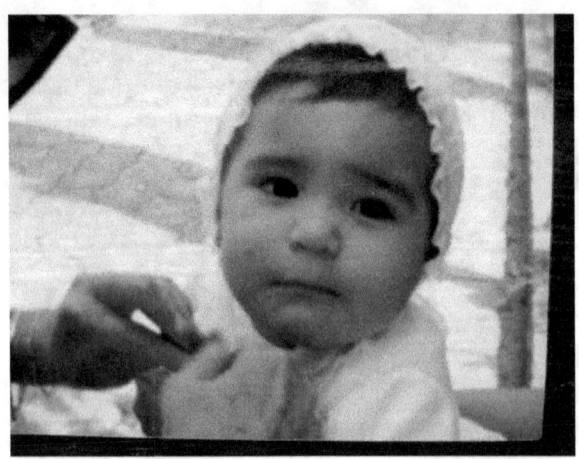

4.- QUÉ HACER EN CASO DE ESTREÑIMIENTO.

Es importante no etiquetar al niño de "estreñido", sólo por que no defeca con la frecuencia que los padres juzgan normal. Normalmente hay niños que pueden obrar cada 48 a 72 horas; el término "estreñimiento" lo utilizamos cuando las evacuaciones son duras, difíciles de expulsar y el niño presenta dolor o malestar.

En lugar de dar purgantes o aplicar supositorios, lo más natural es:

1.- De masaje en su pancita en sentido de las manecillas del reloj, en forma frecuente (4 a 6 veces al día) esto estimula los movimientos del intestino y facilita la defecación.

2.- Dar té de ciruela pasa: Preparar un té con el jugo de 2 ciruelas, colarlo y ofrecerle el té en biberón o junto con la leche (en lugar del agua hervida, diluir la leche con el té).

Si esto ocasiona diarrea, la siguiente ocasión solamente prepararlo con una ciruela; pero si continúa estreñido, aumentar gradualmente el número de ciruelas, hasta obtener el efecto laxante.

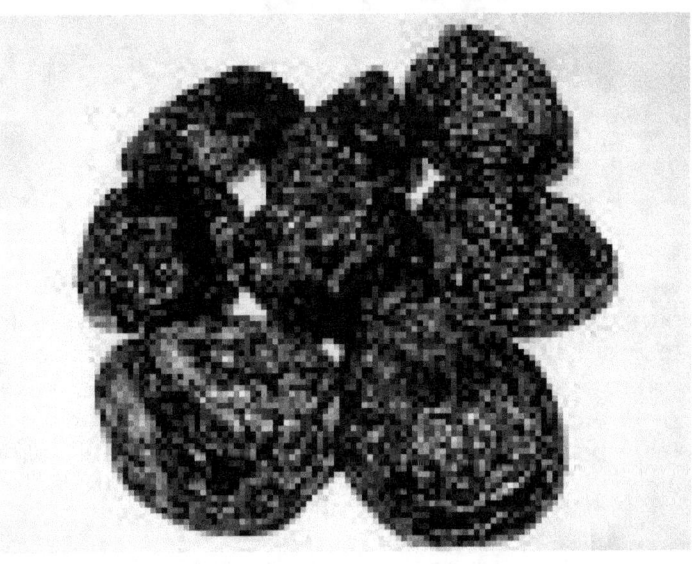

CUANDO LAS MADRES SE EQUIVOCAN:

Generalmente 7 de cada 10 "madres primerizas", me llaman para decirme que su hijo recién nacido estaba estreñido, por la forma en que su hijo pujaba.

El recién nacido puede realizar más esfuerzo en obrar que un levantador de pesas o un luchador; gruñe, puja y dobla las piernitas como si tuviera dolor, sin embargo, sus evacuaciones son suaves y húmedas.

Todos los recién nacidos gruñen sin que esto signifique que estén estreñidos. Los recién nacidos pujan porque no tienen tanta fuerza abdominal como los adultos. Así que deben esforzarse para mover las heces, lo cual es NORMAL; y el único tratamiento es tranquilizar a las madres, en vez de estar purgando al bebé, o aplicándole supositorios o lavativas.

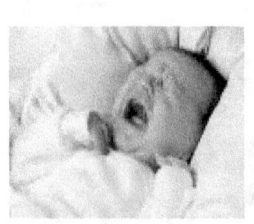 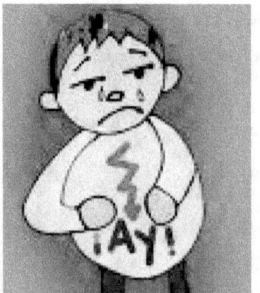 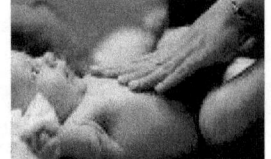

Recuerde el contacto físico, el masaje al bebe (también entre los esposos); produce una gran liberación de endorfinas; que actúan como un excelente analgésico y además, contribuye a mejorar el estado de ánimo; por lo que recomiendo, tocar, acariciar y dar masaje al bebe (y a la esposa); para contribuir al bien-estar familiar.

5.- QUÉ HACER EN CASO DE QUE TENGA CONGESTION NASAL O TENGA LA NARIZ TAPADA.

Esta es una de las principales causas de angustia de la madre y frecuentemente ocasiona tratamientos innecesarios. El recién nacido respira obligadamente por la nariz, siendo el espacio o luz muy reducido, situación que se complica cuando existe moco, resequedad o leve congestión nasal. Al respirar por la nariz, el aire se filtra y calienta, entrando a los bronquios limpio y tibio. Cuando el niño tiene la "nariz tapada" y respira por la boca, el aire no se limpia, ni entibia, entrando a los bronquios "frío y con polvo", lo que estimula la producción de tos y flemas; por lo que se recomienda aplicar en cada fosa nasal una gota de leche materna, para "limpiar" la nariz y facilitar la entrada de aire. Su pediatra le indicara algún medicamento en caso necesario. Hay que recordar que mejora esta situación entre los 2 y 3 meses en forma natural.

6.- QUÉ HACER EN CASO DE CÓLICOS.

Los cólicos son más frecuentes en hijos de padres primerizos o cuando existen grandes presiones familiares. Asimismo se ha demostrado que la tranquilidad y seguridad en el ambiente familiar disminuye la frecuencia y severidad de estos. Es recomendable dar masaje al bebé en la pancita, en sentido de las manecillas del reloj, hablándole y platicándole para tranquilizarlo y ayudarle a los movimientos intestinales. Si persisten los cólicos NO es conveniente dar gotas o derivados de atropina, se puede dar: Espaven pediátrico: 10 gotas cada 6 horas en caso de persistir los cólicos.

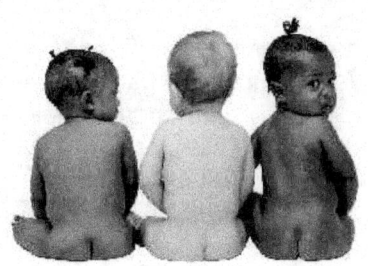

7.- QUÉ HACER EN CASO DE QUE SU BEBÉ SE PONGA AMARILLITO DE LOS OJOSYDE LA PIEL.

La coloración amarillenta de los ojitos y de la piel se llama ICTERICIA. En todos los casos debe de ser revisado por su pediatra, quien valorará la necesidad de análisis especiales. Sin embargo es frecuente que entre el tercer y cuarto día de vida muchos niños se pongan amarillitos y que esta coloración desaparezca en el sexto o séptimo día; esta situación se llama: **ICTERICIA FISIOLÓGICA** (o normal de recién nacido). Es recomendable, en este caso, asolear al niño; iniciando con 5 minutos boca abajo y 5 minutos boca arriba (protegiendo sus ojitos) dos a tres veces al día y aumentar un minuto de cada lado todos los días, hasta llegar a 10 minutos de cada lado. (Se puede asolear a través de la ventana).

La bilirrubina (la sustancia que da el color amarillento a la piel, ojos y orina) al alcanzar niveles muy elevados en la sangre del recién nacido, puede pasar al cerebro y producir daño y retraso mental. (La luz solar, o la foto terapia transforma a la bilirrubina en una sustancia que no daña al cerebro y que es fácilmente eliminada por la orina).

La fototerapia es necesaria cuando la bilirrubina indirecta se encuentra arriba de 10 miligramos%. Cifras cercanas a 20 miligramos% o mayores, representan un gran riesgo de lesión cerebral y retraso mental. Por lo que es muy importante la revisión de su bebe, por el Médico, durante la primera semana de edad; para detectar adecuadamente, cualquier anomalía.

8.- QUÉ HACER EN CASO DE LAGAÑITAS EN LOS OJOS.

Las abuelitas, acertadamente, recomiendan el aseo o lavado con té de manzanilla (sin azúcar). Este té tiene efecto contra las infecciones (pág. 12) y es recomendable aplicar unas gotas de él cada tres horas para limpiar los ojitos. Es recomendable, continuar el aseo durante 5 días (a pesar de que mejore antes, para evitar recaídas). (Ver pág. 12).
Si persisten las lagañitas (secreción de los ojitos generalmente de origen infeccioso), es necesaria la valoración de su Medico, quien le indicara él manejo adecuado.

EL LLANTO DEL BEBE.

El llanto es una de las primeras formas de comunicación del bebé con el mundo que lo rodea. Las causas que generan que un bebé llore, son muy diversas. En las características del llanto, también hay diferencias muy grandes entre un bebé y otro.

Las causas por las que un bebé puede llorar son:

a.- Llanto por hambre
b.- Llanto por sensaciones no placenteras.
c.- Llanto en demanda de compañía.

a.- LLANTO POR HAMBRE.

Es la causa más frecuente. El bebé llora con intervalos más o menos regulares entre dos y tres horas, (que es el tiempo de vaciamiento gástrico o digestión de la leche). Se calma fácilmente con el alimento, y permanece tranquilo hasta la siguiente toma de leche; a veces puede llorar antes cuando no comió bien la toma anterior o se quedó dormido, etc.

b.- LLANTO POR SENSACIONES NO PLACENTERAS.

Son todas aquellas situaciones en que exista dolor o malestar físico, el dolor por la inyección o aplicación de vacunas, al golpearse, porque lo mordió la hermanita, está orinado, cólicos, o simplemente "por que está de malas". Este llanto es generalmente más intenso; no existe apetito o avidez por el alimento y no se calma fácilmente.

En los casos de cólicos el bebé, se ve realmente molesto, llora intensamente, generalmente dobla sus piernitas y se aprecia realmente molesto. Comienzan alrededor de las dos semanas de vida y pueden durar hasta los 3 o 4 meses. Resultan incómodos para el bebé (no peligrosos) y angustiosos para los padres. Así son los cólicos del lactante, es un cuadro típico de llanto del recién nacido, que afecta a un tercio de los bebés, y que supone un motivo frecuente de consulta médica. (ver "Tu hijo y los cólicos", pág. 272) .

c.- LLANTO EN DEMANDA DE COMPAÑÍA.

Este llanto no aparece en los primeros meses de edad. Se presenta después de los tres meses; se caracteriza porque no existe la avidez por comer, ni la sensación de malestar. El niño se calma rápidamente en brazos y permanece tranquilo mientras se encuentra en ellos, volviendo a estallar en llanto al acostarlo otra vez.

CUANDO EL BEBÉ LLORA SIN CAUSA CONOCIDA

Por último quiero enfatizar que hay casos en que un bebé, llora sin causa: Ya comió, está limpio, no presenta cólicos, no tiene causa aparente para llorar y sin embargo llora intensamente, y la madre angustiada trata de "calmarlo", con chupón, o le da té, agua, etc. o le da medicamentos contra el cólico y/o sedantes.

Muchas veces esta gran angustia de los adultos en su desesperación de "tranquilizar y callar" al bebé, sólo revelan su preocupación, causada por ese llanto que no toleran por no saber la causa, llanto que casi siempre es provocado por el nerviosismo y preocupación de los padres, y que trasmiten a su bebe; presentándose este círculo vicioso.

Hay niños que necesitan llorar antes de caer dormidos. Y solo se recomiendan tres consejos: paciencia, paciencia y paciencia.

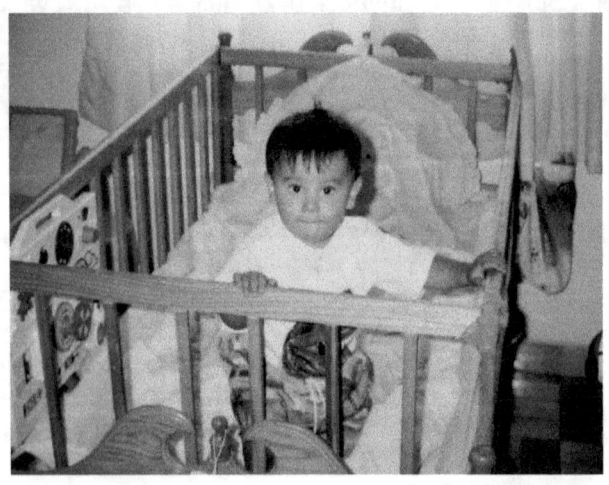

LA TÉCNICA DE LOS SIETE MINUTOS.

Hace algunos años acudieron a mi consultorio la abuelita y la mamá de "Tertuliana", una bebita de tres meses de edad, muy angustiada y preocupada por el llanto "constante" de la niña.
Ya habían acudido a cinco pediatras, quienes habían recetado todo tipo de medicamentos y diagnosticado desde reflujo hasta gastritis, pasando por hernia, parásitos y colitis nerviosa. La vida de toda la familia estaba alterada, por lo que querían otra opinión.
Al revisar a la bebé (que lloraba constantemente) y encontrarla físicamente sana, les expliqué que gran parte del llanto era generado por la preocupación, nervios y angustia que trasmitían a su hija. Les aconsejé que suspendieran los medicamentos contra el reflujo, contra cólicos, sedantes, restauraciones de la flora intestinal, etc., y que "dejaran" llorar a su hija sin angustiarse.
La abuelita indignada, exclamó "que la bebita iba a llorar toda la noche y todo el día sin parar".

Les propuse la "TÉCNICA DE LOS 7 MINUTOS" que consiste en tomar el tiempo en el momento que el niño empieza a llorar y no correr inmediatamente a cargarlo.

Si después de los 7 minutos, el bebé aún llora, tranquilamente se le carga y se revisa para ver si desea comer, etc. Personalmente sufrí el carácter de "Carlitos", cuando al despertar lloraba, si yo corría inmediatamente a cargarlo; no le daba tiempo de tranquilizarse y entonces estaba "de malas" todo el día.

Al utilizar la técnica de los 7 minutos Carlitos se tranquilizaba y al sacarlo después de su cuna ya estaba de mejor humor.
En otras ocasiones Carlitos lloraba de 2 a 3 minutos, se sentaba en su cuna y después caía completamente dormido. Pero si con el primer llanto se le cargaba ya no era posible dormirlo fácilmente.

Los padres deben aprender a escuchar el llanto del bebe sin angustiarse, sin correr desesperados a cargarlo "deben dejar que llore" (es una forma de canalizar la energía) y si persiste después de unos minutos, acudir tranquilamente a ver a su bebé.

> **Pero si usted nota un llanto extraño o cree que llora por que le pico un alacrán o por dolor, acuda de inmediato a revisar a su hijo.**

El recién nacido tiene instintos y reflejos pero no hábitos. Sin embargo la repetición "de rutina", en forma adecuada, logra la formación de hábitos. Si éstos se forman precozmente, tienen un profundo arraigo; de ahí la importancia de formar "buenos hábitos".

Cuando se quiere dormir a niño, no hay que llevarlo en el coche de un sitio para otro, ni cogerlo en brazos, ni mecerlo continuamente, ni siquiera situarnos donde pueda vernos para que esté tranquilo.

Si se hace esto el niño exige que se repita la siguiente vez, y en un breve tiempo se convierte en un "mal habito" y se vuelve un problema el hecho de dormir al niño; Algunas abuelitas han desarrollado algunas técnicas con el objeto de dormir al niño; una de ellas consiste en mecer al niño en la cuna en que se encuentra y cantarle canciones infantiles. (Ver "Tu Hijo y los hábitos de sueño", pág. 279).

Se ha demostrado que esta técnica es inadecuada, porque a pesar de lograr en ocasiones dormir al niño, acaba por producir malos hábitos.

Al niño le agrada que se le cargue, hable, cante y si nota que estando DESPIERTO se le concede esto, tratará de mantenerse despierto (aun estando cansado), lo que es perjudicial para su salud y su carácter.

CUANDO QUIERA DORMIR AL NIÑO:

Es importante colocarlo en un sitio seguro y confortable después de comer y dejarlo solo, puede que grite o llore durante unos minutos, pero a menos que esté enfermo o haya adquirido malos hábitos, callará pronto y dormirá más y mejor que con mimos y halagos.

Lo importante es la formación del hábito. La asociación de la cuna con el sueño, si esta se realiza en forma adecuada, permitirá que niño despierte por las noches sólo cuando tenga hambre, esté enfermo o le duela algo. (ver La Música y Mozart, pág. 284). Donde se recomienda:

1.- El Rondo Allegro Ma non Troppo de la serenata No. 9 en Re mayor (K.320), permite pasar de una actividad movida a un estado de tranqulidad.

2.- Andante de la sinfonía No. 38 en Re Mayor (K.504); excelente para ayudar al bebe a descansar e incluso a dormir.

Ver también "Tu Hijo y los hábitos de sueño", pagina 279.

Recuerda que el niño aprende a dormir con aquellos hábitos o rutinas que los padres le enseñan; si aprende a dormirse solo, volverá a dormirse solo cuando despierte por la noche; pero si se le ha enseñado a dormir "meciéndolo en los brazos de la madre", los exigirá, para poder volver a dormirse.

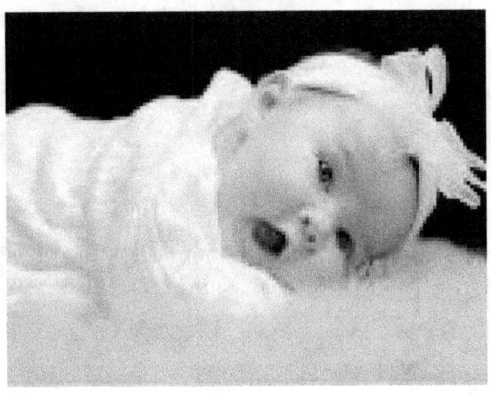

EN VIDA HERMANO, EN VIDA.

Si quieres hacer feliz, Aquellos a los que amas;
Hazlo ya, no esperes hasta mañana. **En vida hermano en vida**.

Si quieras dar una flor, No la envíes a su tumba,
Dásela hoy con amor, **En vida, hermano, en vida**.

Si deseas decir "Te quiero" ,A la gente de tu casa
Al amigo cerca o lejos **En vida, hermano, en Vida...**

No esperes a que se muera , La gente para quererla
Y hacerle sentir tu afecto ,**En Vida, Hermano, en Vida...**

Tú serás muy dichoso, Si enseñas a hacer felices,
Aquellos a los que amas, **En Vida, Hermano, en Vida...**

Nunca visites panteones, Ni llenes tumbas de flores
Llena de amor corazones, **En Vida, Hermano en Vida**.

Anamaria Rabatte.

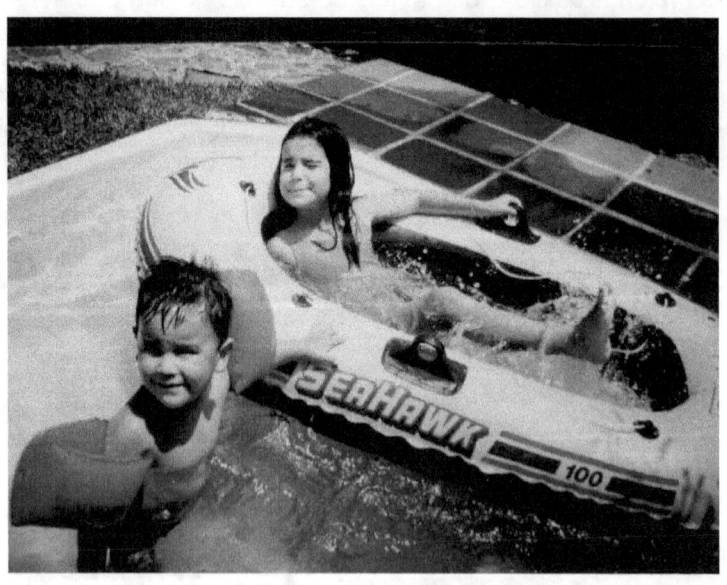

CAPITULO II.
LA CONSULTA PEDIATRICA.

1.- INTRODUCCION.

El objetivo de este capítulo, es orientar a los padres, sobre todos los aspectos del desarrollo de su hijo, durante los primeros 6 años de edad; analizando los factores de aumento de peso y talla, desarrollo psicomotor, aspectos nutricionales, vacunas, cuidados recomendables y las preguntas más frecuentes. Es importante recordar, que los cambios en su hijo son graduales, progresivos y continuos y que la división que yo hago de acuerdo a las diferentes edades; es para facilitar a los padres, familiarizarse con el desarrollo de su hijo.

Es importante asistir a la consulta con el Pediatra para el control del niño sano con el objeto de detectar en forma oportuna cualquier alteración o padecimiento que pudiera afectar su desarrollo. Es importante, antes de cada consulta, que Usted estudie todos los aspectos de este capítulo de acuerdo a la edad de su hijo y anote en una papel todas sus dudas; ya que su Medico es la persona adecuada para aclararlas.

Recuerde, que las recomendaciones que yo expreso en este libro, son solo eso, recomendaciones o sugerencias; pero el Medico de su hijo, de acuerdo a su criterio y experiencia personal es quien tiene la última palabra.

La frecuencia o periodicidad la consulta médica, dependerá de su Pediatra o Medico Familiar, pero por lo general es la siguiente:

E D A D	C O N S U L T A .
Recién nacido:	**a los 7 y 28 días de vida**
Primer año de vida:	**2, 3, 4,6, 8, 10 y 12 meses**
Segundo año de vida:	**consulta trimestral**
De los 3 a los 6 años:	**consulta semestral**
Mayores de 6 años:	**consulta anual**

COMO VALORAR EL AUMENTO DE PESO Y TALLA:

Al asistir periódicamente a la consulta su Medico le informará como está creciendo su hijo y señalará el aumento de peso y talla en Gráficas especiales o en tablas que el elija o puede utilizar las tablas de este libro, pág. 312 para mujercitas y pág. 313 para varones, para valorar el aumento de peso y talla de sus hijos.

También puede consultar el Capítulo IV.- Tu hijo y las Vacunas (pág. 187) y el esquema de vacunación de la página 189, que corresponde a la Cartilla Nacional de Vacunación.

CÓMO UTILIZAR ESTA GUÍA DE LA CONSULTA PEDIÁTRICA:

Antes de asistir a su consulta pediátrica, lea detenidamente el capítulo correspondiente a la edad de su hijo y revise las Gráficas de peso y talla de acuerdo a su edad (pág. 312 y 313). También es importante revisar todos los consejos de seguridad, consejos de nutrición y los consejos generales y finalmente las preguntas más frecuentes, que he escuchado en mi consultorio, que preocupan a las madres en las diferentes edades.

Considero que toda esta información, está tratada en su lenguaje, sencillo y coloquial, sin terminología médica o rebuscada.

Yo recomiendo que también los padres, lean el capítulo
V.- Desarrollo Psicomotor con temas muy útiles y practicos..

Además se pueden adelantar informándose sobre los próximos meses de su bebe; porque existen muchas preguntas que pueden ser vigentes a diferentes edades. Finalmente, disfruten el conocimiento que están adquiriendo con la lectura.

Quiero que sea un libro, interactivo; que los padres lo consulten, subrayen, pongan anotaciones al margen; usen el Examen de Denver trazando una línea de acuerdo a la edad de su bebe y revisen el Programa de Estimulación Temprana (pág. 208), los juguetes recomendados (pág. 256) y ejercicios indicados (pág. 214-255) y todos los temas en las hojas azules (pág. 207-311).

EL PRIMER MES DE EDAD.
"Qué bonitos son los niños, cuando estas dormidos".
El primer mes de edad, pasa casi todo el tiempo dormido, despierta solo para comer o cuando está molesto. Disfrútelo, acaríciolo, háblele, platique con él, ponga música de Mozart (pág. 284), dígale que lo quiere y siéntase afortunado. (ver pág. 214).

A partir de ahora, los padres van a recibir muchísimos consejos de tíos, vecinos, abuelos, amigos, etc., sobre la mejor forma de cuidar a su hijo; recuerde para la salud de su hijo, se recomiendo solo dos consejos:

1.- Piense en el Bien-estar de su hijo; todos los padres desean esto, este actuar debe ser una combinación entre "*Buenas Intenciones*" y el "*Sentido común*"; piense que debe hacer y decir para buscar el Bien-estar de su hijo.

2.- Respeto a la individualidad de su hijo, Recuerde, todos somos diferentes, no compare a su hijo con primos, vecinos o amigos; acéptelo tal y como es; no importa si no es el más alto, aplicado u osado que otros niños.

CONSEJOS DE SEGURIDAD:

No deje al niño ningún momento solo sobre la cama o sobre cualquier superficie, porque un movimiento brusco de él, puede provocar que se caiga y presente daño cerebral.

Desafortunadamente llegan muchos niños a los Servicios de Urgencias porque se cayeron de la cama; en algunos casos, presentan fractura del cráneo; por favor recuerde esto.

No lo deje solo con niños pequeños (2-6 años)

Evitar cadenas, collares o anillos en su bebe; ya que estos pueden "atorarse" y provocar daños graves en su hijo.
Al bañarlo, tenga todo a la mano y no lo deje, un momento solo.
Juegue con el; ambos deben disfrutar este momento.

CONSEJOS DE NUTRICIÓN:

La madre debe tomar de 2 a 3 litros de líquidos al día (atoles, leche, agua, jugos, alfalfa, etc.). Se recomienda alimentarlo solo al seno materno y evitar el biberón siempre que sea posible.

Los intervalos en las comidas de sus hijos deben ser de dos a tres horas, (ver horario de comidas pág. 129).

Puede en ocasiones ofrecer agua hervida entre una toma de leche y otra; si no toma agua, no se preocupe; la leche la tiene en abundancia.

CONSEJOS GENERALES:

Importancia de realizar análisis con una gota de sangre para detectar hipotiroidismo y otras enfermedades; PRUEBA DE TAMIZ METABÓUCO.

Es frecuente que el bebé llore de 7 a 10 minutos antes de quedarse dormido. El sueño varía de 12 a 20 horas al día con un promedio de 15 a 18 hrs. y puede dormir de 2 a 4 horas seguidas; NO LO DESPIERTE (y menos por la noche, para darle de comer). No debe alimentar a! bebé cada 20 o 30 minutos cuando llora; (ver pág. 129; Horario de comidas.)

Se recomienda: Paciencia, Paciencia y más Paciencia.

Recuerda: "No te tomes la vida tan en serio, de todos modos, no saldrás vivo de ella".

"Yo si se lo que es trabajar duro de verdad, porque lo he visto".

¿Qué es la prueba del talón o Tamiz Metabólico?
Es una Prueba de laboratorio, que consiste en obtener dos o tres gotas de sangre del talón del bebe y que se debe realizar en todos los recién nacidos en los primeros días de edad, para detectar problemas metabólicos o enfermedades que pueden provocar retraso mental en el bebe. Si se detectan a tiempo estos padecimientos; se evita daño cerebral   (ver pág. 33).

¿Qué es la Ictericia?
Es la coloración amarillenta de la piel y de los ojitos, ocasionada por un aumento de la Bilirrubina en la piel, lo blanco del ojo y la sangre del bebe. Es relativamente frecuente en los recién nacidos, sobre todo los prematuros, debido a una relativa inmadurez del hígado, generalmente suele remitir (desaparecer) sin tratamiento con una simple exposición diaria a los rayos del sol. Sin embargo, siempre hay que acudir al Médico, para valorar cada caso en forma individual. Su Pediatra, decidirá el manejo adecuado en cada caso. (ver pág. 46).

¿Cómo le quito la cera de los oídos?   El cerumen es una defensa natural o protección del oído que sirve para retener gérmenes. Si presenta gran cantidad, coméntalo con tu médico. No es conveniente introducir en su oído Q Tips, pasadores o algodón; limpia sólo la parte externa con una toalla o papel desechable.

¿Qué son las manchas blancas en la boca o algodoncillo?
Es una infección producida por un hongo que afecta la boca del bebé. Este hongo puede habitar en la cavidad bucal, los intestinos y la vagina. Este hongo puede llegar a la boca del pequeño durante el parto o después, a través de manos mal lavadas o por chupones contaminados con el hongo. Se manifiesta con pequeñas manchas blancas que se extienden por el interior de las mejillas, el paladar, la lengua e incluso la garganta. Generalmente no es grave, pero resulta muy molesta para el bebe, porque provoca dolor al comer. Es importante llevarlo al Medico para que le prescriba un gel o pomada que le calme las molestias y haga desaparecer el hongo.

¿Que son las regurgitaciones y que es el reflujo?.

REGURGITACIONES:
El niño devuelve la leche sin esfuerzo, en pequeñas cantidades, al poco rato de haber terminado de comer. El niño sigue ganando peso y se ve saludable.

DATOS GENERALES.
La regurgitación es inofensiva y frecuente en los tres primeros meses de vida y cede sin tratamiento. El niño devuelve la leche por falta de fuerza en el CARDIAS (válvula que se encuentra entre el esófago y el estomago) misma que, por tener poca fuerza, no soporta la presión que se origina en el estómago cuando se contrae para que se vacíe.
Otra causa puede ser. "Demasiado" alimento, o la rapidez con la que come el niño.
El manejo con técnica del vomitador incluye:
a.- Sacar el aire después de comer, haciendo que eructe.
b.- Dejar semi sentado (en sus brazos) después de comer por 10 a 15 minutos.
c.- Si persiste, su Medico, le indicara la conducta adecuada.

REFLUJO GASTRO ESOFAGICO.
Es el regreso de leche o alimentos del estómago hacia el esófago (después de comer); produciendo la salida del alimento por la boca, en ocasiones en forma abundante o con fuerza, en forma de vomito.

DATOS GENERALES:
Es frecuente que exista disminución del aumento de peso.
Es indispensable un estudio radiológico, (serie de esófago gastro duodenal), que permita observar el vaciamiento y el paso del alimento a través del estómago y su regreso (reflujo) para confirmar diagnostico. Su Medico, le indicara mas sobre el manejo y diagnostico, de ambas posibilidades.

¿Debo lavar su ropa nueva, antes de ponérsela?
Generalmente la ropa nueva puede contener pequeños restos de sustancias químicas utilizadas en su fabricación, estas sustancias podrían irritar la piel de su bebe; además muchas prendas que no están en bolsas selladas, son manipuladas por varias personas en las tiendas y aparadores, por lo que es preferible, lavarlas en la lavadora (o a mano) para asegurar un buen enjuague, con una dosis mínima de jabón neutro, sin blanqueador, ni suavizante.

¿Tengo que esperar que se caiga el cordón umbilical, antes de bañar a mi hijo?
Este era un consejo tradicional de las abuelitas, para evitar que el cordón umbilical se infectara, cuando no se podía asegurar la pureza del agua. Yo recomiendo, lavar la zona del ombligo una vez al día con agua y jabón neutro como parte del baño diario, secarlo muy bien, (ya que la humedad, puede facilitar infecciones) y cubrirlo con una gasa estéril humedecida con Isodine o Merthiolate (y cubrirlo con otra gasa seca). No es necesario utilizar fajas; se sujeta adecuadamente con el pañal. En caso de sangrado, secreción, mal olor o cualquier cambio que notes que no parezca normal, es necesario llevarlo al Pediatra.

¿Cada cuando debo bañar a mi Hijo?
De acuerdo a los hábitos familiares; yo recomiendo bañar diariamente al bebé. Es importante aprovechar este tiempo para darle masaje suavemente con tus manos o con una esponja suave especial para bebés, el contacto con el agua y el masaje suave, estimula la circulación sanguínea. Pero si un día no bañas al pequeño, no pasa nada. (ver pág. 36 y 37).

¿Cuándo le corto las uñas a mi bebe recién nacido?
Cuando estén largas y/o cuando se araña, debes cortárselas, pero con precaución. Limpia con un algodón empapado en alcohol las tijeras (de punta redondeada) y los dedos del niño, antes y después del corte. Éste debe hacerse en redondo y con mucho cuidado para no hacerle heridas que puedan infectarse después. Las de los pies debes cortárselas rectas para evitar que los bordes laterales crezcan dentro de la piel. Si el niño es muy nervioso, realiza la operación mientras esté dormido. O pide ayuda a la abuelita, para que veas como lo hace las primeras veces (ver pág. 39).

¿Cómo debe quitarle la costra en su cabecita o gorro de cuna?

Esta costra gruesa, de color amarillento, de consistencia serosa, que se encuentra fuertemente adherida al cuero cabelludo del bebé, se puede desprender aplicando vaselina 45 minutos (el aceite de bebe también puede servir) y después pasando suavemente un peine de dientes finos y lavando posteriormente la cabeza con shampoo Baby Sebamed, para bebe; se puede repetir en caso necesario.

¿Cómo debe acostar a mi bebe?

Conviene que duerma boca arriba el primer año de edad (ver pág. 42). Algunos casos de muerte súbita se han relacionado con el hecho de dormir boca abajo, *pero principalmente* por dormir con mantas que impiden la respiración, muchas almohadas o en hogares con humo de cigarro o con padres fumadores. Aunque estos no fumen dentro de la casa (ver pág. 277).

¿Cuándo se dé que color van a ser sus ojos?

Los bebés que nacen con los ojos negros o marrones suelen mantener este color; sin embargo, los de ojos claros pueden sufrir variaciones. No es posible asegurar el color permanente en estos casaos, hasta después de los seis meses de edad.

¿Si solo le doy pecho, como se que comió bien?

Si el niño queda satisfecho es porque tomó lo que necesitaba. La madre no debe angustiarse "adivinando o calculando" cuantas onzas comió; su Pediatra valorara el incremento en peso y talla en forma periódica; el buen aumento de peso, *es el mejor indicador que está comiendo bien* y usted no debe preocuparse de "saber" cuantas onzas toma en cada tetada. (Tablas de peso/talla: pág. 312 y 313).

¿Se puede congelar o refrigerar la leche materna?

Según investigaciones de la Liga Internacional de la Leche, se puede conservar congelada durante seis meses. El envase debe ser de plástico duro, estéril y con la fecha de congelación. No debe mezclarse leche de distintas extracciones. Para descongelarla hay que poner el recipiente bajo el grifo de agua caliente, nunca hervir o volver a congelar. (Yo me pregunto *"¿Cuál es la necesidad de congelarla tanto tiempo?"*).

¿Cuantas horas se puede refrigerar la leche?
Una vez extraída, se puede también mantener en refrigeración por 24 horas. Se recomienda no mezclar leches de distintas extracciones y para entibiar, basta colocar el biberón en Baño María o en horno de microondas.

¿Si mi bebe no se termina el biberón, puede guardarlo para ofrecerlo mas tarde?
Los restos de la leche en contacto con la saliva del bebe, facilitan la contaminación con bacterias. Si su hijo no se termina las onzas de leche que están en el biberón, tirelas, esto es muy importante, para evitar problemas digestivos, como diarreas, cólicos, vómitos, etc.

¿Hasta qué edad, hay que esterilizar los biberones?
Hasta el año de edad: biberones, chupones, roscas y tapas. Primero debes lavarlos bien con agua y jabón, enjuagarlos y luego esterilizarlos. Los restos de leche que quedan en el chupón, el biberón o las roscas son un caldo de cultivo para muchos gérmenes.

¿Puedo preparar todos los biberones juntos?
Es práctico, todas las mañanas preparar los biberones para todo el día, esto disminuye el número de veces que se abre y cierra el bote de leche y el número de veces que se manipulan los biberones. Lo importante es una vez hecha la mezcla, colocar todos los biberones en el refrigerador durante un máximo de 24 horas. Cuando llegue la hora de comer, saca un biberón, caliéntalo al baño María o en un calienta biberones.

¿Se puede calentar el biberón en horno de microondas?
Sí. El único inconveniente es que este aparato, calienta más el alimento que el recipiente. Al tocar el biberón, puede que lo sientas templado o casi frío, y si se lo das al niño sin agitar y comprobar antes la temperatura, podrías quemarlo. Agítalo y después vierte unas gotas sobre el dorso de tu mano, para asegurar que la temperatura sea adecuada. Es preferible que la mama reciba unas gotas de leche muy caliente en el dorso de su mano, a que el bebe se queme la boquita o la lengua al beberlo.

¿Que son los espasmos del sollozo?
Algunos niños, cuando presentan rabietas, tienen cólicos o se asustan, lloran compulsivamente. A veces se privan y dejan de respirar durante unos segundos; incluso pueden presentar cambios de coloración en su piel, se ponen pálidos o morados. Son reacciones muy alarmantes para los padres, pero generalmente no encierran mayor peligro. Lo importante es mantener la calma. Podemos soplarles o echarles unas gotas de agua en la cara para que vuelvan a reaccionar, pero es *indispensable* la valoración por su Medico. (ver pág. 104).

¿Cómo se cuando mi hijo tiene cólicos?
El cólico del lactante es frecuente durante los tres primeros meses de edad. El bebé flexiona y dobla las piernas y manifiesta su dolor con llanto intenso que se repite generalmente todas las tardes antes o después de comer. El cólico aparece como consecuencia de la acumulación de gases en el interior del intestino, de la inmadurez intestinal y de la dificultad de digerir las proteínas de la leche natural o artificial. Aún no existe un tratamiento específico, pero su Medico, decidirá, si es necesario, algún preparado de leche de inicio con proteínas parcialmente hidrolizadas, gotas contra los cólicos o lo más recomendable para cada caso en particular. (Ver "Tu hijo y los cólicos", pág. 272).
Es recomendable que los bebes, no traguen mucho aire al comer, favorecer la expulsión de este, evitar el estreñimiento y dar masaje suave en el abdomen durante el cólico.

¿Son necesarias las vitaminas para mi bebe?
Muchos Médicos recomiendan compuestos con varias vitaminas, que incluyen la vitamina D para prevenir el raquitismo. Sin embargo, otros opinan que este problema se puede evitar sacando al niño a diario de paseo y exponiéndolo al sol; en su piel está la provitamina D, que por la acción de los rayos solares se convierte en vitamina D, imprescindible para que el calcio se fije a los huesos. Sin embargo, su Medico, es la persona indicada para decidir en cada caso en forma individual.

¿Puede beber agua del grifo o de la llave?
No es conveniente beberla directamente, debes dársela previamente hervida durante 30 minutos. Si es embotellada, no necesita hervirse, ya que se encuentra libre de gérmenes y bacterias.

¿Cuál es la temperatura normal de mi hijo?
El rango de temperatura NORMAL es de 36.5 a 37.5° C; dependiendo de varios factores como: medio ambiente, forma de tomarla (rectal o axilar), nivel de actividad, etc. Usted NO debe preocuparse si su hijo tiene una temperatura en estos rangos. Se considera FIEBRE cuando la temperatura es mayor de 38° C.

¿Es normal que sus manos y pies estén fríos?
Muchos bebés no presentan un flujo sanguíneo adecuado en manos y pies, esto se observa sobre todo en cuartos fríos, donde las manos y pies del bebé pueden ponerse moraditos. Es conveniente abrigar bien manos y pies de su bebé y colocarlo en un cuarto tibio, lo que mejora el flujo sanguíneo y el color y la temperatura de manos y pies; si esto NO sucede, avise a su Pediatra.

¿Por qué el Pediatra mide la cabeza de mi hijo?
Es muy importante que el crecimiento de la cabeza siga un desarrollo normal. La medida de la cabeza es un parámetro para valorar si está creciendo demasiado rápido o lento. **La medición del desarrollo de la cabeza no puede predecir qué tan inteligente será su hijo, pero es el mejor indicador para saber qué tan bien ESTÁ CRECIENDO SU CEREBRO.**

¿Es normal el vello qué tiene en la espalda?
Sí. Ese vello tan fino como pelusa, que cubre su cuerpo es normal y desaparecerá espontáneamente en unas cuantas semanas: No requiere tratamiento.

¿Es normal que mi bebé no tenga lágrimas?
Es completamente normal que un recién nacido llore sin lágrimas. En algunos bebes, las lágrimas aparecen entre las 4 y 7 semanas de edad aprox. Sin embargo, cuando los ojos de su hijo se ven anormalmente secos debe ser revisado por su pediatra.

¿Es normal que se le caiga el pelo a mi hijo?

Después de nacer, los bebés pierden pelo en forma temporal; este será remplazado posteriormente; a veces un bebé puede verse algo calvo, pero no se preocupe; Pronto aparecerá nuevamente el cabello. Y hay otros bebes, que nacen sin cabello y este comienza a crecer entre los 6 y 9 meses de edad aproximadamente.

¿Qué es la Dermatitis del pañal?

El contacto de la piel con la orina y las heces o el roce del pañal provoca una irritación que se manifiesta con manchas rojas. La más común es la dermatitis que se localiza en los genitales, parte interna de los muslos y en las nalguitas. Desaparece a los cinco días siempre que le cambies el pañal a menudo, limpies bien la zona, la seques y le pongas una pomada con óxido de zinc, sin perfume **(Hipoglos pomada)**. También se aconseja dejar al niño sin pañal por ratos. Sin embargo, debe ser valorado cada caso por su Medico.

¿Debo usar pomadas en la región del pañal?

Generalmente no es necesario. La mejor forma de prevenir las irritaciones es cambiarlo a menudo, limpiarle las pompis con una toallita y secarlo bien o puede utilizar pomadas como *Glossderm, Hipoglos o Sebamed..*

Tiene los pechos o las mamas hinchadas, ¿es normal?

Sí, por la acción de los estrógenos maternos, que han atravesado la placenta y llegado hasta él y tardan unos días en eliminarse tras el parto. No te alarmes si los pechos de tu bebe (niño o niña) están algo abultadas o sus pezones segregan gotitas de leche. No requiere tratamiento, es temporal y desaparece espontáneamente a los pocos días de vida (un mes como máximo). No toques los pechos ni los aprietes para intentar extraer la leche. A esta "leche" que puede salir del pecho del bebe, se le denomina "Leche de brujas". (ver pág. 14 y 29).

El segundo mes de vida se caracteriza por una mayor actividad a los estímulos externos, se mantiene despierto mas tiempo, se fija en las personas y juguetes que lo rodean, sonríe cuando se le habla, balbucea y presenta una exagerada producción de saliva debido a la maduración de sus glándulas salivales (parótidas). Esta situación preocupa a las madres y les hace pensar en la aparición de dientes o posibilidad de "empacho" por tragar saliva, de acuerdo a las creencias populares. Sin ninguna validez científica. (pág. 216)

CONSEJOS DE SEGURIDAD:

1.-No cargue a su hijo en brazos mientras Usted coma alimentos o bebidas calientes o mientras fuma. Accidentalmente podría quemarse.

2.- No deje a los niños de 2 a 5 años solos con el bebé.

3.- Evite juguetes pequeños o que tengan partes desprendibles, por el riesgo de que se las trague.

Mueren más niños en accidentes automovilísticos que en ninguna otra forma. Sin embargo, casi todas estas muertes se pueden evitar. Cuando el niño viaje en auto siempre utilice un sillón especial hasta que su bebé pese 18 Kg. NUNCA LO LLEVE EN BRAZOS SI VIAJA EN AUTO (y menos conduciendo; ¡por favor!) .

4.- Nunca deje al bebé sobre la cama sin atención. Su hijo puede hacer un movimiento brusco y caerse.

5.- No coloque collares en el cuello, ni anillos en sus dedos; es posible que "se atore" y se haga daño.

6.- NO FUME CERCA DEL BEBÉ. La inhalación del humo es perjudicial para sus pulmones y cerebro. Y, mejor NO FUME. Ver Tu hijo y el cigarro (pag. 277.)

7.- NUNCA lo deje solo en la bañera, ni siquiera por un momento. (Tenga todo a la mano: ver pág. 36 y 37).

CONSEJOS DE NUTRICIÓN:

No agregar ningún alimento por el riesgo de producir futuras alergias: NO HAY NINGUNA JUSTIFICACIÓN para iniciar la ablactación *antes de los cuatro meses de edad.*

Recordar la importancia de la leche materna en la prevención de enfermedades.

CONSEJOS GENERALES A ESTA EDAD:

Es muy importante cargarlo, hablarle, mecerlo, cantarle, acariciarlo. Música de Mozart (ver pág. 284).

Es sano que el bebé comience a conocer a otras personas: su padre, su madrina, su nana, su abuela, que puedan atenderlo mientras la madre goza de un poco de tiempo libre, aunque sea unas cuantas horas a la semana.

Los celos o "chipilez" del hermanito anterior pueden transformarse en interés y ambos motivando a que ayude ala mamá a atender al bebe y permitirle jugar con él, tocarlo, acariciarlo... (lavándole antes las manos). Pero SIEMPRE bajo la vigilancia de la madre. NUNCA deje solo al bebé con su hermanito.

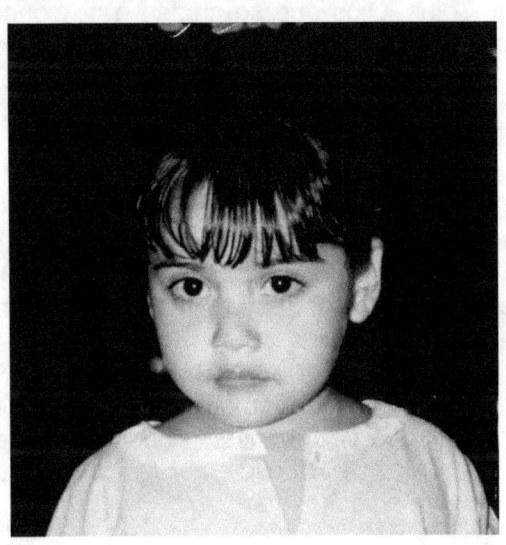

¿Es normal que mi bebé babee mucho?
Hay una gran diferencia en la cantidad de producción de saliva de un niño a otro; esto puede ocurrir mucho antes de que aparezcan los primeros dientes, Hay niños que babean muy poco y otros que necesitan un cambio constante de babero para no "empapar" toda su ropa, Su pediatra valorará si ha alguna anormalidad.(ver pág.221).

¿Es necesaria la circuncisión?
Algunas culturas (Islam, Judaísmo) practican la circuncisión a todos los recién nacidos, como un ritual religioso; actualmente, son raras los casos de una fimosis severa que amerite este procedimiento; sin embargo su Pediatra valorara el caso particular de su bebe. Además, no hay ninguna prueba real de que la circuncisión provea protección contra un cáncer posterior en el pene o proteja a la mujer contra el cáncer cervico-vaginal. No intente retraer enérgicamente el prepucio, ya que la liberación forzada hace más daño que bien. Lave el área suavemente, liberando muy gentilmente la cabeza del pene.(ver pág. 21-23).

¿Cómo puedo saber si mi hijo ve bien?
Algunas indicaciones de que su hijo no ve bien son: Movimientos bruscos de los ojos, Ojos que se cruzan o no concuerdan (ojos bizcos); Incapacidad de sostener la mirada hacia la cara de la madre no sonreír a los estímulos. No responder al objeto que se mueve ni comenzar a seguirlo con la mirada. (ver pág. 101).

¿A qué edad puede entrar a la alberca?
Es importante "entrenarlo" en la bañera, que aprenda a disfrutar el agua, a jugar, a estar tranquilo y confiado. También es conveniente, disfrutar con el en la tina o el jacuzzi; pero, de los 4 a los 8 meses, es un excelente edad para ir juntos a la alberca.

¿Cómo puedo saber si mi hijo oye bien?
Generalmente los padres pueden saber si su hijo oye bien por el tipo de respuestas que se presentan cuando se producen varios sonidos. La respuesta del niño puede ser desde un movimiento de la cabeza o un sobresalto. (ver pág. 35 y 106)

¿Si mi hijo casi no duerme en la noche; puedo darle medicina para dormir?
¡¡NO!!, jamás un bebé debe ser sedado para que los papás puedan dormir. Estos medicamentos tienen un riesgo elevado en los bebes. Puede bañarlo con agua calientita y con hojas de lechuga, poner música de Mozart 30-40 minutos antes de acostarlo (ver pág. 284), tranquilizarlo, etc.

¿Al cargar a mi bebé lo mal acostumbro a los brazos?
No; al cargar a su bebé, al hablarle y estimularlo le proporciona afecto y compañía. Es muy recomendable mantener un buen contacto físico. Pero no lo acostumbre a DORMIR en sus brazos. (Ver pág. 51 y 279).

¿Cómo puedo ayudar a mi hijo cuando tiene hipo?
Generalmente el hipo se debe a que tragó aire al comer, está orinado o tiene los pies fríos; lo que debe de hacer es: revisar que no esté orinado, cubrir o abrigar bien sus pies y darle a beber un poco de agua o leche. (ver pág. 41)

¿Cómo limpiar los orificios nasales?
Una gota de leche materna o de té de manzanilla colocada en cada fosa nasal, le ayudará, pero recuerde: los moquitos de la nariz generalmente provocan que el bebé estornude, lo cual es la mejor manera y la más natural de mantener limpia la nariz.

¿Debo colocar una canica, un frijol o algodón en la hernia umbilical
No, el colocar cualquier objeto, facilita infecciones y hace que permanezca "abierto" el ombligo de acuerdo al tamaño de la canica, del frijol o de la "bolita" de algodón. (Ver pág. 18).

¿Se puede meter al mar?
Si, el agua y la arena son algunos de los mejores juguetes de los niños; busque un lugar tranquilo sin muchas olas y dele mucho tiempo para que se familiarice con el mar y sólo después Introdúzcalo confortándolo en sus brazos y hablándole para brindarle confianza y seguridad. Si muestra temor; no lo obligue a entrar al mar; permanezca con él en la arena e inténtelo más tarde. (ver "Tu Hijo y los rayos del sol", pág. 294).

¿Las quemaduras del sol son perjudiciales a mi bebé?

Si. Es muy importante que todos los niños sean protegidos con el uso de filtros solares (especialmente aquellos de piel muy blanca, quienes son potencialmente más sensibles a los rayos ultravioleta de la luz solar). Con *Factor de Protección Solar o FPS* 50 es recomendable. Pero recuerde, el mejor protector solar es la sombre, colóquelo debajo de las sombrillas, arboles o aumente la protección con una pequeña gorra o sombrero. (pág. 294).

¿Qué crema puedo emplear en la piel reseca de mi bebé?

Existe una crema, *Oleoderm crema*, que no contiene perfumes, ni sustancias irritantes y que proporciona una buena lubricación y protección a la piel reseca.

Tiene granitos rojos en las mejillas ¿SERÁ ALERGIA?

Los recién nacidos presenta frecuentemente "granitos o ronchitas en la cara", la mayoría son benignas y desaparecen por sí solas a los pocos días. Si los granitos se convierten en placas rojas y secas en las mejillas y la frente que perduran, puede tratarse de una dermatitis atópica. Una de sus características es el intenso picor. Debes córtale las uñas para que no se le infecten las heridas al rascarse y elimina de su aseo los productos con perfume. Es importante que lo revise su Medico tratante, para un diagnostico y tratamientos adecuados.

¿Puedo cargarlo en brazos si llora?

Claro. Sin embargo existe una corriente "educativa" que menciona que es mejor frenar las demandas "excesivas" de los bebés (¿???), cada padre puede elegir la forma en la que quiere educarlos y la relación que desea establecer con sus hijos **Personalmente considero que es peor dejarle llorando solo en su cuna que tomarlo en brazos, al menos, para tratar de saber qué le pasa y qué está demandando.**

El disfrutar a tu bebe, dedicarle tiempo, cargarlo, hablarle, jugar con el; es la mejor forma de establecer una buena relación y permitirle establecer nuevas conexiones neuronales; ver Plasticidad Cerebral (pág. 292) , el Programa de Estimulación temprana (pág. 208) y Tu Hijo y el estrés (pág. 274).

¿Debe hacer popo o evacuar después de cada toma de leche?
En los lactantes que toman pecho la frecuencia de las deposiciones es muy variable. Hay bebés que hacen popo después de cada toma de leche o pecho y hay otros que tardan varios días (de 2 a 3 días) en evacuar (hacer popo). (ver pág. 27).

¿Por qué regurgita después de comer? (ver pág. 59).
Las regurgitaciones son más frecuentes en los bebés que comen muy rápido y que llenan mucho su estómago y que al eructar, expulsan parte de la leche que tomaron. Puede ser útil intentar que eructen a mitad de la toma para que el estómago no se distienda tanto. Si los vómitos afectan a la ganancia de peso, será necesario estudiar al niño para descartar oros problemas.

¿Le pongo el chupón?
El chupón puede dificultar que se agarre bien al pecho, al acostumbrarse a este; debe utilizarse como ultimo recurso en aquellos niños muy irritables, pero es preferible "no acostúmbralos a el"; ya que posteriormente podemos tener problemas por mal posición de las piezas dentales. (ver pág. 278).

¿Cómo debo abrigarle?
Lo adecuado para que no pase ni frío ni calor. Un exceso de abrigo es responsable de muchos casos de temperatura elevada, que se confunde con fiebre, y de sudamina en los recién nacidos.

¿Cada cuánto tiempo hay que medirle y pesarle?
En la consulta Médica; el primer año al mes, a los 2, 3,4, 6, 8, 10 y 12 meses de edad; su Medico valorara el incremento en peso, talla (pág. 312 y 313) y el Perímetro cefálico (tamaño de la cabeza).

¿Cuánto peso debe aumentar cada mes?
No hay una cifra estándar. Depende del patrón de crecimiento de cada niño y del tipo de alimentación. En general, debería ganar unos 750 gramos el primer mes. A medida que vaya creciendo, la ganancia de peso será menor. Revise las graficas de peso y talla en las páginas 312 y 313 .

¿Puede tener problemas para hablar, si le limpio la saliva o la baba de su boquita?.

Esta creencia popular existe desde hace muchos años; pero no tiene ningún fundamento o base científica; por lo que la madre, puede limpiar la "babita" del bebe sin preocuparse. Sin embargo, en aquellos casos en que la "suegra", este convencida de este mito, yo recomiendo a la mama, que no le limpie la "babita" delante de su suegra. Llevar la fiesta en paz; sin pelear, ni discutir, por cosas sin importancia, es muy sano para la armonía familiar. Habrá otras casos, en que si es muy importante, hacer valer su punto de vista, fundamentado y avalado por su Medico.

La famosa "cuarentena": Este habito o costumbre, tenía su justificación hace muchísimos años, en que la morbi - mortalidad materna era muy alta en los siguientes días después del parto, por complicaciones de sangrado, infecciones, etc. Actualmente, no existe justificación para que la madre de mantenga "encerrada a piedra y lodo" sin salir a la calle durante los siguientes 40 días después del nacimiento de su bebe.

Un error frecuente es alimentar al bebe a cada rato.

Es frecuente que la causa de vómitos, regurgitaciones, cólicos, llanto o malestar del bebe sea ocasionada por una "mala técnica de alimentación", que provoca, un gran esfuerzo digestivo, al alimentarlo con intervalos muy pequeños, que no le permiten una buena digestión.

Recordemos que el estomago de su hijo requiere de dos a tres horas para digerir adecuadamente la leche, cuando se alimenta a un bebe cada 30 a 60 minutos, estamos obligándolo a un mayor esfuerzo digestivo, que se traduce en cólicos, regurgitaciones, vómitos y malestar. (ver pág. 129).

Es frecuente, que las malas técnicas de alimentación: que el bebe coma con intervalos no adecuados, que coma demasiado rápido, etc., sean la causa de ese "probable reflujo", y de los vómitos, que tanto preocupan a sus padres.

El tercer mes de vida comienza a levantar mejor su cabeza estando acostado boca abajo, sentado logra controlarla por breves momentos; acostado boca arriba sigue objetos que se desplazan delante de sus ojos de un lado a otro (180 grados), junta sus manos, balbucea, rie, sonríe ante estímulos y también espontáneamente. (ver pág. 218).

CONSEJOS DE SEGURIDAD:

Básicamente recuerde las dos reglas básicas; piense en el BIEN-ESTAR DE SU HIJO, utilizando una combinación de "Buenas Intenciones" y "Sentido Común" y respete su individualidad; piense que "factores de riesgo" , existen en su casa y corríjalos.

CONSEJOS DE NUTRICIÓN:

Es importante enfatizar que la leche materna cubre todos sus requerimientos y además proporciona "defensas" contra las posibles enfermedades a esta edad.

CONSEJOS GENERALES A ESTA EDAD:

Cumpla con su Esquema Nacional de Vacunación; las vacunas del Sector Salud (IMSS; ISSSTE, SSA, etc.); son de excelente calidad y confiabilidad; proteja a su hijo; llévelo a vacunar como está marcado con su Cartilla de Vacunación (pág. 189). También es importante darse "tiempo como pareja", salir a cenar, al cine, no perder el aspecto "romántico y erótico" porque tuvieron un hijo. Recuerde "Hacer el amor genera endorfinas"; que ayudan a mejorar el sistema inmunológico y estado de ánimo

Datos que requieren atención especial a esta edad son:

El bebe no reacciona a ruidos súbitos o no parece escuchar cuando se le habla, no trata de mirar la cara del que le habla, no intenta siquiera vocalizar, no levanta la cabeza cuando se le acuesta boca abajo.

¿Qué puedo usar para los labios resecos y partidos de mi bebé?
Cremas labiales a base de crema de cacao, cremas de vaselina, o la crema **Oleoderm** .

¿Son recomendables los centros de estimulación temprana tipo Gymbore?
Sí. Excelentes estos centros permiten a los padres (sobre todo a los primerizos) familiarizarse con su bebé con mayor seguridad y confianza. Les facilitan la comprensión de los programas de estimulación temprana y del examen de Denver (ver capitulo V: Desarrollo psicomotor, pág. 207).

Trabajo ¿puedo usar un tira leche y guardar mi leche en el refrigerador?
Si usted utiliza un tira leche, deposita la leche en un biberón estéril y lo refrigera, esta leche puede dársela a su bebé dentro de las 24 horas posteriores a su extracción.

¿Cómo evitar que mi bebé presente tos por las noches?
En aquellos casos de tos seca, irritativa, de larga evolución, es útil el empleo de humidificadores o vaporizadores. Y evitar posibles alergenicos como humo cigarro, polvo, humedad, mascotas, frio.
El humificador es un aparato que se coloca en una habitación para evitar la resequedad del aire pulveriza el agua en frío, para mezclarla con el aire, aumentando así la humedad del ambiente de toda la habitación.
Se puede improvisar una tienda para vaporizar, utilizando una sábana alrededor de la cuna: El humificador es más seguro que el vaporizador caliente (riesgo de quemaduras).

¿Dónde puedo comprar sus botes o latas de leche?
Da igual el punto de venta que elijas para adquirirla, (Centros Comerciales, Farmacias, etc.) pero conviene que compres siempre la misma marca de leche a la que esté habituado el bebé y que te asegures de que la lata tiene todos los sellos de seguridad, para evitar darle un producto adulterado, así como revisar la fecha de caducidad de la misma.

¿Cuándo se considera que un bebe sufre estreñimiento?
El estreñimiento es raro en los niños que toman pecho; es más habitual en los que se alimentan con biberón. Si el bebé hace sus deposiciones cada dos o tres días, y además son duras, secas y en bolitas, padece de estreñimiento. Bajo ningún concepto le auto recetes laxantes; es mejor llevarlo al médico para que te prescriba el tratamiento a seguir. Ante una urgencia puedes recurrir a los supositorios de glicerina o al te de ciruela pasa (ver pág. 43,44).

¿Qué hacer en caso de diarrea?
Si sus deposiciones son líquidas y muy frecuentes, debes darle suero oral bajo en sodio disuelto en un poco de agua, en pequeños tragos y en la cantidad que desee. Hay que evitar en el pequeño el ayuno prolongado; por eso debes seguir con la lactancia. Si la diarrea persiste, el pediatra aconsejará la leche con bajo contenido en lactosa o los hidrolizados de proteínas.

¿Cómo evitar que se deshidrate?
Hay que vigilar en el pequeño todo lo que suponga pérdida de líquido: una excesiva sudoración, fiebre alta y continua, vómitos frecuentes y diarrea. Para evitar una deshidratación, debes darle agua, leche o jugos, en general líquidos (poca cantidad pero muy a menudo), y llevarlo a urgencias o con su Médico, para una valoración adecuada. No esperes que se deshidrate para acudir con el médico.

¿Cuándo puedo sacarle de paseo?
Desde que sale del hospital, salvo que haga excesivo calor o frío, o que llueva... Comienza con un paseo de media hora, que puedes ir alargando a medida que pasan los días. Lleva más ropa en el bolso por si el tiempo cambia bruscamente, evita la exposición directa al sol, y ponle crema de alta protección con FPS 50 (ver Tu Hijo y los rayos del sol, pág. 294-296).

A los cuatro meses de edad: Su hijo permanece más tiempo despierto interacciona más con las personas que lo cuidan, reconoce a la madre por la vista y la voz; también manifiesta desagrado ante la falta de sueño, estar mojado o hambre, llora menos y permanece despierto más tiempo. (ver pág. 221).

CONSEJOS DE SEGURIDAD:

1.- Prevenga el riesgo de ingestión de objetos pequeños o de partes pequeñas de sus juguetes.
2.- Evite que trague sustancias peligrosas; guarde todo fuera del alcance de sus hijos como polvos, limpiadores, alfileres, etc.

CONSEJOS DE NUTRICIÓN:

Puede iniciar con su ablactación (inicio nuevos alimentos: pag. 138-142)); si su Medico está de acuerdo. Lo verdaderamente importante es evitar cítricos y alimentos alergenicos (pag. 142); además que la hora de la comida sea agradable; que su hijo relacione este momento en una forma positiva. Continúe con la leche materna y se puede valorar inicio de formulas de acuerdo al aumento de peso y de cada caso en particular.

CONSEJOS GENERALES:

Recordar la importancia de formación de "buenos hábitos"; para dormir comer, jugar, etc.; que los padres participen en la lectura de este libro y el los cuidados del bebe. Disfruten a su hijo, respetando su Individualidad y actuando por su Bien-estar.

Recuerda, la vida está llena de momentos, disfruta cada momento con tus hijos y esposa; llena tu vida de "buenos momentos". Hace muchos años, escuche a un amigo que me dijo: "Casi toda mi fortuna y mi tiempo lo gaste en viajes, libros, vinos, mi familia y diversiones; el resto de mi vida, lo malgaste".

Decía mi abuelo "*Trabaja como si no necesitaras el dinero, ama como si nunca te hubieran lastimado y baila, como si nadie te estuviera viendo*" y agregaba "*Vive hoy como si fueras a morir mañana y aprende como si fueras a vivir eternamente*".

¿Los ruidos y la música fuerte pueden dañar el oído de mi bebé?
Si. Hay suficiente información de que la música muy fuerte puede dañar la audición de un bebé; se recomienda la música suave, que es benéfica y relajante. Se ha demostrado que muchos adolescentes por uso continuo de audífonos, asociado a la música alta, ya presenta daño permanente en su audición.

¿Cómo puedo extraer el moco de la nariz a mi hija?
Puede reblandecerlo aplicando manzanilla y después usar una toalla o papel desechable (no usar cotonetes). Si esto provoca estornudo, mejor. Es la mejor y más fisiológica forma de mantener despejada su naricita.

¿Se puede colocar miel o azúcar en el chupón del bebe, para que lo acepte mejor?
No. Esta costumbre recomendada por algunas abuelitas, además de quitarle el apetito, puede provocarle caries. Además, algunos casos muy raros de botulismo en lactantes se han relacionado con el consumo de miel contaminada.

¿Es verdad que los niños vomitan, porque están engordando?
No, lo que es cierto es que algunos niños devuelven pequeñas porciones de alimento y sin embargo aumentan de peso. A esto es a lo que se llama regurgitaciones del llamado reflujo gastroesofágico "normal" hasta los 6 a 8 meses aproximadamente. Si el niño aumenta bien de peso, no tiene tos, ni llanto excesivo, no hay que preocuparse, ni cambiar la leche, ni dar medicamentos. (ver pág. 59 Reflujo y regurgitaciones).
Por el contrario, el reflujo se vuelve anormal cuando detiene la curva del peso del niño o bien ocasiona sofoca miento, cuadros respiratorios (tos, congestión, etc.), así como también cuando llora excesiva y permanentemente. Esto último es debido a la acidez del jugo gástrico que irrita el esófago y causa dolor. En estas condiciones se impone la Consulta Médica.

En que se diferencian las regurgitaciones del vomito?

A diferencia de las regurgitaciones, en el vómito el alimento es devuelto con fuerza y es abundante. Vómitos ocasionales tampoco tienen importancia, pero cuando son continuos y repercuten rápidamente sobre el peso necesitan Consulta Médica de urgencia. Cuando se inicia entre la segunda y la cuarta semana de vida, especialmente en varoncitos primogénitos hay que sospechar la llamada estenosis hipertrófica de píloro, que requiere cirugía.

Existe un estudio radiológico, que consiste en darle al bebe, un biberón con "una leche especial que sirve como medio de contraste" y que permite observar el paso de esta "leche especial" por el esófago, su paso al estomago, duodeno y si existe algún problema de reflujo o crecimiento del píloro; este estudio, ayuda a valorar mejor a su bebe y a diagnosticar adecuadamente cada caso. Este estudio se llama Serie esófago gastro duodenal.

¿Puedo cocinar las frutas para quitarles el sabor acido?
Si cocinas las frutas, parte de sus vitaminas se pierde durante la cocción. Además, si se acostumbra al sabor de la fruta hervida, luego no la querrá cruda. Muchos niños rechazan la papilla de frutas; es cuestión de paciencia e insistir en las frutas en su estado natural, una vez que la acepta, ocasionalmente la puedes ofrecer hervida.

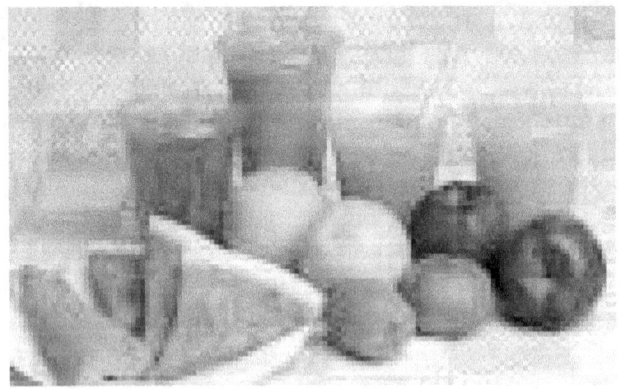

A los cinco meses de edad, se relaciona mejor con los adultos, se ríe cuando se le estimula, se lleva frecuentemente sus manos a la boca; muestra preferencia cuando desea algo, su mirada es más vivaz y balbucea constantemente. Se apoya por momentos en sus piernitas al sostenerlo del tórax (ver pág. 223).

CONSEJOS DE SEGURIDAD:

Evite utilizar aparatos eléctricos con extensiones colgantes, recuerde que el bebé puede 'Jalar todo" manteles, lámparas, etc. al comenzar a ponerse de pie.

La silla alta para su bebé debe tener buena estabilidad y no debe tener filos o bordes puntiagudos y debe contar con un cinturón de seguridad. NO SACUDA, ni zarandee al bebé; puede provocar lesiones severas en su cabecita o columna.

No deje cerca de su hijo bolsas de plástico o globos para evitar riesgo de sofocación o ahogamiento. No viaje en auto con su hijo en brazos, use una silla especial para bebe.

CONSEJOS DE NUTRICIÓN:

Disfrute la hora de la comida con su bebe; NUNCA TRATAR LOS PROBLEMAS ECONOMICOS O FAMILIARES EN LA MESA, NI EN LA CAMA, NI DELANTE DEL BEBE. La mesa y la cama es para disfrutar "Buenos momentos" (de eso está hecha la vida: "Instantes" ver pág. 4).

CONSEJOS GENERALES:

En relación con las vacunas, afortunadamente el Programa Nacional de vacunación, se ha ido modificando en forma progresiva y progresista, abarcando actualmente (abril del 2011) las principales vacunas, que se aplican en casi todos los países del primer mundo. Ver capitulo IV.- Tu Hijo y las vacunas, pág. 187-205).

¿Es normal que mi hijo tenga un soplo en el corazón?
A muchos niños se les encuentra un SOPLO llamado funcional que no es causado por un defecto del corazón. Este soplo puede oírse en algún examen, pero no necesariamente en todos los exámenes físicos; este soplo no tiene ningún significado y no está asociado con enfermedad del corazón y la actividad del niño no debe limitarse; su pediatra le dará más orientación al respecto.

¿A qué edad puedo pasarle a su habitación?
Personalmente recomiendo esperar hasta los cinco o seis meses. A partir de entonces, dejar que los niños duerman solos ha de ser una decisión familiar. No hay problema en que pasen la noche con sus padres varios meses más, si lo creen conveniente. Aunque los padres son los que tienen la ultima palabra.

No fija la mirada, ¿verá bien?
Con frecuencia el recién nacido hace bizcos, debido a una cierta laxitud en los músculos oculares. De los 4 a los 6 meses ya es capaz de mover sus ojos de manera coordinada y de enfocar la mirada. Pero si pasado ese tiempo, el bebé sigue sin alinear sus ojos, hay que consultar con el pediatra porque puede tratarse de un estrabismo causado por un problema de los ojos.

¿Cuándo hay que llevarle al pediatra?
Siempre que los padres noten que algo no va bien y que el bebé no se comporta como es habitual. También si esta decaído, tiene fiebre, tos intensa y/o prolongada, dificultad respiratoria, irritabilidad, vómitos, diarrea o cualquier alteración que los padres sospechen que no es normal.

Y por supuesto, siempre que exista un accidente o una sospecha de intoxicación. Además es importante asistir a la consulta Médica Periódica o Control del niño sano con la frecuencia indicada en la pág. 57 o lo indicado por su Medico.

QUE HACER CUANDO SU HIJO VOMITA.

Yo recomiendo un descanso completo a su estomago por 30 minutos. Posteriormente, si su hijo lo desea, ofrézcale un poco de agua con cuchará o en vaso, pero no más de media onza. Si lo retiene y no vomita, puede darle un poco más, pero no más de una a dos onzas, proporcionándole los líquidos cada 15 a 30 minutos. Es preferible pequeñas cantidades y en forma frecuente, para evitar el vomito; también es conveniente evitar líquidos calientes (atole, te, etc.).

El principal riesgo es la deshidratación; un niño deshidratado presenta:

a.- los ojos secos, sin lágrimas.
b.- La boca seca y sin saliva.
c.- Se encuentra triste y decaído.

Mientras su hijo tenga lagrimas en los ojos, saliva en la boca y se encuentre contento con buen estado general, no tiene por que angustiarse demasiado por los vómitos; pero es indispensable que localice a su Médico, para investigar la causa de estos y recibir atención médica adecuada.

Recuerde que la gran mayoría de los problemas en el bebe, se curan sin medicamentos, con medicamentos y a pesar de los medicamentos; lo importante es la tranquilidad e información adecuada en los padres; para proporcionar todos los cuidados y consejos que su Medico o su Pediatra, le indiquen.

A *los seis meses de edad*, se encuentra mas activo, se apoya mas en sus piernitas cuando lo sostenemos con nuestras manos, controla mejor su cabeza al estar sentado, rueda estando boca abajo (logra voltearse); comienza a tomar dos cubos u objetos con sus manos y pasar de una mano a otra, se vuelve al oír una voz y se resiste al tratar de quitarle un objeto que tiene en sus manos. (ver pág. 225).

CONSEJOS DE SEGURIDAD:

Analice que factores de riesgo, existen en su casa (escaleras, cables, contacto eléctricos, mascotas, etc.) y colóquese "literalmente" a la altura de su bebe; prevenga caídas de la cama o cuna; accidentes durante el baño; al viajar en automóvil, etc.

CONSEJOS DE NUTRICION:

Es importante recordar que este libro expresa mi experiencia personal y sugerencias; es solo una guía; si su Pediatra le aconseja posponer el inicio de nuevos alimentos hasta los 5 o 6 meses de edad; siga las indicaciones de su Medico; lo realmente importante es la forma de hacerlo; que su hijo disfrute la alimentación y evitar alimentos potencialmente alergenicos hasta después del año de edad. (ver pág. 142).

CONSEJOS GENERALES:

De acuerdo a mi experiencia personal, las madres son las que leen esta información; desearía que involucraran a los padres y que juntos disfrutaran el aprender a conocer todos los aspectos de la alimentación, de la estimulación Temprana; que ambos con la hoja del Examen de Denver (jugaran con su hijo).

Datos que requieren atención especial a esta edad son:
No voltea la cabeza cuando alguien le habla, nunca ríe, ni sonríe, no responde a juegos, no está visualmente alerta a los estímulos, no balbucea, no trata de coger o alcanzar un juguete, no intenta mantenerse sentado, al acostarlo boca abajo no arquea la espalda, ni se apoya en brazos, ni levanta la cabeza.

¿Qué le puedo aplicar en sus encías, si tiene mucha comezón o malestar?
Se recomienda ofrecer una mordedera, esta se puede guardar en la parte baja del refrigerador; el frío calmará las molestias. También se pueden aplicar gotas de **Nenedent,** en las encías.

Si la mucosidad o mocos nasales, no lo dejan respirar, ¿OUÉ HAGO?
Debes observar si las mucosidades afectan los dos orificios de la nariz; si es así, puede tratarse de una rinitis. Para facilitar su respiración, aplique unas gotas de suero fisiológico en ambas fosas nasales y retire los moquitos con una perilla de goma, cuidando de hacer esto gentil y suavemente. También debes colocar recipientes de agua junto a los radiadores, porque la calefacción reseca el ambiente. En cambio, si la mucosidad sólo afecta uno de los orificios y la secreción es muy espesa y amari125-185llo verdosa o despide mal olor, podría tener algún cuerpo extraño en la fosa nasal. Llévelo a su pediatra o a su Médico Familiar.

Comentario personal:
Es importante mantener un equilibrio en nuestra vida; dedicarles tiempo a nuestros hijos y a la esposa; disfrutar "los buenos momentos", dejar los problemas del trabajo y del negocio fuera de casa; disfrutar el "aquí y el ahora" con nuestros hijos.

Enseñarlos a reír, disfrutar lo que tienen y a ser felices; yo creo que la Felicidad no es tener TODO LO QUE UNO DESEA, yo considero que la FELICIDAD ES DISFRUTAR TODO LO QUE TIENES.   Recuerda "Tu serás muy dichoso, si enseñas a ser felices a aquellos a los que amas", EN VIDA, HERMANO EN VIDA (pagina 52).

> *A los siete meses de edad*, se caracteriza por una mayor actividad: Toma objetos con sus manos, los pasa de una mano a otra, se sienta apoyándose en sus manos y sin ellas por breves períodos, logra pararse jalándose de los barrotes de la cuna, platica mucho y anticipa acciones (como cosquillas, etc.) . ver pág. 228.

CONSEJOS DE SEGURIDAD:

Retire los objetos peligrosos de las mesas bajas o alacenas (como: clips, canicas, cigarros, monedas, pistaches, objetos de vidrio, etc.) Coloque cubiertas de protección en los contactos o enchufes eléctricos, cuide que si los tomo, no los lleve a su boca. Coloque medicamentos y productos de limpieza en un lugar fuera del alcance de su hijo. Use rejas o protección en las escaleras.

CONSEJOS DE NUTRICIÓN:

En el capítulo III: "Tu Hijo y su Alimentación" (pág 125-185); se explica detalladamente, como va introducir los nuevos alimentos, siempre respetando el gusto y apetito de su hijo; sin obligarlo a comer, ni forzarlo a que se termine, lo que la madre desea. (ver pág. 169).

CONSEJOS GENERALES:

No se recomienda uso de andadera, hasta que el bebé "gatee" perfectamente (pág. 259). No necesita usar zapatos todavía. *Ver el capítulo IV, "Tu Hijo y las vacunas", pág. 187.*

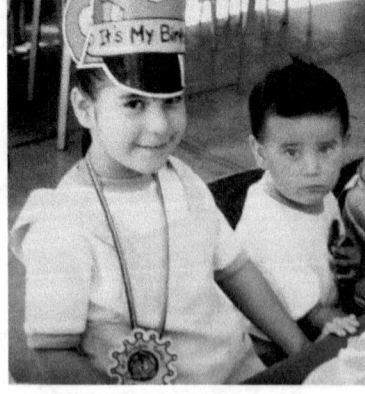

¿Es normal que se le inflamen o aumenten de tamaño los ganglios en el cuello?
Cuando el niño atraviesa una enfermedad o la está incubando, los ganglios se inflaman. Es una respuesta natural del cuerpo, al igual que la fiebre, ante una infección. Si está sano y observas que aumentan de volumen, coméntalo con su Médico o Pediatra.

¿Suspendo las vitaminas del bebe, si tiene fiebre?
Si tu Pediatra considera que pueden interferir con el tratamiento prescrito o no cumplen bien su papel reconstituyente sobre el niño enfermo, las puedes suspender o puedes continuarlas de acuerdo a sus indicaciones

¿Es verdad, que los niños se enferman cuando aparecen o les "brotan" los dientes?
Es una creencia muy difundida popularmente, pero no es cierta. A los niños les empiezan a salir los dientes aproximadamente a los 6 meses y este proceso se prolonga hasta los 2 años y medio, cuando aparece la 20ª. pieza, que es el segundo molar. Este período de dentición que coincide con la época en que más se enferman los niños (diarreas, infecciones de diversas índoles, brotes, etc.), y por eso se le relaciona tan frecuentemente con enfermedad. (Ver pág. 299-303). La dentición forma parte del proceso de crecimiento y desarrollo y no hay razón para que cause ningún daño, como tampoco la causa el hecho de crecer o de que los testículos o las glándulas mamarias aumenten de tamaño. Lo que si puede suceder es que, como las encías provocan malestar, cuando están saliendo los dientes, el niño suele frotárselas con su manita no siempre muy limpia y este puede ser el origen de infecciones intestinales, de la boca o de la garganta causantes de diarrea y fiebre.

¿Cómo le tomo la temperatura?
Puedes tomarla en el recto, la axila, el oído y la boca. Este último lugar no se recomienda en niños pequeños, porque pueden morder el termómetro y romperlo y hacerse lastimarse. Lo más sencillo es el termómetro timpánico, que capta la temperatura en unos segundos.

Ten en cuenta que la temperatura en el recto y la boca es de 37°C, mientras que en la axila, la ingle y el oído es de 36.5°C.

¿Qué hago si tiene fiebre?
Primero debes confirmarlo. Para medir su temperatura es mejor hacerlo por vía rectal. Si la temperatura rectal es de 36.5-37.5 °C, es normal; si llega a 37.8 °C, puede deberse a un ambiente demasiado caluroso o a que está muy abrigado; y si supera los 38 °C, entonces el bebé tiene fiebre. Aligera su ropa y acude al pediatra, sobre todo si tiene menos de tres meses.

El control de la fiebre por medios físicos:

Se considera que cuando la temperatura del bebe es mayor de 38 C, es conveniente iniciar el control por estos medios que son :

1.- Desnudar al niño en un lugar fresco, sin corrientes de aire.

2.- Ofrecerle líquidos: agua, Pedialite, etc.

3.- Aplicar compresas humedad en su pancita y cabecita y cambiarlas en forma frecuente.

4.- Baño con agua tibia, no con agua fría; colocar sus juguetes en la tina y buscar una temperatura del agua solo unos dos grados menor que la de su hijo, una vez que se acostumbra, a esta, se puede agregar en forma muy lenta y gradual, un poco de agua a una menor temperatura.

 Es importante evitar el frio y las corrientes de aire y dejarlo en la tina por 10 a 30 minutos, de acuerdo a como se está controlando la fiebre.   Una vez que la fiebre ha bajado, se saca al niño de la tina, se seca y se coloca sobre la cama cubierto con una sabana delgada, evitando las corrientes de aire y que se enfrié.

Si no cede, dar un antipirético como Ibuprofeno o Paracetamol o el indicado por su Medico.   La mayoría de los medicamentos como, Motrin, Tempra o Tylenol, cuentan con pipetas graduadas en kilogramos de peso o esta indicado en el envase la dosis de acuerdo a la edad de su hijo.

A los ocho meses de edad, se apoya bien en sus piernitas al sostenerlo con nuestras manos, algunos comienzan el gateo, aunque lo hacer hacia atrás (Pag.), pasa mas fácilmente objetos de una mano a otra, imita los sonidos del habla, reconoce a los extraños, juega escondidas y comienza a aplaudir. (ver pág. 230).

CONSEJOS DE SEGURIDAD.

Recuerde piense en el Bien-estar de su hijo, use su sentido común y sus buenas intenciones e investigue a la "altura de su hijo" factores de riesgo; investigue cual es la mejor silla para cuando viaja en automóvil; evite dejarlo solo (aunque solo sea un momento), en la cama, tina o en cualquier otro sitio que con lleve un riesgo.

CONSEJOS DE NUTRICION.

La hora de la comida debe ser agradable (*la mesa y la cama son para disfrutarse*); evite pleitos, "jetas" y mala vibra en estos sitios (ver pág. 76,91 y 123). Combine aquellos alimentos que le agradan mucho con una pequeña porción de los que no le agradan tanto; para que vaya aprendiendo a aceptarlos y a combinar y experimentar nuevos sabores.

CONSEJOS GENERALES.

Cumpla su esquema de vacunas indicado por su Pediatra; dedíquele tiempo de calidad a su hijo; es la mejor forma de establecer "puentes de comunicación", para evitar adicciones en el futuro (alcohol, drogas, etc.).

Disfrute de "buenos momentos", que cuando los hijos se vayan, serán muy buenos recuerdos. Ver pág. 206.

Si no le gusta la leche, ¿QUÉ HAGO?

El niño de 1 a 3 años necesita 500 mg de calcio al día. Si no toma leche pero sí acepta sus derivados y toma yogur, queso, cremas (zanahoria, champiñones, elote, etc.) recibirá el calcio que necesita a diario. Su Pediatra decidirá, si requiere un complemento extra.

¿Por qué no le puedo dar aspirina a mi hijo?

Está contraindicada en niños y adolescentes con síntomas catarrales (infección viral) o varicela, por la posibilidad del síndrome de Reye, una enfermedad muy rara, pero potencialmente mortal.

¿Qué pasa si no lo vacuno?

Corre un gran riesgo. En los primeros meses el bebé tiene las defensas que recibe de la madre, pero después necesita que su organismo sea estimulado para crear anticuerpos. En eso consisten las vacunas: se inyectan fracciones de virus o de bacterias o virus atenuados que no desencadenan la enfermedad, pero sí estimulan al organismo a crear una "memoria" y "defensas" contra esos virus o bacterias; lo que lo protegen de adquirir la enfermedad. Ver Vacunas, pág. 187-205.

Nota :   No es conveniente las "friegas" (o friccionar la piel), con alcohol para bajar la temperatura del bebe en caso de fiebre; porque se ha demostrado que en algunos casos, el alcohol se puede absorber a través de la piel y provocar intoxicaciones, en ocasiones muy graves.

Recuerde, todas las sugerencias y recomendaciones de los vecinos o abuelitas, coméntelas con su Médico, quien le indicara, si son o no convenientes realizarlas.

A los nueve meses de edad; existe mayor actividad y una gran interrelación con los que lo rodean. Se aplaude cuando logra una "hazaña" (pararse, soplar, etc.), juega escondidas, tiene un gran vocabulario (aunque no lo entendemos). Ver pág. 233.

CONSEJOS DE SEGURIDAD:

La mayor movilidad puede causar caídas. Use rejas de seguridad y protección en escaleras y ventanas.

No dé al niño alimentos que puedan aspirarse con facilidad: palomitas de maíz, cacahuates, pedacitos de zanahoria cruda, uvas, pasas, etc. Riesgo de asfixia o ahogamiento.

Guarde los objetos filosos (rastrillos de rasurar, tijeras, cuchillos, etc.) en un lugar seguro. Tenga cuidado con las monedas, pasadores pequeños por el riesgo de que se los trague.

CONSEJOS DE NUTRICIÓN:

Permítale comer con sus manos, es importante que aprenda a experimentar diferentes texturas, sabores y a disfrutar la comida; ofrézcale ocasionalmente alimentos tipo Gerber (pág. 151). Lo importante no es que coma mucho o todo lo que Usted desea, lo verdaderamente importante es que relacione el acto de comer, como una actividad agradable.

CONSEJOS GENERALES A ESTA EDAD:

Los zapatos sólo son necesarios para proteger al bebé de objetos filosos y del frío.

Recordar que es normal que al final del año de edad, disminuya el apetito, no se preocupe mientras mantenga un desarrollo dentro de límites normales.

Insistir en la formación de buenos hábitos y disciplina.

Póngase a la altura del bebé "literalmente" y busque riesgos potenciales en el hogar.

Recordar las vacunas , seguir el Esquema Nacional de vacunación (pág. 189); acudir a todas las Campañas Nacionales y aplicarle los refuerzos que se indiquen..

Casi no duerme en la noche. ¿OUÉ HAGO?

Los trastornos del sueño son frecuentes durante la infancia; unas veces se corrigen pronto y otras tardan en hacerlo. Debes tener paciencia con tu bebé (si él te siente nerviosa, le contagiarás tu intranquilidad y propiciaras el insomnio). Es bueno intentar que tu pequeño siga una rutina previa al sueño y evitar las discusiones, las peleas por la comida o los juegos intensos antes de acostarlo. Ver música de Mozart. (pag. 284).

Como disminuir el riesgo de contaminar los biberones.

Durante la preparación de los biberones, las leches pueden contaminarse con bacterias, por esta razón se requieren ciertos cuidados
Frecuentemente, las madres, preparan el biberón, cada vez que el bebe llora; muchas veces lo hacen casi dormidas en la madrugada o en el lugar en que el bebe, exige con llanto su alimento; esta presión del llanto del bebe, la urgencia de prepáralo rápidamente y el estar abriendo y cerrando varias veces durante el día el bote de leche, puede propiciar su contaminación, yo recomiendo :

Preparar todos los biberones del día al mismo tiempo y guárdalos en el refrigerador. Esto disminuye el riesgo de contaminación por abrir y cerrar la lata de leche en varias ocasiones.   Si va a salir a la calle o por la noche, entibie el biberón correspondiente en baño María o microondas y déjelo listo, para cuando su hijo lo requiera, esto evita la manipulación innecesaria..

Si su hijo no se termina la leche del biberón, no la guarde para la siguiente toma. TIRELA, los restos de leche en contacto con la saliva del bebe, facilitan la contaminación por bacterias.

A los diez meses de edad, camina sosteniéndose en los muebles, se mantiene sentado sin apoyo, se apoya para pararse y en su cuna logra sentarse; golpea dos cubos en sus manos, aplaude, tomo objetos pequeños utilizando el pulgar y el índice, balbucea mucho y juega a las escondidas (la mama se coloca detrás de la puerta y le hable, asomando su cara y volviendo a "esconderse". Ver pág. 235.

CONSEJOS DE SEGURIDAD:

A esta edad, comienza a desplazarse más (ya sea gateando, en andera o apoyándose en los muebles); lo que aumenta el área, donde puede tener accidentes; colóquese a la altura de su hijo y explora "factores de riesgo"

CONSEJOS DE NUTRICION:

Continúe su ablactación respetando su apetito y predilección; disfruten la hora de la comida, sin presiones, ni angustias; permítale comer con sus manos.

CONSEJOS GENERALES:

Continuar su esquema de vacunas; programa de estimulación temprana e insiste en la música Mozart, contacto físico, juegos, estimulación y disfrutar los "Buenos momentos" con su hijo y su familia. *Recuerde la mesa y la cama debe estar llena de "Buenos Momentos";* juegue con su hijo en la cama, disfrútelo.

Nota: Las discusiones con su esposa, en el baño, sin que los hijos de enteren, mas tarde la reconciliación en la cama, donde el ambiente debe ser siempre agradable.

Según el Tao, deben de generar "energía positiva" en la recamara, lugar que debe estar lleno de "buenos momentos", evitar pleitos y discusiones en este lugar.

Algunas noches, yo preparaba una botella de vino tinto, queso de cabra, galletas, uvas y chocolates y llegaba a la recamara y le ofrecía a mi esposa "un vaso de agua y un analgésico"; cuando ella sorprendida me decía "No me duele la cabeza"; inmediatamente "yo volaba" por el vino y las viandas.

PREGUNTAS A LOS DIEZ MESES DE EDAD:

A continuación, de acuerdo a la Medicina Tradicional Mexicana, hay una serie de padecimientos, muy especiales como la Chipilez, el empacho y el mal de ojo, aclarando, que esta información, es solo como cultura general; ya que desde el punto de vista médico, existe una explicación y manejo muy diferente, para estos problemas.

¿Qué es la chipilez?

Enfermedad que se presenta en el niño, como consecuencia de un nuevo embarazo de su madre. Se caracteriza por la aparición de trastornos físicos y emocionales que desaparecen poco después del nacimiento del nuevo hermano, o por medio de diversos tratamientos.

La mayoría de los estudios señalan el embarazo de la madre, como la principal causa de la chipilez.. Algunos creen que el hijo menor enferma por los "celos" que siente hacia el nuevo hermanito que su madre lleva en el vientre, suceso que percibe ante el súbito destete o por la paulatina pérdida de atención y del afecto maternal. Otros opinan que la nueva concepción provoca que la leche materna esté "contaminada", o se "corte" , lo que genera un cambio en su sabor que indica al lactante la preñez de su madre. Algunos creen que la enfermedad sólo se manifiesta cuando el niño que viene es del sexo opuesto al del hijo mayor.

La enfermedad suele acompañarse de importantes cambios de la conducta, el infante se torna agresivo o "enojón", inquieto, hace "berrinches" por cualquier motivo, llora todo el tiempo y sólo desea permanecer en brazos de su mamá o pegado a su falda.

También puede sufrir otros trastornos como diarrea, insomnio, falta de apetito —"melindroso para la comida"—, malestar general, adelgazamiento, palidez y ocasionalmente fiebre.

Los tratamientos utilizados son muy variados: Bañar al niño con la misma agua que al recién nacido, o con agua que contenga hojas de lechuga (?). Existen otros tipos de procedimientos curativos, como los observados en los Altos de Chiapas, en que la madre muerde suavemente al niño, desde la nuca hasta las pompis, procurando depositar un poco de su saliva en cada mordida con la intención de "matar la ponzoña"; enseguida se quita el fondo y lo coloca sobre el cuerpo desnudo del niño.

Algunos, consideran, que no existe un remedio que cure la chipilez; se considera que ésta es una enfermedad pasajera — que no deja de ser preocupante para la madre— la cual desaparece pocas semanas después del nacimiento del hermano. Mi hija, al verme cargar a su hermanito recién nacido en mis brazos, inmediatamente, pedía que yo la cargara a ella , diciendo "cárgame, estoy chipil".

¿Qué es el empacho?

Se cree que en algunos bebes, la excesiva producción de saliva durante la aparición de los primeros dientes se ve acompañada de trastornos gastrointestinales. También es causa de empacho el consumo de la leche que se dejó en biberón durante varias horas y luego se ingiere.

También se cree que el empacho, se produce a consecuencia de sustos y corajes (que presenta la madre), cuando esta amantando y los "derrames de bilis" desencadenados por fuertes e intensas experiencias emotivas relacionadas con los corajes, muinas e incluso, penas y tristezas.

El empacho, que para la medicina no existe como tal, consta de síntomas como vómitos, diarrea o falta de apetito, generalmente ocasionado por "algo que cayó mal". Con mucha frecuencia en los pueblos, aunque con gran presencia también en la ciudad, siempre hay alguien que sabe como curarlo, por lo general una señora mayor.

Las formas de curarlo son tres: la cinta, la tirada de cuerito y la cura a palabra. La primera consiste en una cinta, generalmente un centímetro de costura, que se extiende desde el codo a la punta de los dedos tres veces consecutivas, mientras que quien está haciendo la curación dice palabras ininteligibles. La medida de la cinta va cambiando y esto indica que el empacho se está curando. Depende del grado del empacho pero quien esta curando puede bostezar o tener eructos.

La tirada del cuerito consiste en que el afectado por el empacho se coloca boca abajo sobre una camilla y quien lo va a curar toma la piel de la espalda y comienza a estirarla hasta que se siente un ruido que informa que fue separado del otro "cuerito", lo que da fin al empacho.

La curación por medio de la palabra consta solamente de dar el nombre completo del empachado al curandero y por medio de la oración lo sanará. Otro método menos conocido es el de colocar una hoja de acelga con unto sin sal sobre el estómago todo el tiempo posible y cortarla la mañana siguiente.

¿Qué es el mal de ojo?

Se cree que una persona de "mirada fuerte" o con "fuerte energía", al ver a un niño de "sangre dulce", provoca una asimilación de energía dañina trasmitida por el adulto, ya sea voluntaria o involuntariamente.

Puede ocurrir que el adulto desconozca su propio poder y lo más seguro es no sea consciente del efecto en el niño.
En los niños se manifiesta como, Llanto continuo (sin haber causa aparente alguna), falta de apetito e insomnio (se suelen despertar por la noche) y malestar constante.

El tratamiento es muy variable y existe unas medidas preventivas contra el "mal de ojo" y otras medidas curativas. Que van desde las famosas "limpias", colocar "una pulsera con un ojo de venado", una pulsera con un hilo rojo en el tobillo, etc., etc.
I

A los once meses de edad, es un gran torbellino, gatea por toda la casa, entiende "no", "adiós"; responde a preguntas como: ¿dónde esta mamá?; identifica objetos familiares, responde a su nombre, se alimenta con sus manos, se sienta solo, etc. Ver pág. 237.

CONSEJOS DE SEGURIDAD:

La mayor parte de los accidentes ocurren en la cocina, evite que entre o se acerque.

Pruebe siempre la temperatura del agua de su tina antes de meterlo a ella.

Acompañe al niño siempre que esté en el agua: alberca, chapoteadero, etc., aunque tenga flotadores.

Revisar toda su casa colocándose a la altura del niño y observar objetos que pueda jalar, llevarse a la boca, etc.

CONSEJOS DE NUTRICIÓN:

Entrenar en el uso de cuchara (que coma solo).

Integrarlo al horario familiar; que inicie pequeñas "probaditas" de algunos alimentos de la dieta familiar, como cremas (zanahoria, elote, etc.); sopas (verduras, papas, etc.); así como algunas pastas (arroz, espagueti, etc.); para que vaya relacionándose y aceptando el sazón familiar.

CONSEJOS GENERALES:

Yo sugiero realizar los siguientes análisis de laboratorio: coproparasitoscópico (3 muestras) y examen general de orina, a todos los niños, por lo menos una vez antes de cumplir el primer año de edad (de acuerdo a su Pediatra). Aceptar la disminución de su apetito y no obligarlo a comer, todo lo que los padres decidan.

Exagere las medidas de seguridad.

Estimularlo a comer por sí solo.

¿Puedo bañar a mi hijo cuando tiene gripe?

El niño con infección respiratoria aguda no grave, ni complicada, se puede bañar. El baño es una medida higiénica que no debe suspenderse cuando el tiene un cuadro gripal leve, conviene mantener limpia la piel, para permitir la sudación y evitar problemas de la piel (ronchitas en la piel por el calor y el sudor) que puedan aún poner más molesto al niño.

Por supuesto, el agua debe estar tibia y el baño tiene que ser corto (no necesariamente con jabón), para que no alcance a causar escalofríos. Una vez fuera del agua, hay que sacarlo rápido y vestirlo con ropa ligera y holgada. Observe como su hijo se siente mejor, después del baño.

¿Qué hacer en caso de catarro de repetición o tos crónica?.

En estos niños, es conveniente:

1.- Evitar el humo del cigarro.
2.- Evitar el contacto con mascotas: perros, gatos, etc.
3.- Eliminar las alfombras en la recámara del niño.
4.- Utilizar la aspiradora y la escoba cuando los niños no estén, para disminuir la inhalación de polvo.
5.- Ventilar adecuadamente la casa.
6.- Evitar muñecos y animales de peluche.
7.- Guardar toda la ropa en los closets con las puertas cerradas y además la ropa de lana dentro de bolsas de plástico.
8.- Libros y libreros guardan el polvo. Límpielos perfectamente cuando el niño no esté presente.
9.- Persianas (guardan el polvo).
10.- Evitar Almohadas muy acolchonadas o de ganso.

En aquellos niños, que persistan cuadros muy frecuentes a pesar de estas recomendaciones, su Medico valorara posibilidad de causa alérgica y / o interconsulta con el alergólogo.

Al año de edad; inicia los "solitos"; comienza a agacharse y levantarse de la posición de sentada con un leve apoyo, usa muy bien el pulgar y el índice para tomar objetos pequeños; dice mama y papa en forma específica; recibe y regresa la pelota "aprende a interactuar", indica lo que desea sin llorar y comienza beber en taza entrenadora. Ver pág. 240.

CONSEJOS DE SEGURIDAD:

Las posibilidades de accidentes aumentan a esta edad, debido, a la mayor facilidad de desplazamiento que presenta, además de curiosidad natural a jalar y tomar todos los objetos que están a su alcance, además de introducirse a la nariz, boca u oídos objetos pequeños que encuentra (botones, papel, etc.).

CONSEJOS DE NUTRICION:

El cambio del biberón a la taza entrenador, se asocia generalmente con una disminución del numero de onzas que ingiere; además a esta edad, habitualmente disminuye su apetito, en comparación con meses anteriores. Lo importante a esta edad, es que su Medico lo valore y decida si requiere algún complemento nutricional o vitamínico.

CONSEJOS GENERALES:

Disfrute las nuevas habilidades de su hijo, abrácelo, dígale que lo quiere, acarícielo; ve el examen de Denver y estimúlelo a realizar las actividades señaladas. Tenga paciencia y dese un tiempo con su esposo, para salir al cine, a cenar y conservar "activa" su relación de pareja.

Datos que requieren atención especial a esta edad son:

No imita los sonidos del lenguaje, no responde a juegos infantiles sencillos como escondidas, estirarse para atrapar algo, etc., no dice palabras como "mama", "papa", "adiós", no trata de sentarse erecto y no intenta pararse.

Desde que asiste a la Guardería o al CENDI, se enferma mas frecuentemente. ¿ES NORMAL?

El contacto y cercanía con otros niños lo hace más propenso al contagio. Es frecuente que en el primer año de guardería, por la cantidad de virus circulantes en el ambiente, se resfríe, sufra de gripes, de infecciones de la garganta, de infección de los ojitos, de diarrea, etc.

Es frecuente que los niños lleguen a tener 5 a 10 cuadros de catarro, tos e infección de vías respiratorias durante el primer año en la Guardería o CENDIS; su Pediatra valorara si requiere estudios de laboratorio o tratamiento específico

Pero no debes de angustiarte demasiado: a medida que crezca tu hijo, su sistema de defensas (sistema inmunitario) se hará más resistente frente a las enfermedades más comunes. Es conveniente que después de salir de una enfermedad lo dejes cuatro o cinco días en casa para que se recupere mejor y regrese sin malestares y no recaiga rápidamente.

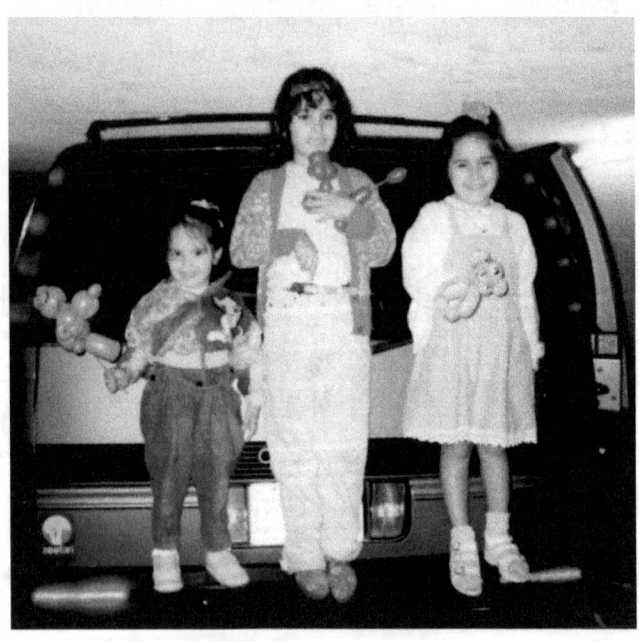

A los 15 meses de edad; hay una gran independencia. El niño camina solo, explora, bebe de una taza, se alimenta sólo, (usando sus manos); garabatea, tiene un vocabulario de tres a seis palabras (además de "papá" y "mamá") , indica lo que quiere señalando, jalando o gruñendo abraza y muestra su estado de ánimo fácilmente.   Ver pág. 242.

CONSEJOS DE SEGURIDAD:

NUNCA deje al niño solo en la alberca o tina aunque sepa nadar. A esta edad, el niño no mide el peligro. Vigílelo constantemente.
Vigile al niño en la cocina, voltee las agarraderas de ollas y sartenes hacia atrás de la estufa. No coloque ollas u objeto con líquidos calientes sobre manteles que el niño puede jalar.
Evite lesiones eléctricas por extensiones y contactos. Utilice protectores en los contactos.

CONSEJOS DE NUTRICIÓN:

Recuerde la hora de la comida debe ser agradable; toda la familia debe dejar sus problemas y "jetas" fuera; este momento es para convivir gratamente; ponga música, cante, cuente cosas positivas, abrace a su esposa e hijos y disfrute este momento; sin importar cuánto come su hijo. Permítale comer con sus manos; aunque gran parte de la comida quede en su babero, cabello o mejillas.
Intégrelo a la dieta familiar; ofreciéndole "probaditas" de lo que comen cuando salen fuera (pizza, quesadillas, torta..., etc.).
No dar refrescos (ver pág. ni golosinas hasta después de los tres años de edad; motivarlo a tomar agua sola o de frutas.
Motivarlo a dejar el biberón e integrarse a la dieta familiar.

CONSEJOS GENERALES:
Aplicar las vacunas de acuerdo a la Cartilla Nacional: después del año es importante la vacuna contra varicela y Hepatitis A; que todavía no están en la Cartilla nacional de vacunas; pero su Pediatra la podrá aplicar.
Motivarlo a quitarse la ropa por si solo. Insistir en el cepillado de dientes. (Pág. 299-303).
Estimular juegos de destreza y coordinación. Recuerde lo importante es el tiempo que pasamos y disfrutamos con nuestros hijos "La vida está formada de buenos momentos".

La longitud y grosor del pene.

A veces los padres se preocupan , sobre el tamaño del pene de su hijo es normal (longitud, grosor.)

Ha sido medido el tamaño del pene de prematuros, lactantes a términos y niños en todas sus etapas de desarrollo. La longitud del pene se determino midiendo desde la sínfisis del pubis hasta el extremo del glande; así se coloco el extremo de una regla recta contra la sínfisis, luego se aplico tracción a lo largo de la longitud del miembro, hasta el punto de aumento de resistencia.

El diámetro se determino pasando el pene por un agujero calibrado en milímetros. El diámetro menor por el que paso el miembro viril con facilidad, se considero el grosor.

Las graficas derivadas de este estudio se publicaron en la Revista A. J. Dis. Child. y en varios libros de Pediatría; su Medico, le explicara, si Usted tiene alguna duda.

¿Hasta qué edad se deben esterilizar las mamilas?
Es recomendable hasta después del primer año de vida y siempre hervir el agua que toma el bebé durante 20 a 25 minutos. O tomar agua embotellada (Los Angeles, Alpura, Nestle, etc.)

¿Puedo darle a esta edad leche en taza a mi hijo?
Si. Es más fácil eliminar así los biberones; y más tarde tendrá menos posibilidad de desarrollar caries por el uso prolongado del biberón. Sugiero tazas de plástico con doble asa.

¿Puede dormir mi hijo con sus juguetes?
SI, excepto aquellos muy pequeños, por el riesgo de que se los trague.

Agudeza visual de niños normales:

Al nacer la agudeza visual es más débil, que en cualquier otra etapa de la vida; mejora gradualmente a los límites de 20/20 a la edad de 5 años aproximadamente. Se recomienda la consulta con el oftalmólogo a todos los niños entre los 2 y 6 años de edad.

La tabla siguiente, indica la agudeza visual promedio esperada en niños de edad preescolar. No debe interpretarse una agudeza de 5/200 como que el recién nacido es "prácticamente ciego".

EDAD.	AGUDEZA PROMEDIO NO CORREGIDA.
Recién nacido	5/200
1 año.	20/200
2 años.	40/40
3 años.	20/30
4 años.	20/25
5 años.	20/20

Referencia: McCrary,J.A.: J.A.M.A. , 408:1195, 2009.

¿Es normal que mi hijo parezca "charrito" al caminar?
Generalmente cuando un bebe pequeño se para y comienza a caminar, puede apreciarse discreto arqueamiento en las piernitas, esto gradualmente se irá corrigiendo para mejorar a los 18 meses de edad aproximadamente, pero su pediatra lo revisará y le dirá si se requiere algún tratamiento.

¿Puede caminar descalzo el niño?
Sí. Si el clima y las condiciones del piso lo permiten, es bueno estimular el contacto del pie con el pasto, alfombra, etc. O puede caminar con calcetines, si así lo prefiere.

¿Cuándo debo de dejar la leche en biberón e iniciar el vaso entrenador?
Conviene retirárselo a partir del año, cuando el niño comienza a masticar y desaparece el reflejo de succión. Si se alarga mucho su uso, puede provocar defectos en la mordida, deformación del paladar y alteraciones en la alineación de los dientes, lo que le traería problemas.

Al año y medio de edad, muchos niños juegan con los padres (escondidas, encantados, con la pelota, etc.), exigen atención, aceptan limites y disciplina y continuamente sorprenden a los padres con nuevos comportamientos, destrezas y muestras de cariño. Expresan una gran variedad de comportamientos sociales y sentimientos como: cariño, protesta, enojo, tristeza, confusión, ansiedad, curiosidad, etc. Camina con rapidez, voltea de una en una las páginas de un libro, puede combinar frases de dos palabras (dame agua o no mamá) puede usar un teléfono de juguete en forma correcta. Ver pág. 244.

CONSEJOS DE SEGURIDAD:

No deje que su hijo corra o juegue con la comida en la boca. Evite alimentos que no se mastiquen fácilmente y con riesgo de que se traguen: nueces, palomitas de maíz, chicle, etc.

Enséñele los peligros del fuego, automóviles, caídas de lugares altos, etc. Revise nuevas áreas de observación y curiosidad; colóquese a la "nueva altura de su hijo". Lleve al niño de la mano por el lado de adentro de la acera, junto a la pared.
Revise la seguridad de escaleras y ventanas, coloque protección. Use siempre el asiento de seguridad en el auto.   No deje sillas donde el niño pueda subir a un lugar peligroso. Exagere los cuidados en la cocina.

Evite la palabra "PELIGRO", explíquele que una actitud "INTELIGENTE" de su parte, valora consecuencias; enséñele a cuidarse a sí mismo, a prever los resultados de sus acciones.

CONSEJOS DE NUTRICIÓN:

Fomentar la variedad durante las comidas. Enseñarlo a "probar de todo"; respetando su predilección y no obligándolo a comer. Aceptando la disminución normal del apetito a esta edad. Evitando alimentos chatarra: ricos en azúcar y pobres en nutrientes. Ver pág. 180,181.

Recuerde dos buenos consejos: Respete su individualidad y actué buscando su Bien-estar (combinando el sentido común y sus buenas intenciones.).

Evite refrescos y golosinas, solo logran aumentar niveles de azúcar en la sangre y quitar el apetito. Evite el chile o alimentos muy condimentados. No dar ostiones, fresa y no dar cerveza, ni bebidas alcohólicas. Integrarlo a la dieta familiar gradualmente.

CONSEJOS GENERALES:

Hablarle al bebé "correctamente" y no imitando los balbuceos del bebe.
Ambos padres deben analizar la disciplina (enseñar reglas y límites) y el castigo. Estimular el masaje, la compañía y los juegos.   Estimularlo a ser independiente y poder separarse de los padres (con abuelos, etc.) durante períodos más o menos largos, por ejemplo un fin de semana.

Insistir en hábitos de sueño, disciplina, etc. Estimular juegos con otros niños (sociabilización).

Poco antes de los 2 años, el niño patea bien la pelota, la toma con sus manos y la arroja arriba de su cabeza, hace garabatos, logra apilar un cubo arriba de otro, vacía un objeto pequeño de un frasco y lo mete nuevamente, usa la cuchara para comer, tirando un poco.

Datos que requieren atención especial a esta edad son:

No comienza a comer con cuchara, no imita los sonidos del lenguaje, ni vocaliza, no se mueve para explorar, no ofrece contacto visual, no gatea espontáneamente para alcanzar los objetos, se muestra indiferente al medio.

Mi hijo se cayó y se golpeó la cabeza, el pediatra solicitó una radiografía ¿la radiación es peligrosa?
No. Actualmente la radiación a la que se somete un niño para un estudio es mínima y no representa un riesgo real, aunque posteriormente requiera otros de radio- diagnóstico.

¿Es normal que mi hijo tenga unas pequeñas "bolitas" como municiones detrás de las orejas?
Si. Los "ganglios linfáticos", cuando son móviles, de bordes bien definidos y no se hayan adheridas a planos profundos son normales y no deben operarse ni provocar preocupación o angustia en los padres; se tocan fácilmente en región inguinal, axilas y cuello.

¿Cuándo se debe operar las amígdalas?
Actualmente poco se operan las amígdalas. Sin embargo, cuando presentan inflamación importante y crónica, es decir, que su tamaño impida respirar al niño con facilidad, cuando frecuentemente presenta placas de pus que no responden a los antibióticos o cuando el niño sufre más de cinco o seis crisis severas de amigdalitis en un solo año.

¿Mi hijo se "priva" cuando llora, es normal?

El espasmo del sollozo o apnea por llanto, es la suspensión de la respiración en niños de "carácter fuerte", cuando estallan en llanto porque no se les permite que" hagan su voluntad". Son más comunes en los niños que empiezan a caminar alrededor del año de edad, y que poseen una inteligencia arriba de lo normal, que pueden "manipular" fácilmente a los padres.
El pequeño se enoja cuando no se le complace, grita o llora, retiene la respiración y se pone moradito (o pálido). La crisis termina, por lo común en ese momento pero algunas veces se presenta la pérdida de la conciencia, (el bebé se desmaya). No requiere tratamiento médico. Algunas madres, le soplan en la cara, le dan una pequeña nalgada, para ayudarlo a reaccionar. La situación es generalmente aparatosa pero es indispensable la valoración del pediatra para confirmar el diagnóstico.

A los 2 años de edad; Los padres suelen estar contentos con las nuevas habilidades y logros de su hijo, se sienten más seguros y tranquilos y muestran una actitud positiva hacia su hijo. El niño juega, platica, se relaciona con sus padres, demuestra amor, cariño, placer, enojo, etc. ver pág. 246.

CONSEJOS DE SEGURIDAD.

A esta edad, se le conoce como "los terribles dos", es como un pequeño adolescente, que pelea por lo que quiere, siempre esta moviéndose, a veces es agresivo, otras veces es distraído, carece de juicio, a veces es egoísta y no comparte sus juguetes o propiedades, reta a la autoridad paterna. Todo esto nos obliga a estar muy al pendiente de caídas, golpes en la cabeza, evitar riesgos en la cocina (el lugar de más accidentes dentro del hogar); por lo que los padres, deben, investigar, colocándose a la altura del niño y evitar factores de riesgo.

CONSEJOS DE NUTRICIÓN:

A esta edad, presenta un apetito muy variable, a veces come muy bien y casi de todo; pero puede pasar por semanas o meses de preferir solo uno o dos alimentos, rechazando todos los demás. Lo importante es la valoración por su Medico y el aumento en peso y talla que mantenga y no cuanto come. Permítale elegir y combinar algunos alimentos; que participe en su alimentación.

CONSEJOS GENERALES:

Recomiendo, en estos "terribles dos años"; que recuerde, que solo tendrá 2 años una vez en su vida y Usted debe seguir tres sencillos consejos:

Paciencia, paciencia y paciencia.

> ### Datos que requieren atención especial a esta edad son:
>
> No nombra los objetos familiares, ni emplea frases de dos o tres palabras, no se entera, ni parece enterarse de la presencia de animales, coches, camiones u otras personas, No juega con cochecitos o juguetes de plástico, no corre, se sube a los sillones o explora su entorno, evita sostener la mirada con los demás, no sube, ni baja escaleras, dedica tiempo a mecer la cabeza o se golpea la cabeza con la pared o la cama.

Comprensión:

La comprensión sigue una secuencia ordenada. La falta de comprensión puede ser resultado de dificultades en la audición o trastornos del sistema nervioso central. La siguiente lista, muestra una serie de preguntas y las edades en que debe ser respondidas adecuadamente.

	EJEMPLO.	EDAD PROMEDIO.
1.- SI / NO.	¿Es este tu pantalón?.	2.0 años.
2.- QUE.	.... es eso?.	2.6 años.
QUE-HACER	¿Qué estás haciendo?	2.6 años.
DONDE	.... está tu pelota?	2.6 años.
3.- DE QUIEN.	.... es este libro?	3.0 años.
QUIEN	.... compro esto?.	3.0 años.
POR QUE	.... te caíste?.	3.0 años.
CUANTOS.	........Cubos hay aquí	3.0 años.
4.- COMO.	¿Cómo se abre esta caja?.	3.6 años.
5.- CUANTO	¿Cuántas paletas quedan?.	3.6 años.
CUANTO TIEMPO.	¿Estuviste fuera?.	4.0 años.
6.- HASTA DONDE.	......caminaste?	4.6 años.
7.- CADA CUANDO	..........la ves?	5.0 años.
8.- CUANDO	................viene tu abuelita?	5.6 años.

¿Si le doy alimentos con semillas, se taparan sus intestinos?

Algunas madres y abuelitas evitan darle guayaba, pepinos, melón, sandia, etc., etc.; por el riesgo de que se coma alguna semilla y se "pegue en sus intestinos". Algunas madres, eliminan las semillas del pepino, guayaba y uvas; lo puede hacer; sin embargo, las semillas de estos alimentos serán expulsadas sin problemas con las evacuaciones.

Personalmente, siempre comí las uvas sin semillas hasta que me case (mi mama le quitaba la semillas), ahora que soy viudo, compro las uvas sin semillas.

¿Si se pasa un chicle, se pega en su estomago?.

Desde 1973 (casi cuarenta años), en que ingrese a la UNAM, no conozco a ningún Cirujano o Gastroenterólogo, que me haya informado que un niño, se tapo sus intestinos o encontró chicles pegados a la mucosa intestinal; he visto muchísimas cirugías y nunca he visto chicles adheridos a la mucosa intestinal. Por lo tanto, no se preocupe de eso, pero lo mejor, es no fomentar el habito de mascar el chicle.

Tu Hijo y los mosquitos o insectos.

El *Listerine* (enjuague bucal); está compuesto de agua, alcohol y aceite de eucalipto; este último, tiene buen efecto como repelente de insectos y mosquitos; se puede utilizar tanto en forma de spray, aplicándolo sobre la ropa y piel del bebe o impregnando los lugares circundantes a su cuna.

También se puede rociar directamente la madera de las puertas y sobre el marco de las puertas, las ventanas y hasta dentro de la casa para repeler a los mosquitos. Es muy económico, usted puede vaciar el enjuague bucal en un frasco con atomizador y proteger a su bebe cuando salga al jardín o en aquellos lugares en que exista riesgo de picaduras por mosquitos.

A los 2 ½ años de edad, logra sostener el equilibrio un segundo apoyándose en un solo pie, salta en un solo lugar, imita líneas verticales (palitos), combina dos palabras diferentes, usa plurales, se lava y seca las manos, es más independiente, participa en juegos interactivos : escondidas, "encantados", "las traes",etc. Ver pág. 246.

CONSEJOS DE SEGURIDAD:

Guarde bajo llave sustancias tóxicas y medicamentos. Use asientos especiales para automóvil. Evite quemaduras, viigilelo sobre todo en la cocina. Cierre la llave de gas cuando salga.

CONSEJOS DE NUTRICIÓN:

Personalmente, recomiendo evitar refrescos y golosinas; hasta después de los tres años de edad. Ver pág. 307.
Integrelo a la dieta familiar y que coma solo.

CONSEJOS GENERALES:

Entre los 2 y 3 años, los niños tienen un "carácter muy fuerte", necesitan expresar su independencia de los padres, tienen "una pequeña adolescencia" en la que a veces, ni ellos mismos se soportan. En este periodo es necesario, seguir tres consejos: Paciencia, paciencia y paciencia. Recuerde que es "transitorio" (Gracias a Dios).

Acudir a todas las campañas de vacunación a nivel nacional y aplicar refuerzos en todas las campañas Nacionales.
Estimularlo a ser independiente, dormir en casa de abuelos. Ir a desayunar o comer con otros parientes.
Los padres deben darse tiempo para estar juntos.

Recuerden: la vida esta formada solo de momentos (pág 4).

Trabaja como si no necesitaras el dinero, ama como si nunca te hubieran herido, y baila como si nadie te estuviera viendo.

¿Mi bebe tiene los pies planos?
Casi todos los bebés parece que tienen los pies planos porque el arco aún no está formado. Antes de los 2 o 3 años no se puede valorar adecuadamente. Algunos pediatras recomiendan estimular al niño a caminar , descalzo sobre la arena o de puntillas para fortificar el puente plantar.

¿A que edad hay que revisarle la vista?
En los niños con antecedentes de problemas oculares (padres con miopía, etc.), los prematuros y los que porten defectos cromosómicos, hay que revisársela al nacer y a los 7 y 18 meses. Para el resto de los niños, además de la revisión del nacimiento y los chequeos periódicos que realiza su medico, se recomienda que acudan al oftalmólogo a los 2 y 6 años de edad

¿Por qué presenta frecuentemente dolor e infección de los oídos?
En los bebés, la nariz, la garganta y los oídos están muy cerca y es muy fácil que los gérmenes que provocan un catarro pasen al oído. La inflamación del oído es muy dolorosa; el bebé llora, se lleva las manos a las orejas, puede tener fiebre, vómitos y diarrea. Si le aprietas detrás de la oreja, se quejará. Es indispensable la valoración por su Medico.

¿Hay algún medicamento para estimular el apetito?
Existen los estimulantes del apetito, pero deben administrarse siempre bajo prescripción médica. Aunque algunos pediatras no son partidarios de recetarlos, se recurre a ellos cuando, tras una enfermedad, el niño se niega a comer durante mucho tiempo y pierde bastante peso.
De todas formas, la mayoría de los problemas de inapetencia tienen su origen en una mala educación alimentaria. El niño que aprende durante el primer año de su vida, a comer con sus manos, a disfrutar la comida, a probar diferentes sabores, consistencias y coloridos de sus alimentos y ya después se le enseña a usar la cuchara. Disfruta el comer, como una experiencia agradable, sin presiones, tensión, ni preocupaciones.

¿A mi hijo le duelen las piernitas, es normal?.

Es motivo frecuente de consulta, el dolor en las piernas en los niños, generalmente es durante la tarde o noche y se presenta en niños entre los 2 ½ y los 10 años de edad sin que exista inflamación de las articulaciones (cadera, rodillas o tobillos).

Estos dolores, no se acompañan de fiebre, ni inflamación de las articulaciones, ni pérdida de peso. Puede aparecer el dolor en diferentes partes de las piernas, generalmente aparecen abajo de la rodilla o ligeramente arriba del tobillo. Es debido a una actividad muscular después de un día activo y al crecimiento del hueso. Pueden doler ambas piernas o ambos pies.

Es indispensable la valoración de su pediatra si el dolor se acompaña de inflamación de las articulaciones, si los dolores son agudos o si persisten durante el día.

La aplicación de compresas calientes o calor local mediante masaje o fricción calma el dolor. El pronóstico de esta condición es excelente y no es necesario restringir la actividad física.

¿Qué debo hacer cuando mi hija hace "berrinche" si no le compro lo que quiere?

Hable claramente con ella. Y explíquele que no va a obtener lo que quiere mediante los berrinches. Cuando ella desee algo, se lo debe solicitar sin gritos ni llantos; y si está en sus posibilidades y usted decide comprarlo, lo hará; PERO NUNCA porque hizo un berrinche y CUMPLA SIEMPRE ESTA REGLA. Gradualmente su hija entenderá (aunque este lapso puede ser arduo y molesto) y a la larga le servirá para conocer mejor sus límites. (Ver pág. 261).

¿Puede viajar mi hijo en avión?

Sí, pero es conveniente que antes de despegar y aterrizar, se les dé a comer algo (o que mastiquen chicle) para evitar dolor de oídos; así como realizar una limpieza nasal previa al vuelo.

A los 3 años de edad: Por lo común, a esta edad, los niños han alcanzado un desarrollo emocional en el cual sienten que sus padres son personas maravillosas y desean ser como ellos. Juegan a trabajar, a rasurarse, atender la casa, a cuidar niños, etc. Ver pág. 248.

CONSEJOS DE SEGURIDAD:

Debe utilizar sillones especiales para su hijo cuando viaja en automóvil, puede utilizar el cinturón de seguridad de su auto cuando su hijo tenga más de 5 años de edad o pese más de 18 kilos. Nunca lo lleve en sus brazos mientras usted conduce.

Guarde cuchillos, tijeras, etc. Póngalos fuera del' alcance de su hijo. Enséñele a no seguir pelotas a la calle. Si tiene armas en casa, guárdelas SIEMPRE bajo llave y no cargadas y dentro de sus fundas.

CONSEJOS DE NUTRICIÓN:

Predicar con el ejemplo la "buena alimentación", los buenos modales, la honestidad, los "valores"; recuerde no le diga a su hijo: "*Quiero que hagas lo que yo te ordeno; NO lo que yo hago*". El niño aprende con su ejemplo.

Evitar comprarle "comida chatarra", porque tengan premio o juguete dentro de la bolsa. Enséñele lo absurdo de los anuncios publicitarios y lo falso de mucha de esa información. Revise que ningún alimento que ingiera tenga aspartame (ver pág. 182).

CONSEJOS GENERALES:

Los niños no comprenden los comentarios en broma y no siempre pueden asegurar cuando el padre está bromeando.
Nunca amenace a su hijo con dejarlo o abandonarlo.
Nunca le llame la atención, lo degrade, insulte delante de otros niños o de otras personas; exprese todos los elogios en público y las críticas en privado. Recuerde, que en los regaños o críticas conservar la calma y el respeto a su hijo; critique solo la acción no adecuada que su hijo realizo, no a su hijo como persona.

> **_Datos que requieren atención especial a los 3 años son:_**
>
> Casi no habla, no juega con otros niños, ni con los adultos, no participa en juegos interactivos, no obedece órdenes sencillas, permanece "aislado" de los demás, se golpea la cabeza o la mueve constantemente.

A esta edad es necesario predicar con el ejemplo; enseñarle a decir la verdad. Cuando los padres, le piden al niño, que diga mentiras: "Di que no estoy", "Di que acabo de salir", etc. El niño aprende a que sus padres mienten. No es posible educar al niño con la orden de:

> **"Haz lo que yo te ordeno; no lo que yo hago".**
>
> Recuerde, el niño aprende lo que ve en su casa; por lo que es necesario ser honestos, decir la verdad, reconocer ante nuestros hijos, cuando nos equivocamos; esta actitud permite a los niños una sana relación con los padres.

Los niños aprenden a mentir, cuando tienen miedo a decir la verdad, a la consecuencia, al castigo. Es por eso que resulta frecuente el: "Yo no lo hice", "No sé quien fue", etc. Sin embargo, si alentamos a nuestros hijos a no temernos, a confiar en nosotros, si los felicitamos por el valor y la honestidad de decir la verdad; estamos cimentando las bases de una relación honesta y sana en el futuro.

Esto, creo yo, es una de las bases para evitar adicciones futuras; que junto con una "Buena autoestima", el buscar su "Bien-estar" combinando nuestro "Sentido común con nuestras Buenas Intenciones" y respetando su Individualidad; podemos esperar una adolescencia sana.

Se menciona que "La mitad de todos los delitos que se cometen, son perpetrados por menores de 18 años".

Coge la sonaja y muchos objetos con la mano izquierda. ¿ES ZURDO?
Hasta los 3 ó 4 años no se define la lateralidad. Los bebés de menos de un año usan las dos manos indistintamente y esto confunde a las madres, que piensan que el niño puede ser zurdo.

¿A que edad se puede dar leche entera de vaca, como Alpura, Lala, Boreal, etc.?
Algunos pediatras aconsejan no introducir la leche de vaca en envase Tetra pack, antes de los 3 años de edad, ni siquiera rebajada con agua; otros opinan que a partir del segundo año ya se puede. Sin embargo su Medico, dependiendo de su experiencia y de los factores individuales de su hijo, es quien le indicara la edad adecuada para iniciarla.

¿Que debo hacer si mi hijo come muchos dulces en casa de su abuelita?
Es necesario recordar que los dulces y refrescos lo único que hacen es aumentar el nivel de azúcar en la sangre, lo que ocasiona disminución del apetito, además de facilitar la presencia de caries. Debe hablar con los abuelos (sin llegar a la "batalla campal") y "solicitarles" su apoyo para crear buenos hábitos de alimentación. Ver pág. 169-172.

¿Es normal que mi hija se orine en la cama?

Sí. A esa edad hay un porcentaje normal de niños que se orina por la noche. Es importante no regañarla y ayudarle a controlarse, recordándole ir a orinar antes de acostarse, dándole menos líquidos por la noche y premiando sus logros. Ver pág. 282.

¿A que distancia puede verse la T. V.?
La televisión debe verse a una distancia de 2 metros, cuando la pantalla es de 21 pulgadas. Esto varía de acuerdo al tamaño del monitor, iluminación y dimensiones de la habitación; yo recomiendo, TENER UN SOLO TELEVISOR EN CASA, evitar la televisión en las recamaras de los niños y ver las películas o programas con ellos, comentando y aprendiendo juntos (ver pág. 270)

¿Es normal que mi hijo se caiga cuando corre?
A esta edad, su hijo debe correr hábilmente. Observe si al correr, mete las puntas de los pies hacia adentro o si su carrera no es simétrica y normal y coménteselo a su pediatra.

¿Mi hija se ve delgada, pero su peso está dentro de los límites normales, necesita vitaminas "?
No, las vitaminas no sirven para engordar a los niños. Las vitaminas son sustancias indispensables que se obtienen naturalmente de una alimentación balanceada. Sin embargo, su pediatra le explicará, si su hija presenta deficiencia o necesidad de complementos vitamínicos. Ver pág. 175.

¿Mi hijo tiene un amigo imaginario, es normal?

Entre los tres y los cinco años algunos niños crean un amigo imaginario con quien juegan y conviven. El amigo imaginario puede ser el osito o la muñeca, pero también personajes completamente invisibles que, sin embargo, tienen nombre propio, personalidad y rasgos físicos definidos. Pueden pretender incluso ocupar un lugar en la mesa y hasta en la cama.

Es algo normal. Es natural que los padres se preocupen al ver a su hijo, "hablando" con su amigo imaginario, o regañándolo, en la misma forma que Usted acaba de regañar a su hijo.

Pero no tiene nada de anormal: muchos niños los tienen. Y en realidad, distinguen bastante bien el carácter imaginario de estos personajes. Aunque insistan en su existencia real, en el fondo saben que son producto de su fantasía.

No hay que ridiculizar al niño ni decirle que miente, sino ser tolerantes y respetuosos. Se puede entrar un poco en el juego, pero sin llevarlo demasiado lejos: no es necesario hacer sentir al niño que nos engaña. En el fondo él sabe que está jugando a «como si» ese amigo existiese. Así, establecemos una complicidad y le permitimos que desarrolle el saludable ejercicio de entrar y salir de la fantasía.

¿Es normal que mi hijo pregunte todo el día?

A esta edad, los niños emiten casi mil preguntas al día, como: "Porque llueve", Porque sale el sol, Porque el fuego quema", etc., etc., etc. Esto significa que ha entrado en la edad, del "Porque"; a esta edad, es una forma de conocer el mundo; ten paciencia, recuerda que esta etapa es transitoria y que establece "puentes de comunicación" y confianza. Apóyate en los abuelos, cuando estés cansada de tantos: "Porqués". No hay duda de que ha entrado en la etapa de las preguntas. Quiere saberlo todo y no admite un no por respuesta. Descubre cómo contestar a tanto "por qué" sin perder la paciencia.

Recuerde: Actué pensando el Bien-estar de su hijo, este accionar basado en su "Sentido común" y en sus "buenas intenciones"; respete su Individualidad y disfrute a sus hijos, aunque lo agoten físicamente; sonría y guarde un poco de energía para "los nietos".

Enseñarles a nuestros hijos: "*Que en la vida, no hay premios, ni castigos; sino consecuencias*". Enseñarles a confiar en sus sueños a lograr sus metas, decía mi abuelo "*He construido castillos en el aire, tan hermosos, que me conformo con sus ruinas*".

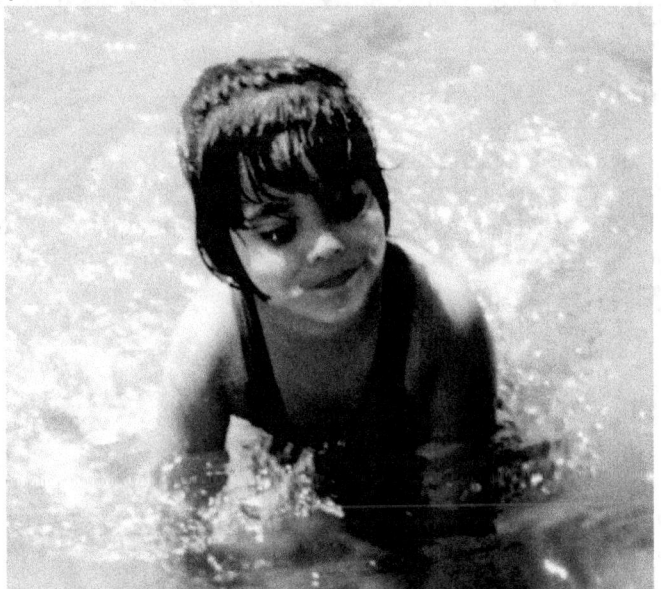

A los 4 años de edad, ya son totalmente independientes, pueden ir a casa de sus amiguitos, hacen planes, inventan cuentos, obedecen ordenes (a veces), se muestran tiernos, cariñosos, a veces están "de malas", muestran celos y preferencias, en fin, son maravillosos y en ocasiones, ni ellos mismos se soportan. Ver pág. 250.

CONSEJOS DE SEGURIDAD:

Elimine del alcance de su hijo, armas de fuego, herramientas eléctricas, cerillos, venenos, etc. Enséñele a nadar, pero vigílelo siempre. Enséñele a memorizar su nombre completo y teléfono. ADVIERTA a su hijo a no seguir a "extraños" y a decirles que "no". Refuerza las medidas de prevención y de seguridad.

CONSEJOS DE NUTRICIÓN:

En niños "gorditos" insistir en deportes ejercicios y disminuir los carbohidratos (pan, pasteles, golosinas, pastas, etc.) ver pág. 178-181.
En niños muy delgados ofrecer alimentos ricos en grasas y proteínas como el amaranto , ver pág. 175.
Aceptar a sus hijos como son y no compararlos con vecinos o familiares. Respete su Individualidad.

CONSEJOS GENERALES:

A esta edad, al niño le agrada la seguridad, la rutina; si resulta necesario cambiar frecuentemente de casa, ciudad, escuelas; lo que ocasiona "perdida" o cambio de amigos y vecinos, explíqueselo con anticipación y ayúdale a sobreponerse a "estos cambios".

Excelente edad para fomentar ballet, computación, piano, ajedrez, pintura, etc. Insistir en platicar con los hijos sobre sus gustos y preferencias, hacer planes juntos para fines de semana o vacaciones.

Darse tiempo los padres para estar juntos, buscar un fin de semana de "LUNA DE MIEL", dejando a los hijos con los abuelos, para mantener la "química y la pasión como pareja".

Datos que requieren atención espacial a los 4 años son:

No se le entiende lo que dice, no usa frases; emite sonidos caprichosos, sin ningún significado: va de una actividad a otra constantemente, sin participar de lleno en alguna actividad, permanece aislado en el salón de juegos, sin prestar atención a los demás niños, no puede recibir negativas o tolerar algún cambio sin estallar en berrinches propios de los niños de dos años de edad. Ver pág. 261.

PREGUNTAS A LOS CUATRO AÑOS DE EDAD.

¿Cómo saber si mi hija es hiperactiva?

Etiquetar a un niño de ser hiperactivo es un error, cuando se trata de su energía natural para descubrir el mundo que espera ser orientada. *Solo en casos muy bien fundamentados, podemos emitir este Diagnostico y preferentemente después de los 6 años de edad.*

Lo primero es reconocer la necesidad de los niños mantenerse en constante actividad. Para ellos todo es nuevo y el tiempo pareciera no alcanzarles para conocer y probarlo todo.

Para evitar que los niños se involucren en actividades peligrosas, lo mejor es ayudarles a participar en actividades seguras que satisfagan su curiosidad innata y su interés por hacer cosas interesantes y retadoras.

Dedique algunas horas del día para jugar con su hijo. El juego con los niños y las niñas fortalece las relaciones entre padres e hijos y favorece el que después los niños y las niñas respeten su autoridad y se sientan motivados aprender. Además, al jugar con una actitud abierta, permitiendo que sea el niño o la niña quien dirige el juego, esto ayuda a entender cómo piensa su hijo, cómo procesa la información y cómo toma las decisiones.

¿Mi hija presenta dolores frecuentes de la pancita, es normal?

Entre los 4 y los 15 años de edad, frecuentemente los niños presenta dolores abdominales, que pueden afectar su actividad diaria, como impedirles ir a la escuela, hacer sus tareas o afectar su apetito o ciclo de sueño.

Estos dolores tienen principalmente las siguientes causas:

1.- Intolerancia a la Lactosa.

2.- Presencia de Giardiasis.

3.- Dolores de tipo psico.fisiologico.

4.- Problemas de estreñimiento.

1.- Intolerancia a la lactosa; es decir a la proteína de la leche. Frecuentemente se acompañan de falta de apetito, dolor e inflamación de la pancita, flatulencias frecuentes y ruidosas, malestar general y en ocasiones puede haber evacuaciones anormales o vómitos. Situaciones que se eliminan al proporcionarle al niño una leche sin lactosa (Lala, Alpura o Boreal sin lactosa.)

2.- Giardiasis intestinal: este pequeño parasito, ocasiona falta de apetito, cuadros de diarreas, inflamación y dolor de la pancita, su Medico, le indicara como "desparasitarlo" adecuadamente.

3.- Dolores de causa psico.fisiologica: Frecuentemente la llegada de un nuevo hermanito, las presiones en la escuela (tareas, conflictos con los compañeros, etc.); divorcio, separación o problemas familiares; pueden ser causa de este problema. Los adultos podemos canalizar nuestros problemas y sufrir dolores de cabeza, insomnio, hipertensión, ulceras, gastritis, etc., etc.; los niños, su "órgano de choque" es su pancita y pueden manifestar, la existencia de problemas, mediante dolor de la pancita.

4.- Problemas de estreñimiento: Cuando no existe un buen funcionamiento digestivo, cuando el tránsito intestinal es muy lento , cuando se requiere la ingesta de laxantes para poder evacuar o las evacuaciones son muy duras, secas y difíciles de expulsar; esto ocasiona una inflamación del colon, que se traduce como dolor y malestar abdominal.

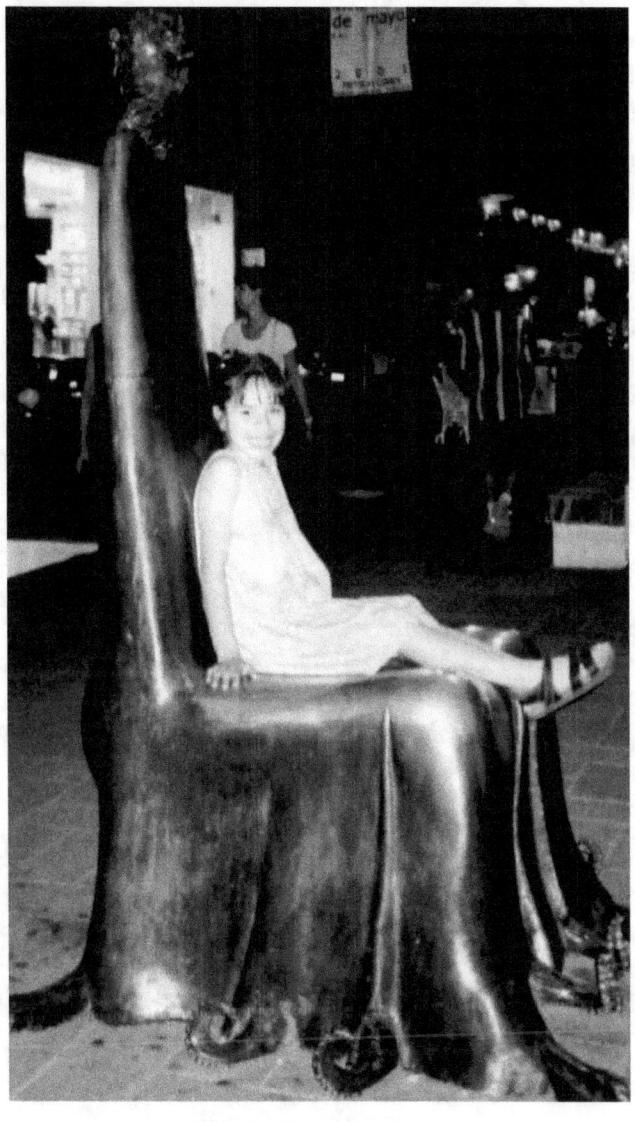

A los 5 años de edad, es muy activo, juega, salta, canta, ríe, sueña, cuenta historias, puede marcar un numero telefónico anotado en un papel, puede escribir su nombre, comienza a leer, etc. ver pág. 252.

CONSEJOS DE SEGURIDAD:

El sitio más seguro en el automóvil es el sillón de atrás con el cinturón de seguridad; Evite que utilice bicicleta o triciclo en las calles. Guarde venenos, pistolas, etc. con llave.

CONSEJOS DE NUTRICIÓN:

Insistir en analizar los anuncios de los productos chatarra y el daño en su organismo. No comprar estos productos por "el muñequito" o premio que se encuentra dentro de la bolsa; Eduque con el ejemplo.

CONSEJOS GENERALES:

Es normal que el niño se interese por su cuerpo y cómo funciona; así como las diferencias entre niños y niñas: Use los términos correctos al referirse a los genitales y explíquele TODO con claridad y naturalidad.

Regañe al niño en privado. Los regaños y pleitos en público no son eficaces. CUMPLA CON LAS CONSECUENCIAS ADVERTIDAS, cuando el no obedezca las reglas.

A esta edad, el niño puede aprender el valor del dinero, es conveniente explicarle para que sirve, como Usted lo gana o lo obtiene, que es el ahorro y comenzar a asignarle una cantidad semanal para sus gastos; de la cual debe aprender a ahorrar, una parte.   Explicarle los diferentes empleos o profesiones, así como las diferentes formas de pago, la gente que cobra semanalmente, quincenalmente o mensualmente o los que tienen un negocio, comercio o cobran por honorarios diariamente.

Platique con sus hijos de cuando Usted era niño, cuando gastaba en el recreo, cuanto valían las cosas.

También puede explicarle como "ganar u obtener dinero extra", por otras actividades, como por ejemplo: lavar el coche, arreglar el jardín, etc. Los abuelos o tíos, también pueden asignarle "trabajo extra".

Es importante que relacione el trabajo y el esfuerzo con el dinero; pero también explicarle la diferencia entre trabajo físico y trabajo intelectual.

Hay una pequeña novela "El hombre más rico de Babilonia" de George S. Clason, que recomiendo leer con sus hijos, para enseñarle, la importancia de ahorro y del trabajo (a los padres y a los hijos).

PREGUNTAS A LOS CINCO AÑOS DE EDAD.

¿Es normal que mi hijo de 5 años moje la cama?

Cuando tiene más de 5 años, moja la cama por la noche más de 5 veces al mes, no se ha mantenido seco por la noche durante un periodo de más de 6 meses, se moja solo durante el sueño y de forma involuntaria, debe ser valorado por su Pediatra, para descartar infección urinaria y valorar la conducta adecuada, una vez descartada esta. Ver pág. 282.

¿Cómo evitar que se orine en la noche?
Esta situación es motivo de preocupación, conflictos y situaciones difíciles, tanto para los padres como para el niño que lo padece. Sin embargo es un problema poco comentado al médico ya que con el paso del tiempo, ayuda y paciencia suele resolverse satisfactoriamente.
Usted debe informarle a su Pediatra, ya que la "Enuresis" es una enfermedad crónica que puede llegar a la edad adulta, en un 1.5-3 % de los pacientes. (ver pág. 282)
La enuresis (Falta control de la orina); es un problema muy frecuente en la infancia, y más en niños que en niñas.
A los 5 años entre el 10 y el 15% de los niños aún moja la cama.

¿Mi hijo se pego en la cabeza, lo puedo dejar dormir?.

Un golpe en la cabeza es un accidente común en la infancia y puede provoca un "chichón", moretón o hasta perdida de la conciencia (desmayo). Siendo accidentes comunes en la infancia, la mayoría de las veces este tipo de golpes no trae consecuencias. La gravedad de los golpes en la cabeza depende mucho de la altura de la caída y del mecanismo de la misma así como la edad del paciente.

Por regla general, si el niño se COMPORTA como siempre, **es que el niño está bien**, sólo vigile y administre un analgésico suave como Tempra, Tylenol o Motrin..

Los datos de alarma que ameritan la revisión inmediata por su pediatra son:
- **Vómitos posteriores al golpe.**
- **Perdida del estado de conciencia.**
- **Deformidades en su cabeza por el golpe (chichón)**
- **Salida de sangre por los oídos.**

Posteriormente si el niño está en casa en vigilancia y presenta los siguientes datos deberá ser revisado por el momento nuevamente: Vuelve a perder la conciencia, no reconoce a sus familiares o no se ubica, pierde coordinación al caminar, pierde fuerza en sus brazos o piernas.

La vigilancia se prolonga según la severidad inicial del golpe en su cabeza. Si presenta algunos de los datos iniciales su médico decide que tratamiento y que estudios necesita su bebé.

Por regla general entre más grave más tiempo requiere de vigilancia. La hinchazón de su cabeza a consecuencia del golpe puede tratarse con aplicaciones de hielo en bolsa o pomada de Árnica en el sitio de la inflamación.

NO ES NECESARIO MANTENER DESPIERTO a un niño que se ha golpeado su cabeza, mejor si tiene sueño déjelo dormir y vigile que su despertar sea normal.

> **A los 6 años de edad**, el niño ya sabe leer, escribir, tiene amigos, aficiones, gustos, etc. ver pág. 254.

CONSEJOS DE SEGURIDAD:

Vigilancia estrecha en calles. Enseñarle riesgos de caídas de lugares altos, sin volverlo temeroso; evitar la palabra "PELIGRO"; enseñar que una actitud inteligente mide acciones y consecuencias, decirle que debe ser "inteligente y cuidadoso". Enseñarlo a querer a los animales y no temerles.

CONSEJOS DE NUTRICIÓN:

Evitar alimentos chatarra. Respetar la hora de la comida como un tiempo de convivencia y agradable.

CONSEJOS GENERALES:
Limitar el tiempo de T.V. y valorar el tipo de programas (pág. 270). Recomiendo no ver noticieros sobre secuestros, asesinatos, robos, violencia, etc.; dedicarle tiempo de calidad.

Estimular el aseo dental y acudir al dentista. (ver pág. 299-303).

Alerta en caso de persistir falta de control de esfínteres. - DEBEN PREOCUPAR LOS NIÑOS NO QUE TIENEN: una adecuada autoestima, mal desempeño escolar falta de amigos, ansiedad o timidez extremas, comportamiento agresivo, etc.

No coloque collares en el cuello, ni anillos en sus dedos; es posible que "se atore" y se haga daño.

Cuando los padres "hacen el amor", se elevan los niveles de endorfinas en su organismo, lo que provoca mejor resistencia a las enfermedades, mejor estado de ánimo y por ende, una mejor relación con sus hijos; *además es un excelente analgésico*.

Por lo que la "excusa o pretexto" de la esposa de no hacer el amor, porque "le duele la cabeza", no tiene ninguna validez científica.

Personalmente considero que uno de los mejores hábitos que podemos inculcar en nuestros hijos es la lectura, el amor a los libros; comprar libros de pastas duras, lavables, mordibles, para que desde pequeños "Los cachondeen", como decía Don Mauricio Achart (q.e.p.d.); que jueguen con ellos, que aprendan a verlos como amigos.

En las noches al acostarse, leer pequeñas historias o cuentos; ayudarles a descubrir los diferentes mundos que se encuentran encerrados en sus páginas; buscar libros amenos, divertidos, con mensaje acerca de los valores como la honestidad, responsabilidad, amistad, etc.

Como dice, Carmen Lomas Pastor, en "Hacer Familia" , la lectura no solo proporciona información (instrucción) sino que forma (educa) creando hábitos de reflexión, análisis, esfuerzo, concentración... y recrea, hace gozar, entretiene y distrae.

La lectura ayuda al desarrollo y perfeccionamiento del lenguaje. Mejora la expresión oral y escrita y hace el lenguaje más fluido. Aumenta el vocabulario y mejora la ortografía.

La lectura mejora las relaciones humanas, enriqueciendo los contactos personales, da facilidad para exponer el propio pensamiento y posibilita la capacidad de pensar, es una herramienta extraordinaria de trabajo intelectual ya que pone en acción las funciones mentales agilizando la inteligencia. Por eso tiene relación con el rendimiento escolar.

La lectura favorece el desarrollo de las virtudes morales siempre que los libros se seleccionen adecuadamente. Las lecturas proponen modelos para admirar e imitar; y, mientras los modelos vivientes (padres, profesores, etc.) pasan, los protagonistas de los libros permanecen.

**Enseñarles a : "Leer para disfrutar".**

CAPITULO III.

TU HIJO Y SU ALIMENTACION.

LA ALIMENTACION EL PRIMER AÑO DE VIDA.

Durante los primeros meses de edad, la leche materna le proporciona a su hijo, casi TODOS LOS NUTRIENTES NECESARIOS PARA SU DESARROLLO. La leche materna es indispensable durante los primeros seis meses de edad y muy recomendable de los seis a los doce meses de vida.

CADA ESPECIE TIENE SU PROPIA LECHE.

La leche materna tiene una formula especialmente diseñada para su hijo, en cambio, la leche de vaca posee todos los nutrientes necesarios para la alimentación de los becerritos. Las ballenas y las focas poseen una leche muy especial (rica en grasas) porque sus crías necesitan engordar rápidamente para protegerse de las bajas temperaturas. Así cada especie mamífera posee una leche especialmente adaptada a las necesidades de sus crías.

PRIMERA VACUNA.

Al ofrecerle leche materna a su hijo, le proporciona INMUNOGLOBULINAS, es decir "defensas" que lo protegen contra muchas enfermedades, esto explica el hecho de que los bebes que reciben leche materna se enferman menos.
Además la leche materna tiene una sustancia que permite el desarrollo de bacterias "buenas", que impiden la aparición de bacterias perjudiciales y la aparición de diarreas. También se ha demostrado que la leche matera protege contra las infecciones respiratorias, infecciones del oído, problemas digestivos, etc.

EL CALOSTRO.

Es un concentrado de anticuerpos que protege al recién nacido de las infecciones, ya que contiene una mayor concentración de defensas. Es un líquido amarillento y viscoso, que se produce durante los primeros 15 días después del parto, es un alimento de fácil de digestión y de gran valor nutritivo, es muy abundante en proteínas y más espeso que la leche madura. Ayuda a eliminar fácilmente el meconio o la primera evacuación del bebe. Además protege al seno materno de posibles infecciones. Por estas razones se recomienda en la sala de partos el inicio del calostro y no ofrecer NINGUN BIBERÓN, para evitar el rechazo que a veces se presenta por iniciar la alimentación temprana con biberones.

LA LECHE MADURA.

La leche madura o completa se produce de 10 a 15 días después del nacimiento del bebe. Al final del primer mes ya adquirido un carácter estable y sufrirá muy pocas modificaciones, hasta que termine el periodo de lactancia. Esta leche es la más adecuada para el recién nacido, ya que permite una adaptación automática a sus necesidades.

Su composición es muy especial, el agua constituye el 87% del total, por lo que cubre las necesidades de agua del lactante y no es indispensable ofrecerle biberones con agua al bebe, cuando ingiere adecuadamente la leche materna. Los hidratos de carbono están constituidos casi exclusivamente por lactosa, lo que es esencial para el correcto desarrollo del sistema nervioso. Las grasas presentan ácidos grasos esenciales o indispensable para el buen desarrollo del cerebro. Además tiene calcio, potasio, sodio, fósforo y magnesio.

La mujer produce aproximadamente de 600 a 800 mililitros de leche diariamente, una cantidad suficiente para amamantar a su hijo. Por las mañanas, después del descanso nocturno, la secreción de leche suele ser más abundante.
Para mejorar la cantidad y la calidad de la leche materna, la madre debe alimentarse en forma sana.
Elaborar un litro de leche requiere de unas 700 kilocalorías. La madre debe recordar que solo puede darle los nutrientes que ella posee, si presenta déficit de calcio, vitaminas o proteínas, su leche también será pobre en estos nutrientes.

Sobre la base de esto, la dieta diaria de la madre debe incluir TRES LITROS DE LIQUIDOS AL DIA, entre estos, leche, jugos, agua, licuado de alfalfa, etc. Estos cinco litros de líquidos diarios, van a ayudarle a mantener una adecuada producción de leche.

Horario de la alimentación.

Hay dos escuelas que recomiendan seguir horarios muy estrictos, la escuela francesa y escuela alemana, ambas proponen un descanso nocturno obligatorio. Y por la noche, cuando el niño llora y tiene hambre y reclama su alimento, los padres deben ser muy rígidos y no proporcionarle NINGUN ALIMENTO AL NIÑO POR LA NOCHE. Con el objeto de que los padres puedan descansar por las noches, que el niño "aprenda", que por las noches, no obtendrá "satisfacción" a sus necesidades o demandas. Esto funciona "para los padres", pero se ha demostrado, que no es lo ideal, para el desarrollo del bebe, al ver "frustrada" la satisfacción de sus necesidades, al sentir que no logra establecer comunicación entre lo que necesita y sus padres.

Actualmente se ha demostrado que esta conducta no es la ideal, las Ligas de la Leche, la escuela Norteamericana y los recientes estudios sobre psicología infantil, recomiendan alimentar al niño cuando llora por hambre por la noche, para evitar posibles complejos de frustración más adelante.

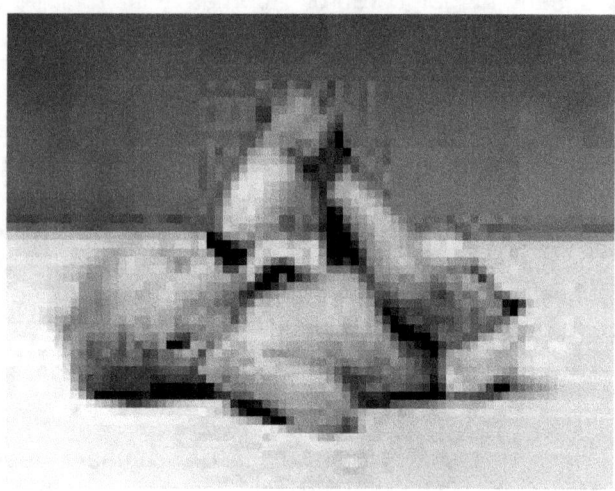

Recordemos que el estomago de su hijo requiere de dos a tres horas para digerir adecuadamente la leche, cuando se alimenta a un bebe cada 30 a 60 minutos, estamos obligándolo a un mayor esfuerzo digestivo que se traducirá en cólicos, regurgitaciones, vómitos y malestar.

Yo sugiero tratar de adaptarlo sin forzarlo a un horario fisiológico de cada dos a tres horas, que le permitirá una buena digestión. Sin embargo, no es necesario seguir rígidamente este horario, si a la hora con treinta y siete minutos su hijo llora con hambre, dele de comer y el gradualmente, al aumentar la cantidad de alimento que ingiere, el ira creando su propio horario de dos a tres horas. Pero si su hijo quiere, comer a los 30 o 40 minutos, ofrézcale agua hervida únicamente.

Tampoco es necesario despertarlo a medianoche, para ver si tiene hambre, déjelo descansar, él despertara cuando tenga hambre.

Es frecuente que la causa de vómitos, regurgitaciones, cólicos, llanto o malestar del bebe sea ocasionada por una "mala técnica de alimentación", que provoca, un gran esfuerzo digestivo, al alimentarlo con intervalos muy pequeños, que no le permiten una buena digestión. Por lo que, al mejorar la técnica de alimentación, frecuentemente "el reflujo" se elimina.

La cantidad de leche que debe tomar: Ni la madre, ni su pediatra deben obligarlo a tomar un número determinado de onzas. Su hijo es la persona indicada para decidir la cantidad que quiere tomar. Cada niño, dependiendo de su apetito, comerá las onzas que desee.

Afortunadamente, cuando él bebe se alimenta al seno materno, la madre desconoce la cantidad de onzas que su hijo toma, y no se angustia, pero cuando se alimenta con biberón y escucha los consejos de amigas y familiares, o compara con la cantidad de onzas de toman otros bebes, comienza a preocuparse y en ocasiones a tratar de "obligar" al bebe a comer la cantidad que ella considera necesaria.

Es frecuente que las madres se preocupan, porque su hijo no expulsa el aire después de comer. Recordemos que la maniobra de tradicional de colocar al niño en el hombro y darle palmaditas en la espalda, funcionara, siempre y cuando su hijo haya tragado aire al comer, si esto no sucedió, el niño no expulsara aire. Se recomienda apoyar e pecho del niño en nuestro tórax, golpeando suavemente la espalda del niño con la mano por dos a tres minutos, y si el niño no eructa, puede continuar dándole de comer, o acostarlo si ya termino de comer.

Hay madres que golpean a su hijo en la espalda por 30 a 40 minutos angustiadas, porque su hijo no eructa. Por favor, no lo haga, en innecesario.

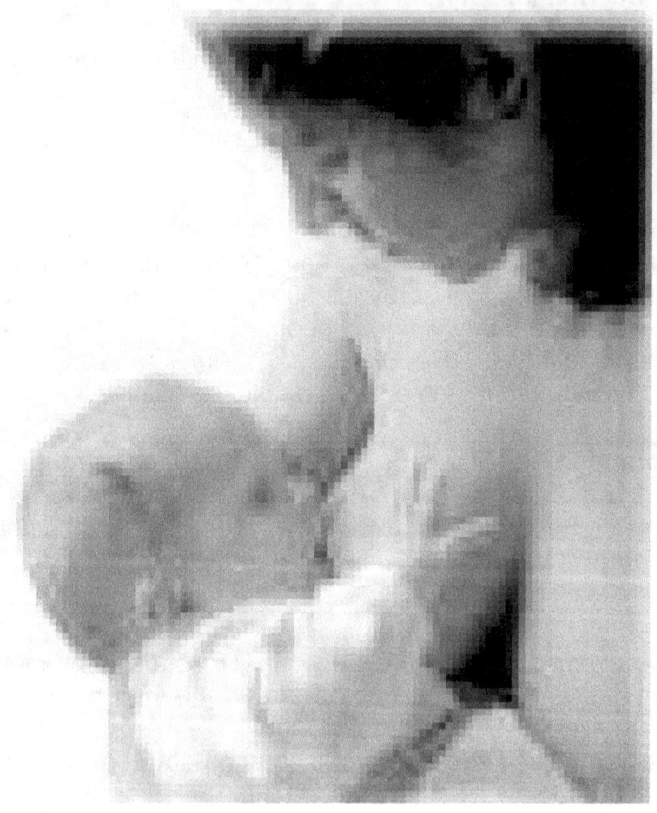

TÉCNICA DE ALIMENTACIÓN AL SENO MATERNO.

1. - Lavarse muy bien las manos con agua y jabón. No es necesario en los pezones, aplicar cremas, alcohol, ni lavar constantemente con agua y jabón. Solo se debe mantener limpio con el baño diario, sin aplicar ninguna otra sustancia. Se recomienda usar un sostén limpio y cómodo.

2. - La posición tanto de la madre como del niño es muy importante. La madre puede elegir entre alimentar a su hijo sentada o acostada. Cuando lo haga sentada debe escoger una silla que le permita darle apoyo al brazo y mantener la espalda levemente recostada. Deberá sostener a su hijo cómodamente, su hijo comerá más tranquilo si se siente seguro, con la cabeza y espalda apoyadas y se establece una buena comunicación entre madre e hijo, por esto es importante que le madre le platique, le hable, lo acaricie, para lograr la tranquilidad de ambos.

3. - Para iniciar la alimentación, una vez cómoda. La madre toca con el pezón la mejilla de su hijo. Este se volteara hacia el seno (reflejo de búsqueda) y puede que inicialmente frote el seno con la nariz. El instinto, lo obliga a voltear a cabeza hacia el lado que se le toca, por lo que no debe acariciársele ambas mejillas, ya que esto provocara confusión. Es importante que el niño retenga en su boca parte del área oscura del seno o areola y no solamente el pezón. Esto hará que la leche fluya por los orificios del pezón, evitando además agrietamiento e inflamación del pezón.

4. - Es necesario evitar que la nariz del bebe no se tape con el seno, ya que esto dificultara su respiración y no podrá alimentarse en forma adecuada. Para evitar se puede presionar ligeramente hacia adentro la zona cercana a la nariz del bebe.
Algunos lactantes suelen quedarse dormidos a la mitad de la comida, para evitar esto, es importante que su hijo este completamente despierto antes de comenzar a alimentarlo, cambiarle e pañal y despertarlo bien antes de comenzar a alimentarlo.

5. - El tiempo de las tetadas. El tiempo en que su hijo comerá, lo marcara el mismo, pero se considera adecuado de 7 a 13 minutos aproximadamente. Hay estudios que demuestran que en los PRIMEROS SIETE MINUTOS, se vacía el 90% de la producción láctea. Si él bebe succiona cuarenta minutos de cada lado, esto puede irritar el pezón de la madre, que inicialmente esta muy sensible y él bebe esta utilizando el pezón, como chupón.

Personalmente recomiendo iniciar con SIETE MINUTOS DE UN LADO Y SIETE MINUTOS DEL OTRO, sin embargo gradualmente su bebe poda aumentar el tiempo hasta llegar a quince minutos de cada lado, esto para evitar fatiga del bebe y un mejor vaciamiento de ambos senos.

6. - Cuando el pequeño termina de comer. El pezón se puede empujar hacia fuera de su boca, con un dedo que se haya introducido con cuidado entre la boca y el pezón, haciendo hacia atrás el resto del pecho.

El primer seno que se debe dar al bebe es el ULTIMO DE LA COMIDA PREVIA. Que será el que se encuentre menos vació. Es importante no olvidar esto, ya que la producción de leche mejora al vaciarse por completo los senos.

7. - Es importante ayudar al bebe a expulsar el aire que entro en su estomago al alimentarse, ayudarle a eructar. Ya que este aire puede alterar el llenado del estomago, producir cólicos al pasar a sus intestinos. Al alimentarlo al seno materno, es menos probable que trague aire al comer, que cuando se alimenta con biberón.

8. - El intervalo entre una toma y la siguiente no debe ser menor de una hora, ni mayor de seis horas. La mayoría de los bebes comen cada dos a tres horas. A medida que su hijo crece, la madre ira adaptando su horario de acuerdo al apetito de su hijo.

> *Mientras más leche succiona él bebe, la madre produce mas leche, esto significa que la producción de leche siempre será adecuada a medida que el niño crece y vaya requiriendo cada vez mas leche. Aun las madres de gemelos pueden producir suficiente cantidad de leche, para alimentar adecuadamente a ambos.*

9. - Una vez bien establecida la lactancia y después de los tres meses de edad, puede ofrecérsele al bebe, un biberón ocasional, por ejemplo una a dos veces a la semana o por las noches, en caso de que el padre quiera contribuir al descanso nocturno de la madre y facilitar más adelante la aceptación del biberón o destete. Se puede proporciona agua hervida o leche de inicio (Enfamil Premium 1) que se recomienda durante los primeros seis meses de edad

Esto solo con el objeto de facilitar el cambio al biberón, en edades posteriores y no para eliminar la lactancia materna. Si se inicia este biberón después de los tres meses de edad, edad en que el niño ya estableció adecuadamente el habito de alimentación al seno materno, no se afectara ni la producción de leche materna, ni la succión del bebe al seno materno.

Las leches de inicio, antes llamadas "maternizadas", llevan el número 1 visible muy claramente en la parte frontal del bote de leche; existen muchas marcas comerciales; además hay una gran variedad con indicaciones precisas, como:

Enfamil HA Confort (Hipo Alergenica), Enfamil AR (Anti Reflujo), y actualmente hay muchas formulas con prebióticos, con pro bióticos, que fortalecen las defensas a nivel inmunológico y reduce la incidencia de diarrea en los primeros años de la vida).

Se menciona que la leche humana tiene más de 300 elementos en su composición; las leches "maternizadas", poco más de 70.

La mejor fórmula láctea es la que su hijo prefiera, de acuerdo con las indicaciones de su Medico.

MEDICAMENTOS Y LA LACTANCIA MATERNA.

Debido a la superioridad de la leche materna, sobre cualquier fórmula industrial, se tiene el objetivo de lograr en nuestro país, que la gran mayoría de los nuños sean alimentados al seno materno en el periodo inmediato al parto y al menos el 85% lo continúen hasta el sexto mes de vida.
Por este motivo es muy importante comentar, aunque sea brevemente, que medicamentos que la madre ingiere, pueden ser transferidos a la leche y potencialmente causar daño al lactante.

En realidad es muy limitado él número de medicamentos que contraindican la lactancia. El organismo de la madre tiene varios mecanismos para eliminar los medicamentos que ingiere y la fracción circulante en sangre del medicamento, tiene que atravesar varias barreras de tejidos para poder llegar a los túbulos lácteos y ser eliminado por la leche. Las propiedades químicas del fármaco, como son su ionización, solubilidad en grasas y su peso molecular, influyen en el proceso. Para fines prácticos, el peso molecular puede predecir de manera sencilla, si un medicamento puede no ser eliminado por la leche materna.

Puede revisar las tablas sobre que Medicamentos están contra indicados o que obligan a suspender la lactancia al seno materno en el libro "Tu Hijo y su Alimentación", pag. 106 y 107 (Mi tercer libro).

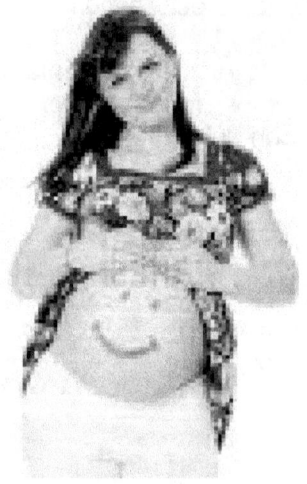

De acuerdo con dichas tablas, en caso de infección materna, su médico puede prescribirle ampicilina o amoxicilina sin necesidad de retirar la alimentación al seno materno.

También indican, que la madre no debe tomar Acetoaminofen, metronidazol, etc.; porque el peso molecular de estos medicamentos facilita su eliminación por la leche materna.

Durante el periodo de lactancia la madre debe eliminar:

1.- Bebidas estimulantes: Como el café, el te negro, las bebidas a base de cola (Coca cola, Pepsi Cola, etc.), y el chocolate.

2.- Bebidas alcohólicas: Como el vino, cerveza, rompope y toda bebida que contenga alcohol, ya que este pasa a la leche materna y puede perjudicar al niño.

3.- Alimentos que afectan el sabor de la leche materna: col, coliflor, chile, pimientos, cebollas, ajos y alcachofas.

4.- Medicamentos: No debe ingerir ningún medicamento que no sea indicado por su médico.

Sin embargo, la ingesta *ocasional* de una o dos onzas de vino tinto, un pequeño trocito de chocolate o agregar cebollas o ajo en pequeñas cantidades; no afecta realmente, las características de la leche materna; lo que está contraindicado es el consumo en una mayor cantidad o en forma habitual.

El teñirse el cabello, tampoco afecta el olor o el sabor de la leche materna; y la madre puede hacerlo ya sea para cubrir algunas canas prematuras o para cambiar el color de su cabello.

También quiero enfatizar en que debe tomar abundantes líquidos como agua, jugos (zanahoria, alfalfa, etc.), cuando menos TRES LITROS DE LIQUIDOS AL DÍA, para mantener una producción adecuada de leche.

LECHES INDUSTRIALIZADAS.

El inicio de las leches industrializadas o artifíciales, todas ellas derivadas de la vaca, deberá ser una indicación del Pediatra de acuerdo a las necesidades del bebe y el aumento en peso y talla que presente y no una iniciativa de las madres, abuelitas o amigos.

La gran variedad actualmente de leches artificiales es enorme y grandes compañías comerciales y científicas compiten por ofrecer a los padres, formulas lácteas cada vez mas parecidas a la leche materna. Estas leches se denominan en términos generales como maternizadas o de inicio que son recomendadas desde recién nacido hasta los seis meses de edad. (Enfamil Premium 1 ejemplo).

Estas leches, derivadas de la leche de la vaca, han pasado por numerosas transformaciones, para eliminar o reducir ciertos componentes o para añadirle algunas sustancias y hacerla mas apta de acuerdo a las necesidades del bebe; estos cambios generalmente a nivel de proteínas, hidratos de carbono y aminoácidos; logran asemejarla a la leche materna, pero sin lograr igualarla.

Todas las leches comerciales (con una o dos excepciones), se presentan en forma de polvo desecado y para reconstituirla es necesario agregarle agua en la proporción indicada. Generalmente los botes contienen en su interior una medida o cuchara especial, y la reconstitución es generalmente añadiendo 30 ml o una onza por cada medida "enrasada" hasta su borde. *Nota:* La medida o cuchara debe enrasarse con un cuchillo o similar , pasándolo sobre el borde para eliminar el excedente y no comprimir, ni presionar el polvo; tampoco dejar un copete o "pilón"; pues en ambos casos la cantidad de polvo será mayor que la recomendada.

Existen algunas "reglas" para calcular el número de onzas que debe tomar cada bebe de acuerdo a su edad; pero el mejor parámetro es el incremento en peso y talla de su hijo. Ver tablas en pág. 312 y 313.

CONTRA INDICACIONES DE LA LECHE MATERNA .

Las indicaciones para suprimir la leche materna e iniciar leche artificial, son muy pocas y realmente raras. Las dividimos en dos grupos, las debidas a la madre o al hijo.

Contra indicaciones maternas :

1.- Ausencia de producción de leche: Este padecimiento es verdaderamente excepcional y obedece a factores hormonales o lesiones importantes de las mamas.
2.- Escasa producción de leche:
3.- Anomalías del pezón: Estas rara vez contraindican el inicio o continuidad de la lactancia materna.
4.- Grietas en el pezón de la madre: Generalmente aparecen los primeros días. Que deberán prevenirse con el uso de cremas especiales o la aplicación de alcohol en los pezones, desde unos días antes del parto, para hacer mas resistentes la fina piel que los cubre y evitar las grietas.
5.- Enfermedades infecto contagiosas de la madre:
6.- Medicamentos administrados a la madre:

Contra indicaciones por el bebe.

1.- Malformaciones de la cavidad bucal: labio leporino, hendidura del paladar.
2.- Intolerancia a la leche materna.
3.- Padecimientos que impliquen dificultad para respirar, infecciones muy severas, etc.

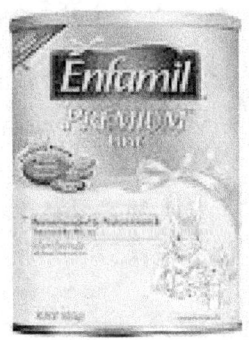

¿Cuál es la edad ideal para inicio de nuevos alimentos o ablactación.? La edad ideal depende de su bebe: cada bebe es diferente; con antecedentes familiares (alergias), desarrollo en peso y talla individual y características diferentes. Recuerda que cada caso es diferente y su bebé puede requerir iniciar antes o después.

Hay una edad recomendada para inicio de la ablactación que es entre los 4 y 6 meses de edad. Nunca antes de los 4 meses de edad.

Los signos físicos que de manera indirecta nos ayudan a saber que podemos empezar la ablactación son:

Su bebé se puede mantener con la cabeza erguida en una "periquera" o silla para bebe. (Es requisito para una deglución segura, y evitar ahogamiento o aspiración).

Es capaz de retirar la cabeza o cerrar la boca si no quiere comer algo. (Nos ayuda a evitar una alimentación excesiva). Está tomando cantidades mayores de leche o pasa muy poco tiempo entre una toma y otra.

Inicia el reflejo de deglutir o tragar y no escupir el alimento.

Sin embargo en aquellos niños en que a los cuatro meses, aun no han logrado estas habilidades, se sugiere posponer la alimentación hasta que las hayan desarrollado.

Recuerde, la madre no debe adaptar al bebe a dietas rígidas, sino las dietas deben adaptarse a cada bebe.

No existe un método absoluto o "correcto e incorrecto" para el inicio de las papillas, ya que varía de país a país y en todos los casos el resultado es generalmente el mismo. Los estudios recientes muestran que la susceptibilidad a las alergias es relativa, y depende primordialmente del riesgo individual de acuerdo a la genética del niño.

> **Todos los autores y trabajos publicados, recomiendan iniciar en forma gradual, y no antes de los 4 meses de edad.**

A algunos pediatras, les gusta iniciar con diferentes tipos de alimentos como: frutas, cereales, jugos o verduras. Cada Medico recomienda, determinado alimento para iniciar, basándose en su experiencia y preparación, ya que no existe ninguna evidencia científica definitiva sobre algún alimento en especial, así que no te preocupes si tu Medico recomienda iniciar con determinado alimento.

> **Personalmente yo recomiendo iniciar con manzana** al cuarto mes, dependiendo del desarrollo y crecimiento de cada bebé, para evaluar la deglución y la tolerancia, después otras frutas (plátano pera), luego algunas verduras como calabazas, chayotes, zanahoria, cereal de arroz, posteriormente algunas carnes como pollo, pavo, ternera. (pág. 142, 155).

Después del año (15 a 18 meses en algunos casos), los alimentos que son potencialmente fuentes de intolerancia, como los cítricos, pescado, chocolate, huevo entero, piña, durazno, fresa, etc.

Antes de iniciar la ablactación, es importante tener un lugar adecuado y se recomienda que, días antes de iniciar la primera papilla, se coloque al bebé por momentos en la silla alta (periquera) en la que se le va a dar de comer para que se acostumbre al lugar. Es importante no tener distractores (televisión, perro, etc.).

El cubierto del bebé consiste en un plato, una cuchara y un babero. Use un plato hondo que sea pequeño y de plástico. La cuchara debe ser una que se pequeña (que entre en la boca del bebé), de plástico para no lesionar las encías.

Antes de dar incluso la primera cucharada es buena idea dejar que el bebé juegue con un poco de comida que se le puede poner en la charola de la silla.

Desde luego no conviene que el bebé se llene con leche antes de comer la papilla. En los primeros intentos es importante dar primero la papilla y, si después de varios intentos la rechaza, entonces se complementa con leche. Cuando el bebé ya tolera la papilla de manera aceptable, se le puede dar una "entrada" con un poco de leche, suficiente para abrir el apetito pero no demasiado como para llenarlo.

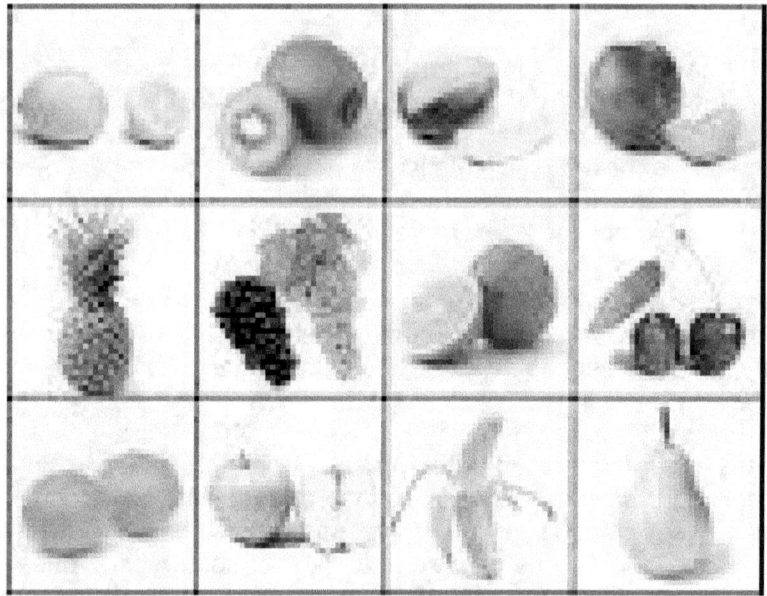

REGLAS PARA INICIO DE LA ABLACTACION.

1.- Introducir solo un alimento nuevo a la vez y ofrecerlo durante 2 o 3 días. Esto permite conocer la tolerancia y aceptación del niño hacia el alimento.

2.- Dar solo una cucharada el primer día (aunque su bebe manifieste querer mas). Dos cucharadas el segundo día y a partir del tercer día ofrecerle este nuevo alimento, en la cantidad que su hijo desee.

3.- Nunca se le debe forzar a que lo acepte ni obligarle a una cantidad mayor de alimento de la que el apetece.

4.- Ofrecer primero el alimento y después el pecho o la leche; y su hijo gradualmente irá aumentando la cantidad de alimento y disminuyendo el de leche.

5.- Ofrecer de preferencia alimentos preparados en casa sin la adición de sal o azúcar.

6.- Ofrecer agua simple, los jugos de fruta se deben introducir cuando el niño es capaz de tomar en taza o hasta después del año de edad.

7.- Respetar la individualidad de cada niño y no compararlo con el hermanito, el primo o el vecino.

8.- No preocuparse si en los primeros intentos queda más comida en el babero, la charola, la cara y el cabello de su bebe que en su estómago.

141

PORQUE YO RECOMIENDO INICIAR CON MANZANA.

1.- No considero conveniente iniciar con jugos, ya que son potencialmente alergenicos, con una osmolaridad muy elevada y una calidad nutricia que no sustituye a la leche por lo que recomiendo su inicio hasta el año de edad.

2.- El único cereal que pudiera ser adecuado como alimento inicial es el cereal de arroz, que en forma frecuente provoca estreñimiento, además que su consistencia "chiclosa" no es tan agradable al bebe.

3.- Las verduras (calabacitas, chayote, zanahoria, papa); no tienen tan "agradable" sabor como la manzana y yo deseo que el bebé, aprenda a que disfrutar la ablactación, a relacionar esta "nueva experiencia" en forma agradable y placentera.

4.- Finalmente, desde el punto de vista de alergias, tolerancia y sabor, la manzana constituye un alimento económico, de fácil tolerancia, digestión y nunca, hasta el momento ha presentado problemas que contraindiquen su recomendación.

Existen algunos alimentos que pueden causar reacciones alérgicas como son: productos lácteos (leche entera de vaca, queso, yogurt), huevo entero (la clara), pescados y mariscos, trigo, soya, nueces, cacahuates, chocolates, naranja, piña, kiwi, fresas y mostaza.

Si existen antecedentes familiares de alergia a estos alimentos se deberán introducir después de 12 meses.

Personalmente, yo prefiero recomendar (aunque no hay antecedentes de alergia familiares), que se inicien después del año de edad y algunos de estos alimentos, hasta después de los 15 o 18 meses.

PREPARACIÓN DE ALIMENTOS PARA ÉL BEBE.

Los aspectos fundamentales para la preparación de los alimentos del bebé son dos:
1. - Estrictas reglas de higiene.
2. - Respetar a su bebe y usar la imaginación.

Es fundamental cumplir con las normas de higiene en la preparación de cada uno de los alimentos de su hijo y recordar también que cada niño es diferente, que cada uno tiene diferente apetito y diferente predilección por los alimentos. Debemos aprender a respetar sus gustos y evitar adaptar al niño a una dieta estricta, cuando lo recomendable es adoptar la dieta de acuerdo a las características de cada bebe.

Es preferible realizar la preparación de la comida del bebe siempre en el mismo lugar, que este limpio y todos los objetos de cocina que se utilizarán previamente lavados y enjuagados. Los utensilios recomendables son:

Molinillo para papillas, licuadora para alimentos del bebe

Licuadora normal, bien lavada, colador, tenedor, cuchara para bebe, frascos pequeños con tapa de rosca.

Hay que recordar la importancia de estrictas reglas de higiene, recogerse el cabello para evitar que este caiga en los alimentos y lavar todo perfectamente.

Para conservar y esterilizar los alimentos tipo Gerber.

1.- Una vez preparado el alimento, dividirlo en pequeñas raciones en los frascos de vidrio con la tapa de rosca (tipo Gerber).
2.- Cerrar suavemente la tapa, sin apretarla.
3. - Colocar los frascos en una olla "Express" o en un recipiente.
4. - Agregar agua a la olla o al recipiente hasta cubrir una tercera parte de los frascos.
5.- Poner el recipiente al fuego durante 20 a 25 minutos.
6.-Retirar el recipiente y dejarlo enfriar a la temperatura ambiente.
7. - Cierre fuertemente la tapa de rosca de los frascos.
8.-Señale con una etiqueta adherida al frasco, el contenido y la fecha de preparación.
9. - Refrigerarlos y se recomienda consumirlos antes de las 48 a 72 horas de su preparación.

PREPARACIÓN DE ALIMENTOS PARA ÉL BEBE.

1. - Preparación de frutas frescas.

Debemos preferir las "frutas de la estación", ya que son mas fáciles de conseguir, más frescos y económicas. La mayoría de las frutas las puede ingerir el bebe en su forma natural. Se recomienda iniciarlas en el siguiente orden:
Manzana, plátano, pera, durazno, guayaba, tejocote cocido, chabacano, mango, melón, papaya, sandia, piña, etc.
Como prepararlas:
a.- Escoger una fruta que este madura.
b.- Lavar perfectamente al chorro del agua.
c.- Secarla con un trapo limpio o servilleta.
d.- Cortarla un trozo con un cuchillo limpio.
e.- Raspe el trozo de fruta con la cuchara del bebé y deséela.

2. - Preparación de frutas cocidas.

Algunas frutas como la manzana, pera, durazno, guayaba, tejocote, chabacano, etc., pueden ser cocidas. Su hijo es quien decidirá si las prefiere cocida o crudas.
Como prepararlas:
a.- Escoger una fruta madura, lavarla bien y secarla.
b.- Ponerla a cocer en agua suficiente para cubrirla.
c.- Tapar la olla y dejarla cocer (cuando comienza a hervir el agua) por unos 10 a 15 minutos.
d.- ya cocida, retirar la cáscara y las semillas, dejando solamente la pulpa o la parte comestible.
e.- Machacarla con un tenedor o pasarla por el colador, hasta obtener un puré y dársela al bebe.

3. - Frutas con cereales.

Cuando su hijo a aceptado las frutas y los cereales por separado, se pueden combinar entre si, para aumentar nuevos sabores y consistencia a su dieta.
Los cereales pre cocidos (arroz, avena, maíz, etc.), se pueden combinar con casi cualquier fruta (manzana, plátano, pera, durazno, guayaba, mango, etc.).
Como prepararlos:

a.- Se vierte tres onzas de leche materna o la recomendada por su pediatra en un plato limpio.

b.- Se agregan tres cucharadas soperas de cereal infantil Gerber (1ª. Etapa: arroz, avena o maíz).

c.- Se agrega la fruta (manzana, plátano, pera, etc.).

d.- Se mezclan la leche, el cereal y la fruta y se machaca con un tenedor hasta obtener la consistencia de un puré.

e.- De acuerdo a su hijo, puede espesarlo agregando una cucharada de cereal o hacerlo mas liquido, agregando una onza de leche.

f.- Hay que recordar que la manzana, plátano y pera, se oxidan rápidamente, por lo que una vez preparado, se debe dar rápidamente al bebé y no guardarlo para mas tarde.

4. - Verduras cocidas.

Las verduras son una excelente fuente de vitaminas y minerales y debemos fomentar su consumo. El orden de introducción recomendado es: zanahoria, chayote, calabacitas, espinacas, ejotes, betabel, chicharos, acelgas, etc.

Forma de preparación:

a.- Lavarlas perfectamente y pelarlas en caso necesario.

b.- Cocerlas en un recipiente con agua hirviendo.

c.- Molerlas en el molinillo del bebe o colarlas con 3 cucharadas del agua de cocimiento (para aprovechar mas las vitaminas) o 3 cucharadas de leche materna o formula.

d.- A partir del SÉPTIMO MES, se le pueden ofrecer finamente picadas.

En los alimentos tipo Gerber 1ª. Etapa corresponde de los 4 a los 6 meses y 2ª. Etapa de los 7 a los 9 meses, 3ª. Etapa de los 10 a los 12 meses.

5. - Verduras con cereal.

La combinación de verduras con cereales es excelente, ya que proporciona nuevos sabores al bebe. Forma de preparación:

a.- Lavar, secar y cocer perfectamente la verdura y una vez hecha puré con el molinillo o con el colador.

b.- Cuando el puré aun este caliente, agregue 3 cucharadas soperas de cereal pre cocido Gerber o Nestum (arroz, avena, maíz, etc.) Hasta obtener la consistencia de un puré.
c.- Dárselo al bebe, cuando tenga la temperatura adecuada (el cereal, no el bebe).

6. - Yogurt.

El yogurt le ayudara a su hijo a crear una flora normal en su aparato digestivo, que permitirá una mejor digestión. Forma de preparación:
a.- Se hierve un litro de leche entera (Boreal, Alpura, etc.) durante 20 minutos, se deja enfriar hasta que este en el punto exacto entre fría y caliente.
b.- Se le agregan 3 cucharadas soperas de yogurt natural Yoplait o Danone. Si desea un yogurt más cremoso, se le añaden 5 cucharadas soperas de leche formula 1.
c.- Se revuelve perfectamente y se deja sobre el piloto de la estufa toda la noche.
d.- Por la mañana ya esta listo para dársele al bebe. También puede ofrecérsele en las formas comerciales como, Yoplait o Danone.

7. - Yogurt con frutas.

Una vez que el bebé a aceptado el yogurt natural, ya sea preparado en casa o el comercial, se le puede agregar el puré de alguna fruta que ya a aceptado, como manzana, plátano, pera, etc. O comprar el yogurt con frutas ya preparado, pasarlo por el colador para evitar los trozos grandes de frutas.
Esto constituye un alimento adecuado, ya que se combinan los principales grupos de alimentos.

Forma de preparación Yogurt, frutas y cereal:

a.- Agregar al yogurt casero el puré de frutas y tres cucharadas de cereal pre cocido Gerber (arroz, avena, maíz).
b.- Mozclar todo perfectamente y dárselo al bebe.

8. - Leguminosas.

Son buen aporte de proteínas y se complementan con los aminoácidos de los cereales. Forma de preparación:

a.- Limpiar perfectamente las leguminosas y lavarla al chorro del agua.

b.- Remojarla con agua limpia toda la noche o mínimo dos horas antes de cocerlas.

c.- Ponerlas a cocer en un recipiente u olla Express, procurando que el agua las cubra perfectamente.

d.- Dejarlas hasta que estén bien cocidas.

e.- Cuando su consistencia sea ya suave (probarlo con un tenedor), retirar la olla del fuego.

f.- Se muele en un colador agregándole un poco del caldo en que se cocieron, hasta obtener un puré.

f.- Dejar enfriar y dársele al bebe.

9. - Leguminosas con carne.

a.- Una vez limpiada, lavada y remojadas las leguminosas, se colocan en la olla Express o recipiente para cocerlas junto con la carne (pechuga o hígado de pollo, etc.).

b.- Una vez bien cocidas las leguminosas y la carne, se muelen en la licuadora agregándoles un poco del caldo en que se cocieron o se pasan por el colador y se machacan perfectamente

c.- Después del SÉPTIMO MES DE EDAD, se pueden picar finamente y ofrecérsele al bebe.

10. - Leguminosas con verduras.

a.- Cocer las verduras y las leguminosas por separado. Una vez bien cocidas, vaciar ambas con un poco de caldo de cocimiento en la licuadora y moler perfectamente.

b.- Dárselo al bebe.

11. - Carnes.

A partir de los SEIS MESES DE EDAD, se puede iniciar pechuga e hígado de pollo, al séptimo mes dar carne de pavo, ternera y caldo de pollo.

Forma de preparación:
a.- Se limpia la carne, se le quita la piel y el hueso.
b.- Cocer la carne en agua hervida, hasta que este bien cocido y de consistencia suave.
c.- Tomar una pequeña porción (la que usted considera que su hijo comerá) y molerla en la licuadora o en un molinillo con 2 a 3 onzas del caldo de cocimiento, hasta obtener un puré suave.
d.- Agregarle la cantidad de caldo, para que la consistencia no sea muy liquida, ni demasiado espesa.
e.- Agregarle media cucharada cafetera de aceite de oliva.

13. - Carne con verduras.

Forma de preparación:
a.- Se limpia y cuece la carne y las verduras por separado.
b.- Se vacían ambas en la licuadora junto con 3 onzas del caldo en que se coció la verdura y se muelen hasta obtener un puré.
c.- Se puede agregar leche materna o fórmula en lugar del caldo de verduras, de acuerdo al gusto de su hijo.
d.- Se ofrece a su hijo.

14. - Carne con verduras y cereales.

a.- Una vez limpia y cocida la carne y las verduras por separado.
b.- Se vacían en la licuadora, se le añade 3 cucharadas soperas de cereal pre cocido Gerber (arroz, avena, maíz, etc.), se le agrega 3 onzas del caldo en que se cocieron las verduras o 3 onzas de leche materna o fórmula y se muelen perfectamente. Alimentos finamente picados, después de los 7 meses de edad.

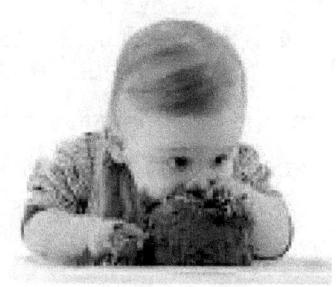

15. – Leches Industrializadas.

Con el objeto de simplificar la clasificación de los diferentes tipos de formulas, existen solo dos tipos de formulas adecuadas para ser usadas durante el primer año de vida en los niños nacidos de termino.

Las primeras son las que fueron diseñadas especialmente para cubrir los requerimientos nutricionales de los niños durante los primeros seis meses y son las formulas de inicio, antiguamente conocidas como maternizadas, humanizadas o modificadas en proteínas.

Las segundas son las que corresponden al segundo semestre de vida, es decir, de los seis a los doce meses de edad y son las llamadas fórmulas de seguimiento o continuación. (ejemplo Enfamil Premium 2)
El objetivo de las fórmulas de inicio, fue lograr una leche lo mas similar a la leche humana para proporcionarse al bebe, en aquellos casos en que no es posible la alimentación al seno materno.

Las fórmulas de seguimiento o continuación se utilizan cuando el bebe, ya esta ingiriendo nuevos alimentos (frutas, verduras, cereales, etc.), con el objeto de completar su aporte de nutrimentos y mantener un desarrollo adecuado, cuando no es posible alimentarlo al seno materno.

Durante la preparación de los biberones, las leches pueden contaminarse con bacterias, por esta razón se requieren ciertos cuidados

1. - Prepare todos los biberones del día al mismo tiempo y guárdelos en el refrigerador. Esto disminuye el riesgo de contaminación por abrir y cerrar la lata de leche en varias ocasiones.

2. - Antes de ofrecerla a su bebe, debe entibiarla en baño María o en el calentador especial de biberones. Vierta unas gotas en el dorso de su mano para probar que la temperatura es adecuada, antes de dársela a su hijo.

3. - El biberón debe guardarse prácticamente listo para su uso , a fin de evitar manipulación innecesaria.

4. - *Si su hijo no se termina la leche del biberón, no la guarde para la siguiente toma. TIRELA, los restos de leche en contacto con la saliva del bebe, facilitan la contaminación por bacterias.*

Método de esterilización terminal.

1. - Se reparte equitativamente la leche preparada que tomara el niño en 24 horas.
2. - Se ajustan las tapas de las botellas y luego se aflojan una media vuelta.
3. - Una vez colocados los biberones en las rejilla del recipiente donde se esterilizan, se agrega agua hasta una altura de 5 a 6 centímetros.
4. - Se coloca el recipiente al fuego y cuando el agua principia a hervir se cubre con su tapa por 25 minutos.
5. - Luego el recipiente se retira del fuego y se destapa, dejándose a temperatura ambiente por unos minutos.
6. - Cuando la temperatura de los biberones haya descendido, se aprietan las tapas y se guardan en el refrigerador.
7. - Se calientan al baño María o en el calentador de biberones cuando sea hora de dárasele al bebe.

En los alimentos tipo Gerber

1ª. Etapa corresponde de los 4 a los 6 meses .

2ª. Etapa de los 7 a los 9 meses,

3ª. Etapa de los 10 a los 12 meses.

16.- Té e Infusiones.

Las infusiones se hacen hirviendo durante unos minutos hojas de los más diversos vegetales, entre los cuales se encuentran las hojas de naranjo y las flores de azahar o de bugambilia. También las hojas de menta, las cáscaras de naranja, piña, la manzanilla, el limón y la hierbabuena.

La infusión puede ser más o menos concentrada según la cantidad de hojas que se usen. Puede servirse caliente o fría, e incluso al hervir puede añadirse miel o azúcar. Para que pinte la infusión, debe dejarse reposar unos minutos antes de servir. Se puede preparar el *té* con bolsitas comerciales (manzanilla, limón, etc., etc.), colocando la bolsa dentro de la taza o recipiente con agua caliente.

Es importante evitar el *té* negro y *te* de anís estrella, ambos resultan peligrosos para los niños y es frecuente encontrar casos de intoxicaciones por estos.

El objetivo de proporcionar algún *té* a los niños, es cuando buscamos sus propiedades benéficas, como por ejemplo:

1.- Té de manzanilla en caso de cólicos o malestar de la pancita, también es útil por su efecto antiséptico local (contra la infección) , aplicado en los ojos en caso de lagañitas o
infección ojos o de congestión nasal aplicando 1-2 gotas en la nariz.

2.- Té de hojas de guayaba, en caso de diarrea, se coloca 2 o 3 hojas de guayaba en medio litro de agua, hasta que hierva o una bolsita comercial de hojas de guayaba; se le ofrecer al niño tibia o fría , como agua de día..

3.- Té de ciruela pasa en caso de estreñimiento; iniciar con el jugo de 2 ciruelas, hervirlas hasta que saquen su jugo, colar este y ofrecerlo al niño, tibio o temperatura ambiente.   Si persiste estreñimiento aumentar a 3 o 4 ciruelas y reajustar dosis de acuerdo a efecto laxante.

4.- Té de eucalipto, bugambilia y / o gordolobo en caso tos, flemas, o congestión del pecho; diluir las hojas o las bolsitas comerciales, igual que en los casos anteriores..

5.- Té verde: Contiene cafeína, sus propiedades estimulantes son muy similares a las del café, pero también contiene *tanino*, que es un tranquilizante. En los primeros 2-3 minutos, las hojas liberan cafeína, en estos momentos los puede tomar el adolescente para mejorar la agudeza mental y evitar la fatiga (caso de estudio, exámenes, etc.) o si desea una descansar por las noches, se aconseja dejarlo reposar 10 minutos, tiempo en que los taninos aumentan su actividad y ayudan a un mejor descanso.

Sin embargo, personalmente, yo recomiendo los tés o infusiones, solo en caso de que se busque algún efecto especifico, lo ideal, desde mi punto de vista, es acostumbrar a sus hijos a consumir el agua en su forma natural

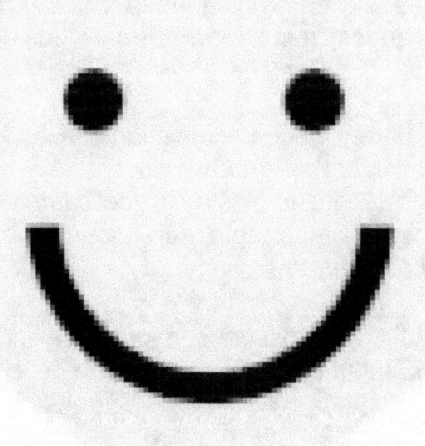

17.- Los Jugos de frutas.

Los jugos de frutas son líquidos concentrados de la fruta que les da origen y contienen agua y azucares en gran proporción, se menciona que el niño consume un promedio de cinco onzas al día, pero un 1% de los niños consumen 21 onzas diarias.

Las madres ofrecen jugos a sus niños, argumentando las siguientes razones: No quería leche y lo sustituyen por jugo, es un alimento natural y más barato que la leche y no contiene grasas y tiene vitaminas.

Sin embargo NO ES CONVENIENTE darles jugos a los bebes hasta después del primer año de edad, por las siguientes razones: La alta concentración de azúcares ocasiona retardo en el vaciamiento gástrico y sensación de plenitud, lo que DISMINUYE EL APETITO.

La alta concentración de azucares frecuentemente produce dolor abdominal en los niños. Los dientes se ven afectados por los jugos, ya que el contacto de azúcares por tiempo prolongado con los dientes, puede lesionar el esmalte de las piezas dentales.
Hay investigaciones en las que se demuestran que en algunos niños se presenta diarrea crónica inespecífica ocasionada por los azucares de los jugos; resultando que al suspender el consumo de jugo, los niños se aliviaron.

Probablemente detención del crecimiento: Hay un trabajo muy interesante de Lifshitz sobre un grupo de niños que consumían jugo de manzana (7 onzas al día) y que sufrieron detención del crecimiento en forma importante. Al suspender el jugo, se inició nuevamente el crecimiento.

Recomiendo que los niños no comiencen a ingerir jugo hasta después de que cumplan el año de edad; y deben consumirlo en taza, en lugar de biberón. Si requiere dar vitamina C extra, (que es el pretexto más común de madres y algunos pediatras) se le debe administrar en formas comerciales disponibles: Cevisol, Trivisol, Polivisol.

INICIO DE NUEVOS ALIMENTOS O ABLACTACION.

Nunca antes de los 4 meses de edad. Dependiendo de lo recomendado por su Pediatra o de las características especiales de alergia y del desarrollo de su hijo; podemos comenzar a los 4, 5 o 6 meses de edad. *Su hijo ya esta preparado para ingerir y digerir una gran variedad de alimentos, siendo muy importante evitar aquellos que tienen riesgo de producir alergias, como clara de huevo, cereal de trigo, pescado, chocolates, nueces, fresas, kiwi y jugo naranja.* Se recomienda iniciar con alimentos simples, sin combinar uno con otro, hasta después que los haya aceptado tolerado en forma individual, y siguiendo las reglas básicas de la ablactación que ya vimos.

Yo recomiendo iniciar la ablactación con:
Manzana cruda y rallada con una cuchara
Plátano rayado con una cuchara, sin las hebritas.
Pera cruda y rallada con la cuchara.
Zanahoria cocida y hecha puré con la cuchara.

PRIMERA SEMANA.

Se inicia con la manzana cruda, se lava perfectamente, se corta por la mitad con un cuchillo, se toma la manzana con una mano, sujetándola por la cáscara y con una cuchara cafetera se ralla la manzana, ofreciéndosela al bebe.
Siguiendo las reglas básicas de la ablactación, se le ofrece una cucharada cafetera el primer día, aunque su hijo manifieste querer más; Dos cucharadas cafeteras el segundo día y a partir del tercer día en la cantidad que su hijo desee (de una a veinte manzanas). Este alimento se le ofrecerá en el desayuno y continuara ofreciéndosele, además de los nuevos alimentos que se iniciaran en la comida y cena. También se puede ofrecer cocida, si es que su hijo la apetece en esta forma, Usted puede hacer la prueba, para saber, en que forma la prefiere.

SEGUNDA SEMANA.

Se continua con manzana en el desayuno en la cantidad que su hijo desee e iniciaremos un nuevo alimento en la comida *el plátano.* Se pela un plátano maduro (tabasco, dominico, etc.), se le retiran las hebritas y rallándolo con la cuchara, se le ofrece una cucharada el primer día, dos cucharadas el segundo día y en la cantidad que su hijo desee a partir del tercer día, de acuerdo con las reglas de la ablactación. Se continuara el plátano en la comida, y posteriormente podremos combinarlo con cereales, una vez que ya se hayan tolerado estos. En ocasiones es frecuente observar evacuaciones de color negruzco y como con hebritas o que parecen gusanitos, lo que alarma a las madres, este tipo de evacuación es normal y no deben de preocuparse.

TERCERA SEMANA.

Se continua con manzana en el desayuno, plátano en la comida y se inicia en la cena con **la pera**, se selecciona una pera madura, se parte por la mitad con un cuchillo y con una cuchara se raspa o ralla y se le ofrece al bebe. Siguiendo las reglas de la ablactación, se le da una cucharada el primer día, dos cucharadas el segundo día y en la cantidad que su hijo desee a partir del tercer día.

CUARTA SEMANA.

Inicio de zanahoria cocida. Una vez que el bebe ha experimentado agradablemente los nuevos sabores, esta en condiciones de presuponer que todo lo que se le ofrece en una cuchara es agradable y es el momento para probar las verduras. Se inicia de acuerdo con las reglas básicas de la ablactación en forma gradual y a partir del tercer día en la cantidad que el bebe desee. Este alimento se recomienda en la comida, además del plátano o en lugar de este, de acuerdo al apetito de su bebe. Al final del mes, se pueden combinar las frutas que ya a aceptado, como manzana, plátano, pera.

ALIMENTACIÓN A LOS CINCO MESES DE EDAD.

Siguiendo las reglas básicas de la ablactación, seguiremos introduciendo en forma gradual los nuevos alimentos, distribuyéndolos en el horario familiar de comidas; respetando siempre el apetito y predilección de su hijo en el desayuno, comida y cena. Iniciaremos un nuevo alimento cada cinco días, los alimentos recomendados a esta edad son:

Cereal de arroz, calabacitas cocidas, chayote cocido, guayaba y tejocote cocido.

PRIMEROS CINCO DIAS.

El primer cereal que se recomienda para su bebe es el cereal de arroz. Es importante evitar los cereales refinados, que han perdido muchas de sus vitaminas y minerales, siempre son recomendables los CEREALES INTEGRALES. Muchos de los cereales para adultos, no son ideales para el niño. Recomiendo en CEREAL DE ARROZ (Nestum o Gerber), el cereal, ya estan pre cocidos, y se recomienda en la siguiente forma:
Se puede aumentar o disminuir la consistencia del cereal, aumentando o disminuyendo la cantidad de leche.
Nos interesa que el bebe comience a comer el cereal, no ha beberlo, por lo que se busca una consistencia semisólida, pero no pegajosa.
Iniciar de acuerdo con las reglas de la ablactación, una cucharada cafetera el primer día, dos cucharadas cafeteras el segundo día y a partir del tercer día, ya que lo ha tolerado, lo podemos combinar con frutas, manzana, pera o plátano, que se iniciaron al cuarto mes. Seguiremos dando el cereal de arroz solo o combinado con frutas.

SIGUIENTES CINCO DIAS.

Inicio de calabacitas cocidas, en la forma tradicional en que se preparan en casa, para ir acostumbrando a su hijo a la sazón familiar.
Recuerde lavarlas, pelarlas, cocerlas en agua hirviendo y molerlas en la licuadora o colarlas con 3 cucharadas soperas del agua en que se cocieron, hasta formar un puré.

Se ofrece una cucharada cafetera el primer día, dos el segundo y a partir del tercer día en la cantidad que su hijo desea. Se puede a partir del tercer día combinar con otra verdura que ya conoce como zanahoria y/o con cereales de arroz, alimentos que ya ha probado y aceptado.

SIGUIENTES CINCO DIAS.

Continuamos con chayote cocido, siguiendo las instrucciones de las verduras cocidas pagina 146 o lo puede hacer en la misma forma en que lo prepara en su casa.
Lavar, pelar y cocer el chayote en agua hirviendo. Molerlo en la licuadora o colarlo con tres cucharas soperas del agua de cocimiento, para aprovechar sus vitaminas.
Se le ofrece, de acuerdo con las reglas de la ablactación, una cuchara cafetera el primer día, dos el segundo día y a partir del tercer día en la cantidad que su hijo desee.
A partir del tercer día, le puede agregar tres cucharadas de cereal Nestum, o Gerber de arroz, cuando el puré aun este caliente y mezclarlo bien con una cuchara, hasta obtener una consistencia adecuada.
Se continúa el chayote cocido, solo o con cereal hasta completar cinco días, antes de iniciar otro alimento.

SIGUIENTES CINCO DIAS.

Continuaremos guayaba y tejocote cocido.
La guayaba se puede ofrecer cruda o cocida, de acuerdo con la predilección de su hijo, se lava perfectamente, se parte a la mitad con un cuchillo y se le retiran las semillas, se ofrecer la pulpa raspándola con la cuchara del bebe. Una cucharada el primer día, dos el segundo y partir del tercer día en la cantidad que el elija, se puede combinar a partir del tercer día con cereal de arroz o con otra fruta de las que ya acepto y tolero previamente.
El tejocote cocido, después de seleccionar un tejocote maduro, cocerlo, quitarle la cáscara y las semillas, se machaca la pulpa y se ofrece al bebe. Una cucharada el primer día, dos el segundo día, y a partir del tercer día en la cantidad que su hijo prefiera; posteriormente, puede combinarlo con cereal de arroz u otras frutas, ya aceptadas.

Continuamos en forma gradual, dando una cuchara del nuevo alimento el primer día, dos cucharadas en segundo día y a partir del tercer día, podemos combinar el alimento nuevo, con los que ya acepta y tolera; respetando siempre su gusto y apetito; sin obligarlo a comer, ni forzarlo a terminar una cantidad determinada.

A esta edad continuamos con:

Pechuga de pollo, Hígado de pollo, cereal de avena, chabacano cocido y chicharos cocidos..

PRIMEROS CINCO DIAS.

La pechuga de pollo, selecciona un pequeño trozo, lo limpia, cuece, retira la piel y lo muele en la licuadora con las tres cucharadas soperas del caldo de cocimiento o en el colador.

Se le ofrece una cucharada el primer día, dos el segundo y a partir del tercer día lo puede combinar con cereal de arroz, calabacitas, chayotes o zanahoria cocida.

SIGUIENTES CINCO DIAS.

Se continua con hígado de pollo, se lave, cuece y machaca o tritura con tres cucharadas del caldo de cocción y se le ofrece siguiendo las reglas básicas de a ablactación. A partir del tercer día se puede combinar con cereal de arroz, o verduras cocidas (de las que ya acepto y tolero su hijo); de acuerdo a su gusto y predilección.

SIGUIENTES CINCO DIAS.

Continuamos con cereal de AVENA pre cocido. Se agregan a 3 onzas de leche materna o Formula 2 y tres cucharadas soperas de cereal de avena. Se ofrece una cuchara el primer día, dos el segundo día y partir del tercer día se combina con frutas, (manzana, pera, plátano, etc.)

Recordar que esta es una GUIA y que la madre esta autorizada a "saltarse" algún alimento que su hijo no desea o no fue posible conseguir, recuerde que están son sugerencias y es una guía muy flexible que se adaptara al gusto y apetito del bebe y no debe adaptarse su hijo a dietas o reglas muy estrictas.

DESPUES DE LOS SEIS Y MEDIO MESES DE EDAD.

Continua con chabacano cocido, aumentando una cucharada al día hasta el tercer día y después se puede combinar con cereales, pechuga o hígado de pollo.

Y al final del mes se continúa con chicharos cocidos, ofrecer en papilla; siguiendo las reglas básicas de la alimentación.

Ejemplos de posibles combinaciones:
1.- Media manzana, medio plátano y cereal de arroz o avena.
Lavar bien la manzana antes de pelarla, colocarla junto con el plátano y machacar todo con un tenedor o moler en la licuadora para el bebe, se le puede añadir 2-3 cucharadas soperas de cereal Nestum de arroz, avena. Administrar al niño inmediatamente para no perder los aportes vitamínicos de las frutas.
2.- Tres cucharadas de cereal (arroz o avena), mas una fruta (manzana, plátano o pera). Machacar con el tenedor o en la licuadora del bebe y ofrecer inmediatamente.
3.- Pechuga de pollo, zanahoria, chicharos y aceite de oliva.
Se hierve el pollo con la zanahoria y los chicharos, hasta la cocción completa, se deshuesa el pollo, se pasa por el colador con el caldo de cocción o se muele en la licuadora. Finalmente se le añade una pizca de sal.
4.- Hígado de pollo, calabacitas y aceite de oliva.
Se hierve el hígado con las calabacitas hasta que estén bien cocidos. Se le añade una cucharada sopera de aceite de oliva y una pizca de sal. Se pasa todo por el colador con 2 o 3 onzas del

agua de cocción o se muele en la licuadora del bebe y esta listo para dársele al bebe.

5.- Pechuga de pollo, zanahorias, calabacitas y aceite de oliva. Se hierve el pollo con la zanahoria y calabacitas hasta que estén bien cocidos, se deshuesa el pollo. Se pasa todo por el colador con 3 onzas del agua de cocción o se muele en a licuadora del bebe. Se el añade una cucharada sopera de aceite de oliva y una pizca de sal y se ofrece al bebe.

6.- Puré de zanahorias, chicharos y cereal.
Se cuece las zanahorias con los chicharos, perfectamente, una vez bien cocidas, se le agrega tres cucharadas soperas de cereal, un día puede ser arroz otro de avena. Se le puede agregar un poco del agua de cocción para lograr la consistencia deseada del puré.

7.- Puré de chicharos, zanahoria e hígado de pollo.
Se hierve el hígado de pollo con la zanahoria y los chicharos hasta que estén bien cocidos. Se pasa todo por el colador con el agua de cocción o se muele el la licuadora del bebe. Se le añade una cucharada cafetera de aceite de oliva y una pequeña pizca de sal y esta listo para comer.

8.- Puré de carnes con verduras.
Se coloca un pedazo pequeño de pechuga y de hígado de pollo, se agrega diferentes verduras como calabacitas, zanahoria, chicharos, etc., se cuecen perfectamente y después de cuelan con un poco del caldo de cocción o se muelen la licuadora. Se deja enfriar y se ofrecer al bebe.

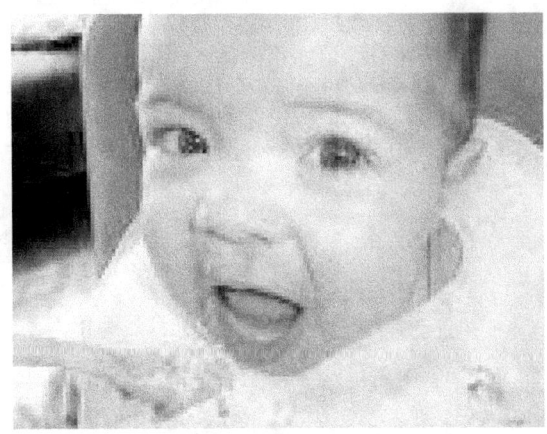

ALIMENTOS A LOS SIETE MESES DE EDAD.

A esta edad recomiendo iniciar con:

Pavo, Cereal de maíz, espinacas y ejotes cocidos, papa, gelatina.

A esta edad, dar la comida, no en papilla, si no bien machacada, pero con pequeños trocitos, para estimularlo a tragar, motivarlo a que tome los trocitos con la mano y se los lleve a la boca.

Que aprenda a disfrutar la hora de la comida, ayudarlo a que coma con sus manos; no preocuparnos de que quede algo de comida en su cara, cabello o babero; que disfrute la hora de la comida es muy importante.

Siguiendo las reglas básicas continuamos con Pavo, en la misma forma que iniciamos la pechuga de pollo, al tercer dia, lo podemos combinar con zanahoria, calabacitas, etc.
Seguimos después con cereal de maíz (ya tolero previamente cereal de arroz y avena); siguiendo la misma técnica de los cereales anteriores; a partir del tercer dia, podemos combinarlo con frutas y/o verduras.

Continuamos con espinacas cocidas por 5 días, después ejotes cocidos, mas adelante la papa y finalmente la gelatina; esto le va a permitir aprender a "tragar" pequeños trocitos de alimento y cambiar gradualmente de la papilla a los alimentos finamente picados. Sin embargo, hay niños que mastican el alimento cuando no está en forma de papilla y después lo sacan de su boca, no preocuparnos, el gradualmente ira avanzando y aprendiendo a tragarlo.

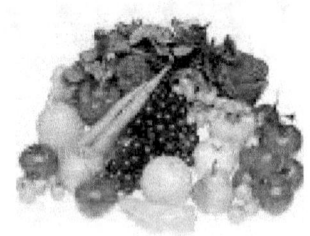

LA ALIMENTACIÓN A LOS OCHO MESES DE EDAD

A esta edad se le debe insistir en que "coma por si mismo", que tome los alimentos con sus manos y se los lleve a la boca, sin preocuparnos de que se manche la cara, la ropa, el cabello, permitirle GOZAR el placer de comer. Se puede enseñar a beber en taza (con una taza entrenadora).
A esta edad se recomiendan los siguientes alimentos:

Durazno, melón, acelgas, betabel, sandia.

Siguiendo las reglas ya conocidas (las he repetido 232 veces) e integrando un nuevo alimento cada cinco días aproximadamente. Iniciar con un durazno maduro, suave, raspar la pulpa y ofrecerlo con la cuchara, también puede cocerlo previamente, de acuerdo al gusto de su bebe.

Seguimos con melón, acelgas, betabel y sandia; este mes es para que Usted continúe combinando los alimentos que ya acepto con los nuevos; permitiéndole comer con sus manos.

Recuerde, estas son sugerencias o recomendaciones, lo ideal es adaptar aquellas que sean del agrado de su hijo, es importante no obligarlo a comer, todo lo que la madre quiere o su Pediatra le recomienda; permitirle expresar su gusto o rechazo por determinados alimentos; que aprenda que la "hora de comer" es un momento grato de conocer diferentes colores, texturas y sabores; que pueda sentir en sus manos los alimentos, apretarlos, llevárselos a la boca.

Esta experiencia, debe ser disfrutable para todos, no preocuparse de que se manche la ropa o la cara; lo importante es recordar que "*la vida está llena de buenos momentos*" y que debemos propiciarlos.

LA ALIMENTACIÓN A LOS NUEVE MESES DE EDAD

A esta edad su hijo ya se está integrando a la dieta familiar, al horario de la comida; se sienta a la mesa en su silla especial ("periquera", silla de bebe, etc.).

Es muy importante no limitar su alimentación a unas cuantas frutas y verduras, y motivarlo a probar de todo, respetando su gusto y predilección por lo que le agrada y por lo que no.

A esta edad ya esta adaptado al horario de alimentación familiar y se le debe entrenar en el uso de la cuchara (puede ser desde el octavo mes en niños muy hábiles).
Se le debe permitir tomar con sus manos las galletas, pedacitos de bolillo, pan, etc.

Este mes, vamos a dedicarlo a combinar los alimentos, que ya acepta y disfruta; buscando combinaciones de frutas y cereales, verduras y carnes; carnes con cereal y verduras, etc. Como están sugeridos en la página 151-156.

Lo importante es que disfrute la comida, que aprenda a cambiar la papilla por alimentos finamente picados. Sin embargo, recordemos que todos los niños son diferentes, algunos rápidamente aceptan el cambio de la papilla a alimentos picados; otros escupen o rechazan esta consistencia. No hay ninguna urgencia, de obligarlos a seguir un ritmo impuesto por los adultos, cada niño, dependiendo de su desarrollo y carácter, ira evolucionando en relación con la comida, a su propio ritmo.

Lo importante, es que toda la familia, respete la individualidad de su hijo, que no lo compare con familiares y vecinos; lo verdaderamente necesario es que aprenda que el comer, es una experiencia agradable.

LA ALIMENTACIÓN DEL BEBE DE LOS DIEZ MESES A LOS DOCE MESES DE EDAD

A esta edad, su hijo ya esta "casi" integrado a la dieta familiar, come una gran variedad de alimentos.
Hay una gran variedad de sopas o cremas para bebe; estas pueden ser de marcas comerciales como Gerber o Nestum Usted puede prepáralas , usando la formula 2 que ingiere su bebe .

Puede preparar cremas (elote, papa, chicharos, zanahoria, etc.), separando una porción para su bebe y agregando la formula 2, preparando en la misma forma que utiliza para toda la familia.
Las sopas, fríjol, lentejas, juliana, verduras, etc., de las que usted prepara normalmente para su familia. Es importante integrarlo gradualmente al sazón y gusto familiar.
A esta edad continuamos con:

Sopas: frijol, lentejas, verduras, elote, etc., etc.
Cremas: zanahoria, chicharos,
Yema de huevo (nunca cruda).

Ya come por si mismo y muestra su gusto o rechazo por algunos alimentos, usa mejor la cuchara, bebe con más facilidad de una taza y goza de comer con la familia.

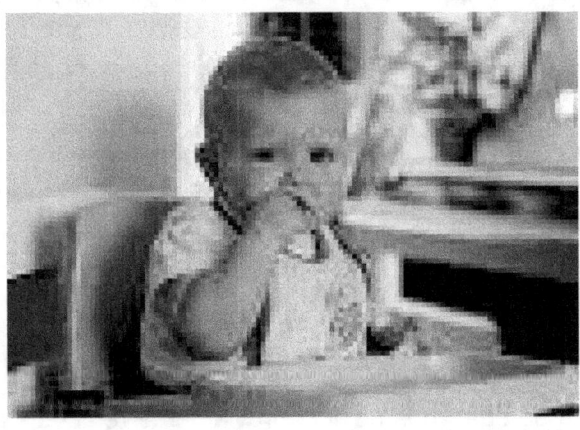

Hay alimentos que por higiene o debido a la posibilidad de producir alergias, no son recomendables, como: huevo entero, fresas, ostiones, lechuga, chocolates , kiwi, jugo de naranja, toronja, nueces, cacahuates, etc., hasta después del año de edad.

Siguiendo las reglas básicas de la alimentación, se ofrece una pequeña cantidad el primer día, un poco mas el segundo día y a partir del tercer día en la cantidad que su hijo desee y se puede combinar a partir del tercer día con otros alimentos aceptados previamente.

1.- Media manzana con media taza de yogurt más una cucharada sopera de harina de amaranto. Se pela la manzana, se le agrega a la taza con el yogurt y se añade la harina de amaranto, se muele todo perfectamente.

2.- Medio plátano, una cucharada de pasitas y media taza de yogurt. Se remojan las pasitas en agua hirviendo unos minutos, se enjuagan y se muelen con el plátano y el yogurt.

3.- Media pera, media manzana, media taza yogurt y miel. Se pelan y se muele la manzana y la pera, se añade el yogurt y una cucharadita cafetera de miel de abeja.

4.- Una cucharada sopera de harina de soya, una cucharada de pasitas, medio mango y media taza de yogurt. Se muelen las pasitas remojadas con el mango, se añade el yogurt y la harina de soya y se mezcla perfectamente.

5.- Media pera, medio plátano y una cucharada de pasitas. Se remojan las pasitas en agua hirviendo unos minutos, se enjuagan y se muelen con la pera y el plátano.

6.- Hot cakes o pan francés mas una rebanada de fruta.

7.- Medio plátano, una cucharada de pasitas, media taza de yogurt y 2 cucharadas soperas de cereal Nestum de arroz, avena o maíz. Se agrega a las pasitas previamente remojadas en agua caliente, el cereal, el plátano y el yogurt, mezclando perfectamente.

8.- Media manzana, 2 cucharadas soperas de harina de soya y media taza de yogurt y una cucharadita cafetera de miel. Se agrega la manzana al yogurt y a la soya, mezclando todo perfectamente con la miel.

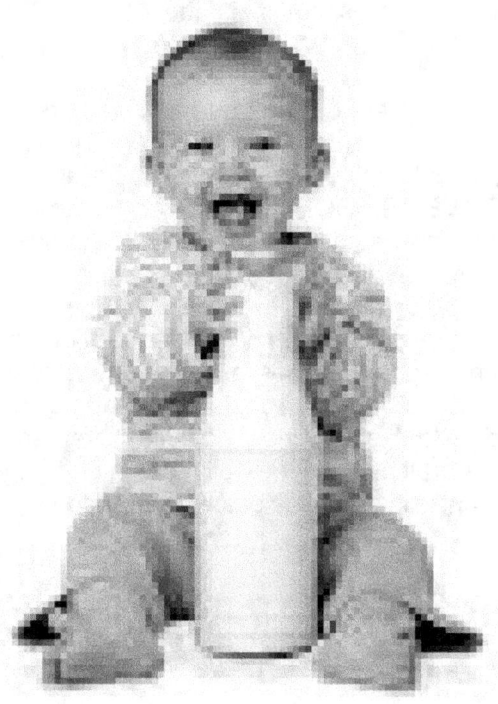

En los niños con antecedentes o riesgo de alergia, también es recomendable, no iniciar el huevo entero, filete de pescado, oleaginosas, chocolates, cítricos, etc., hasta después de los 18 meses de edad o de acuerdo a su Médico.

EL APETITO DE LOS NIÑOS.

Todos los niños tienen diferente apetito, como diferente color de ojos, diferente carácter, necesidad de sueño, etc. Algunos niños tienen un enorme apetito, que no disminuye aun en períodos de enfermedad; en cambio, otros tienen un apetito menor, que se afecta fácilmente por su salud o estado de ánimo. Respete su Individualidad.

Forzar a un niño a comer ocasiona que el niño se rebele contra la presión y contra los alimentos que no desea; también, el apetito varía muchísimo ante los diferentes tipos de alimentos. Si los obligamos a "COMER TODO" o si lo forzamos mediante premios y castigos, estaremos actuando contra la Naturaleza, quien ha ordenado que para comer, hay que tener hambre.

No existen muchos problemas de "falta de apetito" entre los cachorros de una leona o en los niños de las aldeas en África, donde las madres no saben lo bastante de nutrición como para angustiarse por ello; estos niños dejados libremente y con el "consejo de la naturaleza", no son obligados a comer. y comen (lo que hay) en la cantidad que ellos quieren (cuando hay suficiente).

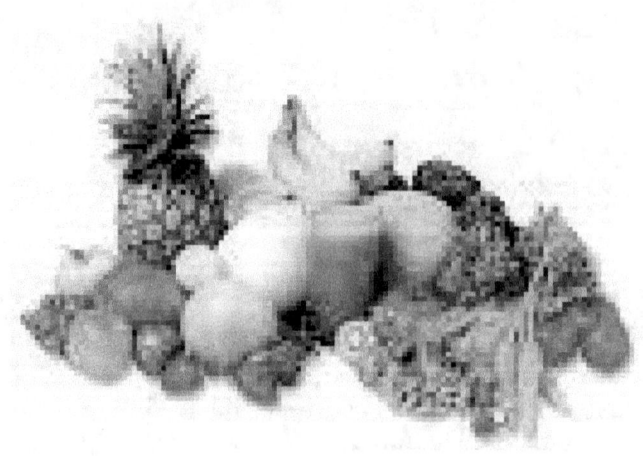

RECOMENDACIONES PARA LOS PADRES.

1.- EVITAR REFRE5COS y GOLOSINAS:
Esta debe ser una decisión familiar (incluyendo a los abuelitos) y se debe respetar. En caso de que su hijo desee comer entre comidas, se le pueden ofrecer alimentos de buen valor nutricional (jícama, pepino, mango, etc.).

2.- DEJAR QUE EL NIÑO TENGA HAMBRE:
Si no quiere comer, "NO LO OBLIGUE". Espere a que tenga hambre y entonces ofrézcale una alimentación adecuada, permitiéndole elegir lo que prefiera comer con sus manos y respetando la cantidad que él decida.

3.- INVESTIGAR LA CAUSA DEL BAJO APETITO:
Su pediatra probablemente solicitará análisis de orina, evacuaciones, etc. para investigar la posibilidad de parásitos, infección urinaria, etc.

4.- RESPETE A SU HIJO: (su individualidad).
No lo compare con el primo o vecino y acéptelo como es; hay niños de configuración delgada y otros de constitución gruesa. Hay chaparritos y altos. Lo importante no es cuánto pesa, lo importante es que sea un niño FELIZ, aunque haya en la escuela niños "más gordos y grandes que él".

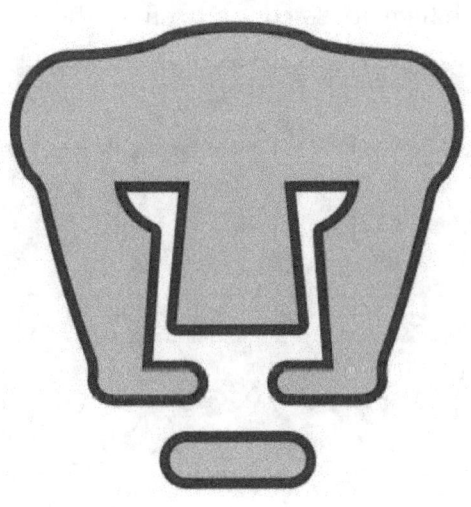

MI HIJO NO QUIERE COMER.

Esta es una de las quejas más frecuentes de las madres y que frecuentemente ocasiona conflictos y angustia en la familia. Comenzaré por comentar las causas que hacen que su niño no tenga hambre.

1.- La sensación de vacío en su estomaguito, situación que se presenta normalmente cuando el tránsito intestinal y la digestión de los alimentos se ha realizado; lo que no ocurre cuando al niño le están dando en forma continua o frecuente golosinas, dulce, galletas, o cualquier alimento entre comidas, lo que provoca la falta de apetito.

2.- La disminución de azúcar en la sangre, lo que no ocurre, si su hijo toma bebidas endulzadas (refrescos, jugos, etc.) o alimentos de pobre valor nutricional, pero de alto contenido de azucares (dulces, golosinas, etc.) y las que pueden causar pérdida de apetito.

3.- Enfermedades como: Parásitos (amibas, lombrices, etc.) infecciones urinarias, catarros, etc.

4.- O simple mal crianza, cuando se le enseña a comer sólo mediante premios y castigos; obligándole a comer la cantidad que la madre decide; haciendo que un acto natural, como el comer cuando se tiene hambre, se convierta en una "lucha familiar".

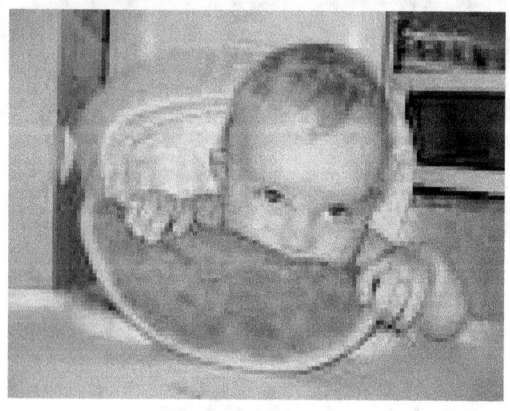

UN CASO TIPICO .

Acude a mi consultorio la mamá y la abuelita de Eulogia, una niña de 3 años de edad inmediatamente la madre muy angustiada exclama: "¡Estoy desesperada!, "MI HIJA NO COME NADA".
Al observar detenidamente a Eulogia encuentro a una niña con peso y talla NORMALES y que masca un chicle despreocupadamente.

Le pregunto a la madre si Eulogia toma leche, "claro que sí", respondió, "pero sólo toma 3 biberones al día.
¿Come algo de carne? le pregunté. Me miró con cierto recelo y respondió, claro. Come carne todos los días, pero no le gusta el pescado, ni las chuletas, ni el hígado".

Le pregunté si alguna vez en la semana comía frutas. Seriamente respondió: "Si. Come fruta TODOS LOS DÍAS", pero no le gusta la papaya, ni las uvas, ni el jugo de zanahoria.

Entonces yo comente: "YO ENTENDI QUE EULOGIA NO COMÍA NADA";

En ese momento interviene la abuelita: "Bueno, lo que pasa es que come poquito" y agrega en tono de reto: "NO COME VERDURAS" y "ANTES tomaba 5 biberones y ahora solo 3" concluye y se cruza de brazos.

Más tarde, al explicarles que el peso y la talla de Eulogia se encontraba ligeramente POR ARRIBA de peso y talla PROMEDIO para su edad y que eso significaba que la cantidad de alimento que comía era suficiente para lograr un desarrollo NORMAL y que no importaba el número de onzas de leche que comía o la cantidad de alimento que ingería que lo verdaderamente importaba era:

1.- Que la hora de los alimentos sea de armonía y convivencia familiar.
2.- No preocuparse del apetito, mientras mantenga peso y talla normales.

Yo no como de todo; tengo predilección por los mariscos, prefiero el jugo de naranja a otros, me fascina el pollo con champiñones, etc.

No soporto el chile; nunca como lechuga no me agrada el jugo de toronja, ni como betabel. y no creo que se deba o pueda obligarme a comer de todo.

Sin embargo, cuando se trata de los niños, TODOS los adultos, ordenan (como a ellos no les afecta directamente): "UN NIÑO DEBE COMER DE TODO", sin ninguna base o fundamento científico, ya que NINGÚN ALIMENTO ES INDISPENSABLE y cualquier alimento que el niño no desea puede ser sustituido por otro de cualidades nutricionales semejantes.

El apetito varía de persona a persona, así como el gusto por determinados alimentos. La predilección puede variar de un día a otro; y los padres tienen que aprender a respetar la predilección de su hijo por determinados alimentos; así como también la cantidad que su hijo apetezca.

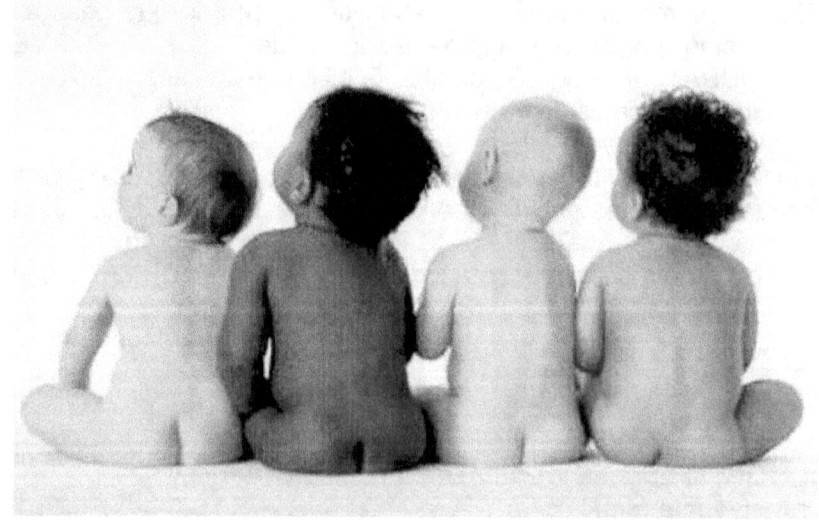

Hay un trabajo muy interesante de la sicóloga Bridges, quien seleccionó a 50 niños pequeños de la misma edad, constitución física, crianza familiar, nivel socioeconómico, etc, y los dividió en dos grupos de 25 niños cada uno. A un grupo lo alimentó con un plan dietético bien determinado por nutriólogos y pediatras, y al otro lo dejó comer lo que cada niño quería comer, ofreciéndole toda una variedad de alimentos y dejando que el niño seleccionara y comiera lo que quisiera y en la cantidad que quisiera.

¿Qué ocurrió?

El grupo de dieta libre comía con mejor apetito, sin pleitos, sin necesidad de obligarlos, aunque a veces había niños que comían solamente plátanos u otros que tomaban únicamente leche; había otros que picaban de todos los alimentos; pero al final este grupo no presento indigestión, tuvo un mejor aumento de peso, y se encontraba sano y vigoroso.

Un trabajo similar lo realizó la doctora Clara Davis, quien tomó a tres bebés de 8 a lO meses de edad, que solo se habían alimentado con leche de pecho; y los llevó a vivir a un sitio donde podían ser observados y cuidados. En cada comida, una enfermera les ofrecía entre 6 y 8 fuentes que contenían una variedad de alimentos no refinados. Había verduras, frutas, huevos, cereales, carnes, pan integral, agua y jugo de frutas. La enfermera tenía instrucciones de no ayudar a comer a los bebés hasta que ellos mostraban lo que deseaban. Si un niño tomaba del huevo, e intentaba comerlo con las manos, la enfermera estaba autorizada a darle una cucharada de huevo; luego debería de esperar a que el bebé volviera elegir; más huevo, o quizá, jugo de manzana.

La doctora Davis descubrió tres cosas importantes:

1.- Los bebés que eligen su propia dieta entre una variedad de alimentos naturales, se desarrollan muy bien; ninguno de ellos se volvió muy gordo o muy delgado.

2.- Después de un lapso, cada bebé eligió lo que cualquier nutriólogo o pediatra consideraría una dieta bien equilibrada.

3.- De comida en comida y de día en día, el apetito varía mucho, tomando cada comida por separado, no resultaban bien balanceadas. Un bebé podía preferir, ante todo, verduras durante varias comidas seguidas; y luego cambiar, e inclinarse con intensidad por los carbohidratos; en ocasiones el bebé podía empecinarse y podía tomar sólo zanahorias, como única comida, tal vez en cantidades que un adulto consideraría excesivas. Y, después de semejante banquete, no presentar ni dolor de abdomen, vómitos, ni diarrea. A veces un bebé podía beber un litro entero de leche, además de una comida completa, y en la siguiente comida casi no tomar leche. En varias ocasiones un bebé comió 6 huevos duros además de su comida completa. Había una gran variedad en el apetito y predilección en los niños.

Posteriormente la doctora Davis llevó a cabo el experimento con niños mayores, inclusive con pacientes del hospital; encontrando los mismos buenos resultados.

Esto no significa que deban servir de 6 a 8 platillos en cada comida, como si estuvieran en un restaurante chino; solo demuestra, que se puede y debe confiar en el apetito y gusto de su bebe. Se le puede permitir tomar un alimento en gran cantidad sin preocuparse de las consecuencias. Y tampoco preocuparse, si su hijo rechaza alguna verdura; ya la comerá cuando él quiera, si no lo obliga a comerla.
Lo principal es que su hijo disfrute todas y cada una de sus comidas.

DEJARLOS COMER POR SI SOLOS.

Muchos niños logran cierta preparación para comer con la cuchara, cuando desde los seis meses de edad, se les permite comer con sus manos, (pan, galletitas, etc.) .Luego cuando a los 9 meses de edad se les ofrece alimentos en pequeños trocitos, los toman y se los llevan a la boca. Los bebés a quienes nunca se les permitió comer por si solos con los dedos, tienen tendencia a demorarse en tomar la cuchara para alimentarse.

EL NIÑO DE PESO BAJO O DELGADO.

Cuando un niño presenta peso bajo para su edad: si come bien, está activo, no se enferma seguido y no se queja de nada, lo más probable es que no sea desnutrido sino simplemente de constitución delgada.

Con el objeto de tranquilizar a las madres y asegurar en los niños un buen aporte de nutrientes, yo recomiendo ofrecer el amaranto, la "famosa alegría"; este alimento contiene todos los aminoácidos esenciales , es decir es una proteína ideal, equivalente a la carne. (ver grafica abajo).

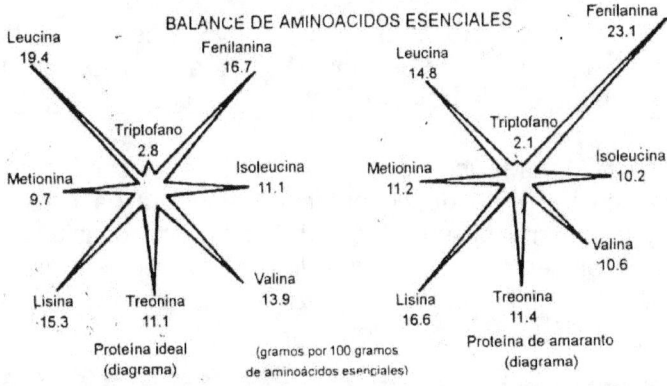

Yo recomiendo que el padre, muela perfectamente este producto hasta formar un polvo fino, que se puede agregar al yogurt, a las papillas, los cereales o a cualquier alimento que el niño desee.

También recomiendo el Pediasure en polvo (vainilla o chocolate) y agregar una medida o cucharada en cada biberón, únicamente como complemento nutricional; en esta forma, aunque el niño no coma la cantidad o la variedad de alimentos que la mama desea; sabe que con *el amaranto y el Pediasure*; está cubriendo sus necesidades básicas de nutrición.

En estos niños, es casi seguro que entre sus padres, abuelos o tíos habrá varios que son delgados y aunque coman mucho nunca engordan.

Es decir, hay factores genéticos, que determinan ciertas características físicas. Hay niños que son muy activos e inquietos y siempre van a ser delgados; independientemente de la cantidad de alimento que ingieran.

Respete su individualidad, no lo compare con el primo o el vecino, acéptelo como es y no se preocupe, mientras su Medico, lo que encuentre sano y tenga un buen desarrollo psicomotor.

De gracias a Dios, que su hijo puede ver, oír, caminar, es inteligente, no es feo, no se enferma; no se preocupe, ni angustie, porque no es gordo. Respete la Individualidad de su hijo; hágalo sentir bien, estimule su autoestima. Disfrute a sus hijos, disfrute la vida, "*Recuerde que la vida está hecha de buenos momentos*".

Actualmente, en México esta presentándose el cambio de una país con casi el 40% de desnutrición infantil, a pasar a ser el primer país del mundo en obesidad infantil; esto ocasionado por una mala alimentación, en que los niños reciben una gran cantidad de carbohidratos o azucares refinados, que se almacenan en forma de grasa en el organismo.

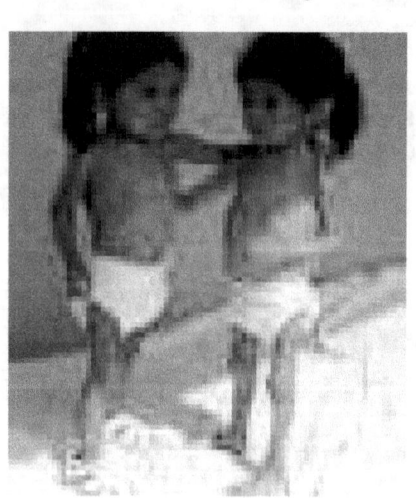
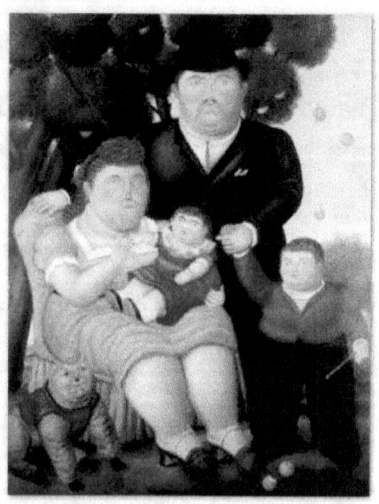

La obesidad del adulto, se inicia en la niñez. Desde los primeros meses se puede reconocer a los niños que están engordando demasiado y se deben tomar medidas. El niño que duplica su peso de nacimiento antes de cumplir los 3 meses es probable que esté engordando demasiado.

¿Qué se puede hacer cuando se observa que desde los primero meses, un bebe esta engordando demasiado?

Esto raras veces ocurre con los alimentados al pecho porque ellos no consumen más de lo que necesitan. Pero cuando la alimentación es con biberón, las madres siempre creen que el niño debe dejarlo vacío y con frecuencia le agregan cereales que aumentan su valor calórico. Otro factor es creer que todo llanto del niño es hambre y darle de comer, cada vez que abre la boca o introducir jugos, papillas y cereales antes de los cuatro meses también contribuye al sobrepeso. Evitando esta conducta y vigilando de cerca el peso del niño se puede detener a su debido tiempo la tendencia al sobrepeso y a la obesidad; su Médico le explicara las graficas y la relación peso/talla. (pág. 312,313).

Nota: Es importante la formación de "buenos hábitos familiares"; recordar, que el niño aprende con el ejemplo; muchos problemas de obesidad infantil, presentan un componente familiar; el tipo de alimentación que existe en la casa, los hábitos sedentarios de los padres y los hábitos de consumo (refrescos, golosinas, etc.); que aprende en el hogar o la escuela.

Su Medico al revisar las graficas de crecimiento, detectara a los niños que están engordando, más de lo aconsejable, también valorara las características de los padres y hermanos y recomendara la estrategia para evitar el sobrepeso. Hay una leche especial: *Novamil S (Sacian te);* que le ayuda a su hijo a quedar satisfecho y no incrementar tanto de peso. Es mejor controlar su peso en los primeros años de edad y que se vaya acostumbrando a comer sanamente.

¿Qué es la Obesidad?.

La obesidad es el exceso de grasa en el cuerpo y no solo el aumento de peso. Esta definición, permite entender mejor el problema y las posibles soluciones.

En la actualidad México es el PRIMER PAIS DEL MUNDO en Obesidad Infantil y constituye un factor de riesgo de que surja resistencia a la insulina y diabetes, hipertensión, varices, riesgo de infartos y aterosclerosis.

En particular, los adultos que fueron obesos de niños tienen una mayor mortalidad, independientemente de otros factores. Los niños obesos tienen mayor posibilidad de seguirlo siendo en la vida adulta y 80% de los adolescentes obesos terminan por ser adultos también obesos.

La persistencia de la obesidad de inicio en la infancia se acompaña de mayores cifras de morbilidad y mortalidad en comparación con la obesidad de comienzo en la edad adulta.

Existen una gran cantidad de dietas, tratamientos, aparatos, pomadas, medicamentos, etc., etc.; para eliminar peso; yo considero que lo más importante es "aprender a comer en forma sana", enseñar a nuestros hijos "buenos hábitos", tanto en su alimentación como fomentar el deporte y el ejercicio.

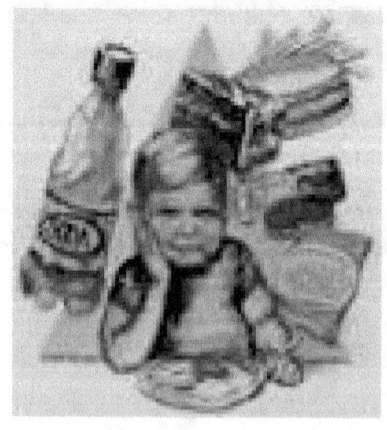

LAS GRASAS EN LA DIETA.

Actualmente, muchos adultos consideran que el problema de la obesidad es la "grasa". Nuestra mente relaciona rápidamente las grasas, con algo negativo provocando un rechazo total a estas. Y es que durante los últimos treinta años, se ha producido un auténtico bombardeo y lucha contra las grasas. Esto se debe a que siempre se pensó que eran el causante del aumento de obesidad y sobrepeso en niños y adultos.

Desafortunadamente, al enfocar todo el problema *"solo en las grasas"*, hemos desatendido al verdadero "enemigo", que es el azúcar o carbohidratos refinados.

Se ha podido comprobar cómo a pesar del descenso de la ingesta de grasas en la población mundial, el porcentaje de personas con sobrepeso y obesidad ha aumentado.

Esto se debe principalmente al hecho de ingerir hidratos de carbono refinados o azucares refinados en nuestra dieta. Cuando un sujeto ingiere cantidades de hidratos de carbono (sobre todo si son refinados) que no necesita, esa cantidad extra se almacena en forma de grasa.

El problema es que este tipo de hidratos de carbono tienen un índice glucémico muy alto (eleva el azúcar en la sangre), generando grandes picos de insulina sin saciar para nada el apetito, de manera que al poco tiempo de una comida de este tipo de hidratos de carbono el organismo exige más porque aparece rápidamente la sensación de hambre, y volvemos a comer.

Esto hace que las cantidades de energía extra que almacenemos sean muy elevadas y las almacenamos en forma de grasas. Por eso, la importancia de evitar azucares refinados.

Mantener los niveles de glucosa o azúcar en la sangre dentro de "limites adecuados". (70 a 100 mgrs.%).

Cuando comemos una alimentación que incluye pescado, pollo u otro tipo de carnes y la acompañamos con verduras, el nivel de glucosa se mantiene dentro del límite recomendado y no se provoca una elevación rápida de insulina, así también cuando ingerimos frutas en su estado natural (azucares o carbohidratos no refinados), germinados, huevos, leche, tocino, filetes de res, ternera o pescado.

Sin embargo, cuando comemos carbohidratos refinados como : refrescos, pan de dulce, golosinas, cereales, pastas o edulcolorantes artificiales; se provoca una elevación muy rápida y alta de la glucosa en sangre lo que provoca inmediatamente una rápida elevación de la insulina, con el fin de disminuir la glucosa en la sangre; esto hace que la glucosa baje, se deposite en forma de grasas en nuestro cuerpo; y el rápido descenso de la glucosa en sangre, causa la sensación de hambre, volviendo a ser necesario la ingesta de nuevos alimentos, para saciar esta.

Yo recomiendo, "predicar con el ejemplo", no debemos ordenar a nuestros hijos "debes comer frutas y verduras", si no damos el ejemplo y las comemos; no podemos decirles "no tomes refrescos y golosinas", si ellos observan que nosotros consumimos esto; es absurdo decirles "Come lo que yo te ordeno, no lo que yo como".

Por ello, debemos limitar los azucares refinados en nuestro consumo diario, ya que son el verdadero peligro en el control de una dieta, y no tanto las grasas como siempre hemos pensado.

Los azucares o carbohidratos refinados son los refrescos, pasteles, donas, pan dulce, golosinas, dulces, y la gran mayoría de los llamados "alimentos chatarra".

Las grasas mono insaturadas como las poli insaturadas son imprescindibles para nuestra dieta. Las únicas que debemos de evitar son las saturadas y las trans. Podemos recomendar, entre los alimentos que contienen grasas, el aguacate, el aceite de oliva, nueces, cacahuates, etc. Pero debemos evitar aceite de canola, mantequilla, margarina, aceites hidrogenados

Que podemos hacer contra la obesidad infantil.

1.- Evitar ingerir azucares refinados, para evitar elevación importante del azúcar en la sangre y consecuentemente grandes picos de insulina. (el azúcar se almacena como grasa).

2.- La ingesta de azucares debe ser en sus formas naturales, como frutas, cereales, leguminosas (frijoles, lentejas, etc.), leche, etc. y no en forma de azucares refinados (dulces, refrescos y golosinas).

3.- Evitar comidas demasiado abundantes; es preferible realizar cinco comidas en pequeñas cantidades durante el día.

4.- Tomar de dos a tres litros de agua natural al día (no refrescos, jugos, etc.).

5.- Masticar muy bien cada alimento.

6.- Disminuir el tiempo de estar sentados (televisión, videojuegos, computadora, etc., etc.) y realizar ejercicio o deportes diariamente.

7.- Comer proteínas y una alimentación con muchos colores, sabores y gran cantidad de frutas, verduras, etc.

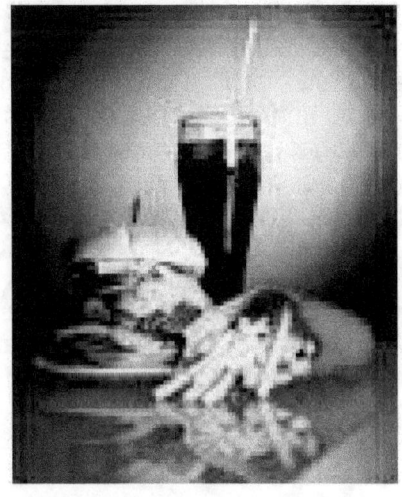

EL ASPARTAME .

El aspárteme es una neurotoxina compuesta por 3 ingredientes: ácido aspártico, fenilalanina y metanol, fabricado por Monsanto y se comercializa como "Nutrasweet", "Equal" y "Spoonful" y otras marcas más, el aspárteme, destruye el sistema nervioso central.

Es un veneno que al ser ingerido se convierte en un formaldehído en el cuerpo causando migrañas, temblores, pérdida de visión, síntomas parecidos al lupus y al Mal de Parkinson, esclerosis múltiple y muchos otros más síntomas.

El aspárteme dispara el adquirir el Lupus sistemático principalmente por la toxicidad del metanol (uno de sus componentes).

Si estás consumiendo productos "light" "o dietiticost" o que dicen en su etiqueta "sin azúcar" , (checa las etiquetas de lo que se compras) .   Te recomiendo que leas las etiquetas, ya que el aspárteme viene ya incluido en productos que no son de dieta, tales como las gelatinas, yogurts, medicinas, polvos para preparar bebidas , suplementos alimenticios (Natural-fit), Aguas bajas en calorías (revise Usted las marcas que consume) algunos chicles. Los daños que la FDA ha recibido como causados por el aspárteme son: incontables; revisa la siguiente dirección de internet: www.saludpr.com/aspartame, y www.ecoportal.net

Pero si desea productos "Light". La sucralosa es un endulzante en bajas calorías que se fabrica a partir del azúcar. Se lo usa en todo el mundo como ingrediente en alimentos procesados y bebidas de bajas calorías y como endulzante de mesa de venta libre en los supermercados y tiendas. Su nombre comercial "Splenda", aunque es algo costoso, (hay otras marcas más económicas),   Según el Dr. H.J. Roberts del Instituto de Investigación Médica de Palm Beach, hace más de 20 años que los estudios científicos han demostrado su seguridad.   Además, hay alternativas naturales como la Miel de Abejas, la Melaza, los azúcares de Remolacha, la Malta y la Fructosa. Todas estas son ampliamente compatibles con la química del organismo y generan beneficios adicionales tanto en el aspecto nutricional como en la salud.

La Margarina y las grasas "parcialmente hidrogenadas"..

Tiene una gran cantidad en ácidos grasos 'Trans' , esto causa un triple riesgo de enfermedades coronarias. Aumenta el colesterol total, el LDL (El colesterol malo) y disminuye el HDL (El colesterol bueno). Aumenta en cinco veces el riesgo de cáncer. Disminuye la calidad de la leche materna. Disminuye la reacción inmunológica del organismo. Disminuye la reacción a la insulina.

Usted puede ensayar lo siguiente: Compre un poco de Margarina y déjela (destapada) en un sitio sombreado. Dentro de unos días notará dos cosas: ¡No habrá moscas! Ni siquiera esos molestos bichos se le acercarán. No se pudre ni huele mal o diferente, porque no tiene ningún valor nutritivo; nada crece en ella. Ni siquiera los diminutos microorganismos pueden crecer allí.. ¿Porqué? ¡Por que es casi plástico!.

Al igual que las salchichas y los pastelitos o galletas que contienen GRASA VEGETAL PARCIALMENTE HIDROGENADA, la cual ES ALTAMENTE CANCERÍGENA: revise la etiqueta de todas las golosinas o dulces que comen sus hijos.

Las grasas "parcialmente hidrogenadas", resultan ser conservador muy fuerte y barato, que permite que los alimentos no se pongan rancios, pero nuestras células se degeneran. Es muy importante revisar que desayunan y comen nuestros hijos y revisar el contenido de todos los alimentos que consumen.

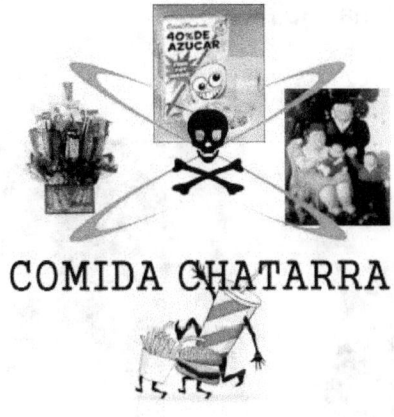

COMIDA CHATARRA

OBLIGAR A COMER A LOS NIÑOS.

¿Mi hija de seis años no quiere comer absolutamente nada y cuando la obligo a comer inmediatamente vomita? ¿Es normal???

Obligar a los niños a comer nunca debe ser una opción. Es terrible comer obligado. Sólo piense cómo se sentiría usted si la obligaran a comer algo que no le apetece. Yo de niño tuve que comer betabeles, pero desde hace más de 40 años, ni los "huelo"; si me obligaran a comerlos, yo también vomitaría.
Aunque hay varios que critican "mis recomendaciones" con los niños y dar demasiada libertad. Lo que debe siempre tenerse en cuenta *"son sus sentimientos"* y su ***Bien-estar*** reconociendo sus derechos como seres humanos ***individuales***. En el caso de la alimentación, tienen derecho a que no les gusten los alimentos, tal como nosotros los adultos también tenemos ese derecho.

Piense en alimentos que a usted no le gusten y cómo se sentiría si la obligaran a comerlos. ¿Cómo se sentiría? ¿Cuáles serían los sentimientos que provocarían la actitud coercitiva de quien la obliga?

Al obligar a un niño o una niña a comer, lo que se graba en su memoria es un momento aterrador de represión y de impotencia que asociará con la comida. Esto hará que en lo sucesivo, la hora de comer sea un momento no deseado o temido y su organismo se predisponga de manera negativa.

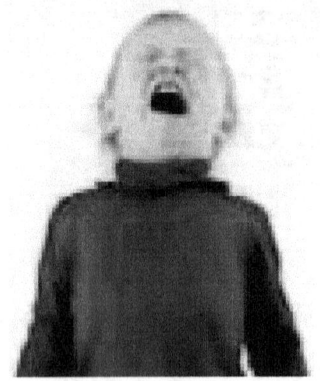
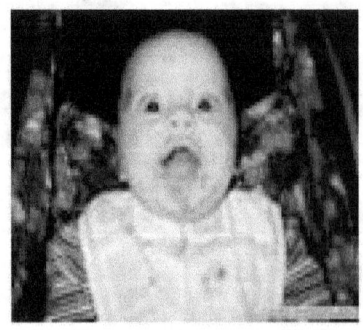

Si por el contrario, el momento de comer es muy agradable, porque es cuando convive con sus padres, conversa sobre lo que ha hecho y disfruta de los alimentos que le gustan, en lo sucesivo, sus recuerdos le reafirmarán que comer es una experiencia placentera y estará dispuesta incluso a probar nuevos alimentos.

Revisen juntos qué alimentos le gustan a su hijo y empiecen por preparar esos alimentos para que coma. No se preocupe por las cantidades, confórmese al principio con que haya probado uno o dos bocados por su propio gusto. Para garantizar que ingiera los nutrientes que necesita, aproveche los alimentos fortificados. (Pediasure, amaranto, etc.). Lo prioritario en su caso es restablecer en su hijo, la confianza en sí mismo, demostrándole tiene el control de lo que come, pero ofreciéndole opciones saludables ricas en fibra y nutrientes. *Nunca llenarla con refrescos y golosinas.* (ver pág. 307).

Incluya alimentos nutritivos que le agraden, aunque sea en mínimas cantidades le ayudarán a formarse una rutina saludable de alimentación. Elimine todos los refrescos y golosinas que disminuyen su apetito. Observe su estado de ánimo para descartar otras causas. Si su hijo se muestra contento y activo durante el día, que no le preocupe "lo poco que comió", mientras este "poco "sea nutritivo, concéntrese en formar en el hábito de buscar opciones saludables y de disfrutar de la comida. **No dar refrescos, dulces, ni golosinas, hasta después de los 3 o 4 años de edad.** (ver pág. 307: Mi Princesa y la Coca Cola).

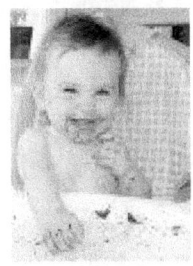 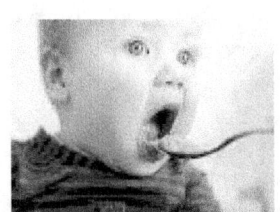 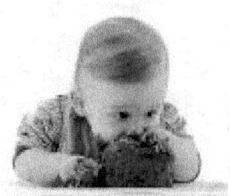

Dice, Enrique Rojas Montes, en "El hombre light" (1992): La felicidad es la máxima aspiración del hombre, hacia la que apuntan todos los vectores de su conducta, pero si queremos conseguirla, debemos buscarla. _Además, la felicidad no supone un hallazgo al final de la existencia, sino disfrutar el recorrido"._

También el filósofo estoico Epicteto (50-130 d.C.) decía que "_No depende de nosotros el ser ricos, pero sí el ser felices_". Me decía, mi abuelo "_Nadie es responsable de la cara que tiene, pero sí de la jeta que pone_".

Es importante, enseñar a nuestros hijos a disfrutar la lectura, la música, las artes, a disfrutar la vida; enseñarles que "La Felicidad es aprender, que nada es demasiado importante".

En la literatura, hay muchas obras divertidas e ingeniosas, existe una recopilación de fases de "Perogrullo" bajo el titulo del "Filosofo de Güemes", comento unas cuantas, para que las disfruten con sus hijos, que aprendan, que la lectura es divertida y más aun al compartirla con sus padres.

1.- El que anda de buenas, es porque de malas no andas.
2.- El que tenga perros, que los amarre, el que no, que ni el lazo compre.
3.- Si no llego, es porque no vino.
4.- Los que de jóvenes no mueren, de viejos no se escapan.
5.- Esta muriendo mucha gente, que no había muerto antes.
6.- Lo que es inútil, la verdad, no sirve para nada.
7.- Andamos como andamos, porque somos como somos.
8.- ¿Para qué me querrán, donde no me llaman?.
9.- Porque donde sobra, nuca falta.
10.- Morirse es un error irreparable.
11.- A los tuertos solo les falta el rifle, porque ya saben apuntar.
12.- Los arboles crecen por su raíz y los hombres por sus amigos.
13.- Así es la vida, cuando no se gana, se pierde.

CAPITULO IV:

TU HIJO Y LAS VACUNAS

INTRODUCCION.

Considero, que la forma más sencilla y práctica de explicar este tema, es a base de preguntas y respuestas. Con casi treinta años de práctica Pediátrica, he escuchado las principales inquietudes de los padres sobre este tema. Actualmente (año 2010) la Cartilla Nacional de Vacunación, presenta una cobertura excelente; personalmente creo, que para brindar una protección completa, *solo faltaría la vacuna contra la varicela y la Hepatitis A después del año de edad y la vacunación contra el Virus del Papiloma Humano y contra el cáncer cervico uterino (Gardasil); después de los 11 años de edad.*

¿Qué es una vacuna?

Una vacuna es un producto que proporciona protección contra posibles infecciones. Es un producto, que se obtiene a partir de un microorganismo. Cuando se administra a una persona sana, hace que su cuerpo produzca defensas contra éste. Si en un futuro esta persona entra en contacto con el microorganismo contra el cual ha estado vacunada, las defensas lo protegerían y no padecería la enfermedad (o la padecerá en forma muy atenuada o muy leve).

La mayoría de vacunas protegen contra una enfermedad concreta, pero también hay otras combinadas que protegen de más de una enfermedad, como es el caso de la vacuna triple vírica (sarampión, parotiditis y rubéola) o la vacuna DTP (difteria, tétanos y tos ferina).

La Cartilla Nacional de Vacunación, es un excelente instrumento para llevar el control y garantizar el cumplimiento del esquema recomendado en nuestro país. Desde el nacimiento hasta la edad adulta, están indicadas diversas vacunas específicas. Para mantener una protección continua, se debe cumplir con las recomendaciones de los esquemas de vacunación primaria y los refuerzos.

El médico es el único indicado para determinar la aplicación de cualquier vacuna.

PROGRAMA DE SALUD DEL NIÑO.

VACUNA	ENFERMEDAD QUE PREVIENE	DOSIS	EDAD
ESQUEMA DE VACUNACION			
BCG	TUBERCULOSIS	UNICA	Al nacer
ANTIHEPATITIS B	HEPATITIS B	PRIMERA	Al nacer
		SEGUNDA	2 meses
		TERCERA	6 meses
PENTAVALENTE ACELULAR (DPaT+VIP+Hib)	DIFTERINA, TOS FERINA, TETANOS, POLIOMELITIS E, INFECCIONES POR HAEMOPHILUS INFLUENZA E TIPO b	PRIMERA	2 meses
		SEGUNDA	4 meses
		TERCERA	6 meses
		CUARTA	18 meses
DPT	DIFTERINA, TOS FERINA, TETANOS.	REFUERZO	4 años
ROTAVIRUS	GASTROENTERITIS CAUSADO POR ROTAVIRUS	PRIMERA	2 meses
		SEGUNDA	4 meses
NEUMOCÒCCICA CONJUGADA 7 Valente	INFECCIONES POR NEUMOCOCO	PRIMERA	2 meses
		SEGUNDA	4 meses
		TERCERA	1 año
ANTIINFLUENZA	INFLUENZA	PRIMERA	De los 6 meses a los 35 meses (en octubre y noviembre)
		SEGUNDA	Al mes de la primera
		REVACUNACION ANUAL	Anual hasta los 35 meses (en octubre y noviembre)
TRIPLE VIRAL SRP	SARAMPIÒN, RUBEOLA Y PAROTIDITIS	PRIMERA	1 año
		SEGUNDA	6 años
SABIN	POLIOMELITIS	ADICIONALES	
Td	TÈTANOS Y DIFTERIA	REFUERZO	A partir de los 12 años
SR	SARAMPIÒN Y RUBEOLA	ADICIONALES	
ANTIHEPATITIS B (Para los no vacunados previamente)	HEPATITIS B	PRIMERA	Apartir de los 12 años
		SEGUNDA	A los 4 meses de la primera

Esquema de Cartilla Nacional de Vacunacion en Mexico 2009. Secretaria de Salud

¿Por qué son tan importantes las vacunas?

"Cada vez menos personas padecen enfermedades infecciosas graves gracias a las vacunas". Gracias a las vacunas, se han podido erradicar muchas enfermedades infecciosas que años atrás producían grandes epidemias y muertes, como por ejemplo la viruela. En el caso de otras enfermedades, como el sarampión o la poliomielitis, aunque no se ha conseguido erradicarlas del todo se ha reducido mucho el número de casos. Si no vacunásemos, estas enfermedades podrían volver a extenderse entre la población.

¿Qué puede pasar si no nos vacunamos?

"Es muy importante que nos vacunemos para protegernos de enfermedades y para evitar la transmisión a otras personas". Si no nos vacunamos y en alguna ocasión tenemos contacto con el microorganismo causante de la infección, podemos padecer la enfermedad. Algunas de estas enfermedades pueden producir secuelas importantes o incluso la muerte. Además, en caso de padecer la enfermedad, podemos transmitirla a otras personas y ocasionar un brote epidémico.

¿Son peligrosos los microorganismos que contienen las vacunas?

"Los microorganismos que contienen las vacunas son capaces de activar nuestro sistema inmunitario, pero no tienen suficiente fuerza para producir la enfermedad" Algunas vacunas están hechas a partir de microorganismos muertos o a partir de fragmentos o productos del microorganismo, como por ejemplo la vacuna contra el tétanos o contra la hepatitis B. Otras vacunas pueden estar hechas a partir de gérmenes vivos pero que han sido atenuados y que por lo tanto no tienen suficiente fuerza para producir la enfermedad, pero sí la suficiente para activar nuestro sistema inmunitario. Es el caso por ejemplo, de la vacuna triple viral.

¿Pueden las vacunas ocasionar efectos secundarios graves?

"El riesgo de padecer un efecto secundario grave de una vacuna es muy menor que el riesgo de padecer la enfermedad si no nos vacunamos".

Las vacunas son biológicos muy seguros. Aún así, algunas personas pueden experimentar algún efecto secundario, en general leve y transitorio, como puede ser fiebre, inflamación, enrojecimiento o dolor en la zona de la inyección. Les reacciones alérgicas a les vacunas o otros efectos secundarios graves son muy raros y aparecen en ocasiones contadas.

¿Cuándo nos tenemos que vacunar?

Es muy importante que todos los niños tengan su **Cartilla Nacional de Vacunación**, y cumplamos con las aplicaciones de acuerdo a las edades indicadas y también vacunar a sus hijos en todas las Campañas Nacionales que le correspondan.

¿Por qué ha cambiado la Cartilla Nacional de Vacunas?

Desde hace muchos años, la protección a los niños ha estado cubriendo cada vez un mayor numero de enfermedades y mejorando la protección; la Cartilla actual es muy completa; pero si su hijo fue vacunado hace varios años o cuenta con un esquema diferente, su Pediatra le indicara, la forma apropiada para "actualizar" su protección.

¿Qué personas NO se tiene que vacunar?

"Una vacuna esta contraindicada cuando el riesgo de reacciones adversas debidas a la vacunación sea superior al riesgo de padecer la enfermedad si no nos vacunásemos"

Circunstancias en que no se aconseja la vacunación:
Alergia a algún componente de la vacuna (por ejemplo, los alérgicos al huevo no se pueden vacunar de la gripe). Su Pediatra, le explicara, algunas otras contra indicaciones.
Finalmente, algunas de las principales vacunas; su Pediatra, aclarara todas sus dudas; recuerde; antes de asistir a la Consulta con su bebe, anote en un papel todas sus preguntas.

VACUNA BCG CONTRA LA TUBERCULOSIS.

Protege contra las formas más graves de Tuberculosis. La Meningitis Tuberculosa es la forma más grave de meningitis en los niños ya que cuando se presenta ocasiona la muerte en el 70% de los casos o bien produce secuelas muy graves, como retraso sicomotor o hidrocefalia.

EFECTOS ADVERSOS: *En algunos casos entre la cuarta y novena semana después de la aplicación, puede aparecer una pequeña "bolita" que en ocasiones al ulcerarse presenta salida de material purulento, posteriormente una costra y finalmente una cicatriz.* Sin embargo no siempre ocurre así, y su ausencia no indica que no le "prendió" la vacuna. Esta pequeña cicatriz en el hombro, es casi una garantía de que el cerebro de su hijo, no va a presentar cicatrices como secuela de una meningitis tuberculosa.

EFICACIA: Muy eficaz. Se encuentra en la Cartilla Nacional de vacunación y es indispensable aplicarla a nuestros hijos; se recomienda su aplicación desde recién nacido, pero puede aplicarse en cualquier momento durante el primer año de edad.

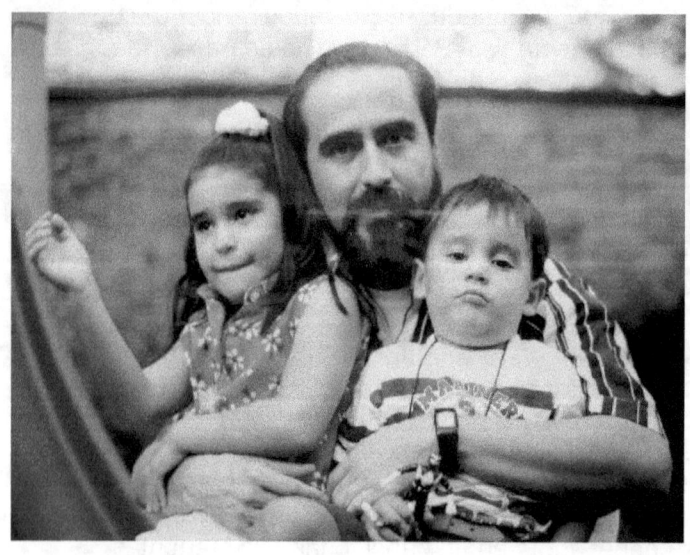

LA VACUNA DPT:
Difteria, Tosferina (Pertrusis) y Tétanos.

Esta vacuna esta recomendada de acuerdo a la Cartilla Nacional de Vacunación a los 4 años de edad y con un refuerzo de TD (Solo Tétanos y Difteria) a los 12 años de edad. Brinda una excelente protección, lo que ha significado una disminución muy significativa en el numero de casos de Difteria, Tosferina y Tétanos en nuestro país.

¿Por qué proteger contra la Difteria?

Porque la difteria es una enfermedad infecciosa aguda causada por una bacteria llamada *Corynebacterium diphteriae* que se transmite sobre todo mediante gotitas de saliva o de secreciones nasales. Provoca fiebre, debilidad general y dificultad respiratoria. En ocasiones, puede causar insuficiencia cardiaca o parálisis. Uno de cada diez enfermos de difteria tiene grandes probabilidades de morir.

¿Por qué proteger contra la Tos ferina?

Porque es una infección particularmente grave en los niños pequeños causada por la bacteria *Bordetella pertussis*. Se transmite principalmente por las secreciones emitidas por la tos y el estornudo. Provoca ataques de tos intensos y graves. Esos ataques pueden dificultar que el niño coma, beba o incluso respire. Algunos llegan a tener convulsiones o hasta severo daño cerebral.

¿Por qué proteger contra el Tétanos?

Porque el tétanos es una enfermedad mortal. Es provocada por la penetración, a través de una herida, de una bacteria llamada *Clostridium tetani*. La bacteria se multiplica en la herida y produce un veneno poderoso (toxina) que provoca rigidez y contracciones musculares extremadamente dolorosas. Se tiene la experiencia de que tres de cada diez enfermos de tétanos tienen alta probabilidad de morir.

VACUNA PENTAVALENTE ACELULAR .

Nueva vacuna pentavalente 100% líquida, un nuevo concepto para la protección de los niños en sus primeros meses de vida.

Protege contra cinco enfermedades: Difteria, Tétanos, Tosferina (también llamada Pertussis), Haemophilus Influenzae tipo b y Poliomielitis.

Evita el dolor de múltiples inyecciones y mejora el cumplimiento de los esquemas de vacunación. Respaldada por estudios realizados en México y en el ámbito internacional.

La Cartilla Nacional de Vacunación indica que los padres de familia deben asegurarse que los niños reciban una serie primaria completa y adecuada de vacunas a partir de su nacimiento.

El esquema de aplicación de esta nueva vacuna pentavalente 100% líquida consiste en:

Primera aplicación a los dos meses de edad.
Segunda entre los tres y cuatro meses de edad.
Tercera entre los cuatro y los seis meses de edad.
Un refuerzo a los dieciocho meses de edad.

La nueva vacuna pentavalente 100% líquida es una vacuna combinada que además de proteger contra estas cinco enfermedades, reduce significativamente la cantidad de aplicaciones necesarias para proteger a los niños, evitando el dolor de las múltiples inyecciones y mejorando el cumplimiento de los esquemas de vacunación.

Al ser una vacuna pentavalente 100% líquida tiene un menor riesgo de contaminación ya que no tiene que reconstituirse (mezclarse) antes de su aplicación.

En el caso de la Tosferina (Pertussis) esta nueva generación de vacunas, llamadas acelulares, solo contienen pequeñas porciones de la bacteria Bordetella pertussis, reduciendo en dos tercios los efectos secundarios asociados a las vacunas de célula entera.

Las vacunas de Pertussis acelulares son las únicas que se utilizan en Estados Unidos y otros países desarrollados.

¿Por qué proteger contra infecciones por Haemophilus influenzae tipo b?

Porque esta bacteria puede provocar la inflamación de las membranas que cubren el cerebro (meningitis), La meningitis puede causar la muerte del niño o dejar daños permanentes como sordera, retraso psicomotor, epilepsia y problemas en el aprendizaje y lenguaje.

Esta vacuna pentavalente 100% líquida incluye una vacuna anti poliomielítica de virus inactivados (IPV) que es más segura que la vacuna de polio oral (OPV) y tan eficaz como ésta.

Con la vacuna de polio virus inactivado no existe riesgo de poliomielitis paralítica asociada a la vacunación, ni riesgo de brote causado por polio virus circulantes derivados de la vacuna. Es por esto que padres y médicos prefieren esta vacuna para sus hijos.

Otra ventaja muy importante de aplicar esta nueva vacuna pentavalente 100% líquida es que permite la administración de la vacuna contra la Hepatitis B por separado (como lo recomienda la Academia Americana de Pediatría) favoreciendo así una mejor protección a largo plazo contra esta enfermedad.

Recuerde además, asistir y cooperar con todas las Campañas nacionales de Vacunación o las vacunas que se indiquen por situaciones "especiales" en escuelas o Guarderías. Pueden aplicarse todas las vacunas de la Cartilla Nacional de Vacunación en los hospitales o Centro de Salud; la calidad y eficacia son excelentes; mis hijos fueron vacunados en el IMSS.

VACUNA TRIPLE VIRAL.

SARAMPION, PAPERAS Y RUBEOLA.

La vacuna triple viral es una vacuna "3 en 1" que protege contra el sarampión, las paperas y la rubéola, todas ellas enfermedades potencialmente graves de la infancia. Uno de cada 30 niños con sarampión desarrolla neumonía. De cada 1,000 niños que contraen la enfermedad, uno o dos morirán a causa de ella.

La triple viral es una de las vacunas infantiles recomendadas y, generalmente, se exige mostrar la prueba de dicha vacuna para el ingreso a la escuela.

Se recomienda la primera dosis cuando el niño tiene de 12 a 15 meses. El momento adecuado de la vacuna es importante para garantizar que el niño esté protegido apropiadamente. No se debe administrar muy temprano.

Se recomienda una segunda dosis de triple viral antes de ingresar a la escuela entre los 4 y 6 años, aunque se puede administrar en cualquier momento posteriormente.

Los adultos de 18 años o más, nacidos después de 1956, también deben recibir la triple viral si hay dudas acerca de su estado de vacunación o si solo se les administró una triple viral antes de ingresar a la escuela. Se presume que los adultos nacidos durante o antes de 1956 son inmunes. Muchas personas en ese grupo de edad presentaron las enfermedades reales durante la niñez.

Las mujeres en edad de procrear que no hayan recibido la vacuna triple viral en el pasado o en quienes los exámenes de sangre hayan mostrado que no son inmunes, deben recibir dicha vacuna. Las mujeres NO deben recibir esta vacuna si están embarazadas o planeando quedar en embarazo dentro de los próximos 1 a 3 meses.

Una triple viral protege a la gran mayoría de los individuos de contraer sarampión, paperas o rubéola a lo largo de sus vidas. Se recomienda la segunda vacuna para cubrir a los individuos que puedan no haber recibido protección adecuada en la primera dosis.

El sarampión es un virus que produce salpullido, tos, rinorrea, irritación ocular y fiebre en la mayoría de las personas; pero también puede conducir a neumonía, convulsiones, daño cerebral y la muerte en algunos casos.

El virus de las paperas produce fiebre, dolor de cabeza y adenopatía; pero también puede conducir a sordera, meningitis, inflamación de los testículos o los ovarios y la muerte en algunos casos.

La rubéola, conocida también como el sarampión alemán, por lo general es una enfermedad leve, pero puede producir defectos de nacimiento graves en los hijos de mujeres que resultan infectadas durante el embarazo.

RIESGOS Y EFECTOS SECUNDARIOS.   La mayoría de las personas que reciben la triple viral no presentan problemas asociados. Otros pueden presentar problemas menores como dolor y enrojecimiento en el sitio de la inyección o fiebres. Es poco frecuente la presencia de problemas graves asociados con la administración de esta vacuna.

Los beneficios potenciales de recibir la vacuna triple viral superan ampliamente los riesgos potenciales. El sarampión, las paperas y la rubéola son enfermedades muy graves y cada una puede presentar complicaciones que llevan a discapacidades de por vida y hasta la muerte.

ROTAVIRUS.

Es una enfermedad sumamente infecciosa que causa gastroenteritis; puede ser una grave amenaza de salud; se menciona que casi todos los niños, se habrán infectado para cuando cumplan 5 años de edad. Generalmente la gastroenteritis por rotavirus causa *vomito, fiebre, dolor abdominal y diarrea*; puede provocar deshidratación, la cual puede amenazar la vida del lactante.

En México, *el rotavirus es una causa importante de gastroenteritis en niños menores de 5 años de edad.* La infección por rotavirus es muy contagiosa. Un niño enfermo puede diseminar millones de partículas de rotavirus, pero un niño sano necesita solo algunos de ellos para infectarse. *El rotavirus puede sobrevivir durante semanas en los juguetes y otras superficies de la casa y guarderías.* Debido a que el rotavirus es sumamente contagioso y difícil de controlar, más del 95% de los niños se infectan antes de los 5 años de edad.

Se debe vacunar: A partir de las seis semanas de edad y antes de que cumplan los seis meses de vida. La serie de vacunación consiste en tres dosis liquidas, administradas a los lactantes por vía bucal. La primera dosis se debe administrar a los seis a doce semanas de edad, y las dosis siguientes de deben administrar con intervalos de por lo menos cuatro semanas. No hay ninguna restricción sobre el consumo de alimentos o líquidos por el lactante, incluyendo la leche humana, antes o después de la vacunación.

En la Cartilla Nacional de Vacunación están indicadas dos dosis, sin embargo, lo ideal son tres dosis para completar la protección a su hijo, esto de acuerdo con lo que se realiza en otros países y los reportes sobre la mayor protección de la vacuna; sin embargo, su Medico es la persona indicada, para decidir la aplicación es esta tercera dosis; *siempre antes de los seis meses de edad*.

VARICELA.

La varicela es una de las enfermedades infectocontagiosas mas frecuentes en la infancia. La mayoría de los niños tienen suerte y solamente sufren de comezón, malestar y de la ausencia a la escuela y a otras actividades. Pero cada año, muchos niños tienen que ser hospitalizados por complicaciones de la varicela y cerca de 40 niños mueren anualmente a causa de estas complicaciones. Las principales complicaciones con inflamación del cerebro, pérdida del equilibrio y neumonía.

Además el niño puede llegar a presentar de 250 a 500 ronchas, cualquiera de las cuales puede infectarse y dejar cicatrices permanentes.

La varicela es sumamente contagiosa, se transmite a través del aire cuando las personas infectadas tosen o estornudan, a través del contacto físico con los fluidos de las ronchas en la piel. Cuando se presenta varicela en casa, un niño o un adulto susceptibles tienen un 90% de probabilidades de contagiarse de un hermano(a) o incluso de sus padres. Las personas infectadas pueden transmitir la varicela desde cinco días antes de la aparición de la primera lesión cutánea y hasta que todas las ronchas hayan formado costra.

La varicela generalmente respeta las palmas de las manos y las plantas de los pies; su presencia en estos sitios es un elemento de severidad y ocasionalmente se ve en pacientes hospitalizados.

Actualmente se dispone de una vacuna que nos protege de la varicela, que puede utilizarse desde los 12 meses de edad y mayores antes de ser contagiados. La protección que brinda la vacuna es duradera y provoca que nuestro cuerpo forme defensas específicas contra el virus de la varicela. Esta vacuna generalmente es bien tolerada.

El VPH (Virus del Papiloma Humano).

Actualmente, podemos considerar que el cáncer cervicouterino y el VPH se pueden prevenir, ya que existe una nueva opción (vacuna Gardasil); que protege contra los tipos más comunes del VPH, que son los tipos :

6 y 11 que causan el 90% de las verrugas genitales y el 16 y 18 que causan el 70% del cáncer cervicouterino.

¿Quién se infecta con un VPH genital y como saber si se esta infectada por el VPH?

Cualquier persona que realice algún tipo de actividad sexual, que suponga contacto genital puede contraer un VPH genital. La infección por VPH puede no tener signos, ni síntomas, por lo que probablemente no sabrás que la hayas contraído.
La mayoría de las mujeres son diagnosticadas de infección por el VPH a raíz de una prueba de Papanicolaou anormal. *Más del 50% de las mujeres y hombres sexualmente activos se infectaran con el VPH durante su vida.* En México, un promedio de 12 mujeres fallecen diariamente a causa del cáncer cervicouterino.

¿Cuándo se debe vacunar a niñas(os) y adolescentes?

El momento más eficaz para vacunarse es antes de la exposición; es decir, antes de que se tenga actividad sexual; se recomienda la aplicación desde los 9 años de edad. La vacuna debe administrarse por vía intramuscular, en forma de tres dosis individuales de 0.5 ml., con el siguiente esquema; primera dosis en la fecha elegida, segunda dosis dos meses después de la primera dosis y tercera dosis; seis meses después de la primera dosis; sin embargo, en estudios clínicos se ha demostrado la eficacia en pacientes que recibieron las tres dosis en el transcurso de un año.

También es conveniente, informar a nuestros hijos sobre los riesgos de los padecimientos de transmisión sexual y el riesgo de contagio que incrementa exponencialmente al número de parejas y que la protección del condón, no es 100% efectiva.

VACUNAS CONTRA EL NEUMOCOCO.

El neumococo, es una bacteria que *normalmente* vive en la nariz y garganta de todos nosotros y que en algunas ocasiones es capaz de causar enfermedad grave.

El neumococo puede causar enfermedades invasivas como son bacteriemias (infección en la sangre), neumonía (infección en el pulmón) y meningitis (inflamación e infección de las membranas que recubren el cerebro), esta ultima causa miles de muertes tanto en nuestro país como en el resto del mundo. El niño afectado puede quedar con secuelas como crisis convulsivas, sordera y retraso en el desarrollo y aprendizaje. El neumococo también causa infecciones no invasivas como otitis media.

La vacuna debe aplicarse a los 2, 4 y 6 meses de edad con un refuerzo al año y medio de edad. Existen esquemas de vacunación para los niños mayores de 7 meses de edad hasta los 5 años de edad. En los niños mayores de 2 años de edad, se recomienda una dosis única de la vacuna.

¿Qué tan eficaz y segura es la vacuna?:

En los estudios controlados, se aplico la vacuna a 37,000 niños y se demostró que esta tiene una efectividad global del 97.4%. Las reacciones adversas que pueden presentarse, son similares a las otras vacunas, como fiebre, enrojecimiento e hinchazón en el sitio de la inyección, irritabilidad, somnolencia, disminución del apetito y vomito ocasional.

Recuerde, ante cualquier reacción que presente su hijo, hable con su Médico o acuda al Hospital; la gran mayoría de las reacciones son transitorias y leves; pero es necesaria la comunicar a su médico, cualquier reacción adversa que presente su hijo.

HEPATITIS A.

La hepatitis A es una enfermedad viral que provoca la inflamación del hígado, es altamente contagiosa y puede ocasionar la muerte. México es una zona de alta endemicidad del virus de la hepatitis A y se considera que entre un 70% a 90% de los habitantes han sido infectados. No es raro que la hepatitis sea asintomática, sobre todo en los niños, lo que dificulta saber quien se ha contagiado.

El virus se transmite:

1.- De persona a persona al llevar algo a la boca, aunque parezca limpio, que ha sido contaminado con restos de evacuaciones de personas infectadas con hepatitis A.
 2.- Cuando se preparan alimentos, sin haberse lavados las manos después de haber ido al baño.
3.- Bebiendo agua contaminada.
4.- Comiendo mariscos preparados sin las medidas sanitarias adecuadas.

Complicaciones de la hepatitis A.

La hepatitis A, generalmente se resuelve bien y al cabo de 2 a 8 semanas el hígado regresa a su estado original. Aunque se considera que la hepatitis A, no es una enfermedad grave, es **altamente contagiosa** y siempre existe el riesgo de precipitar una **falla hepática fulminante,** que es la complicación mas grave de la hepatitis.

La vacuna es la mejor prevención; se recomienda a toda persona mayor de un año de edad y es útil también para el control de epidemias. Es importante además, insistir en las medidas de higiene, saneamiento y desinfección.

HEPATITIS B.

La hepatitis B es una enfermedad causada por un virus que afecta al hígado. Es más fácil de adquirir que el VIH (el virus que causa el SIDA). Puede ocasionar daño permanente al hígado e incluso la muerte. Más de 250,000 personas muere cada año en todo el mundo por enfermedades relacionadas con la hepatitis B.

¿Cómo se contrae?

El virus de la hepatitis B o VHB se contagia de una persona infectada a otra persona a través de la sangre y otros líquidos corporales. Una mujer con hepatitis B puede contagiárselo a su bebe antes del nacimiento, durante el parto o por contacto estrecho durante el periodo neonatal y la primera infancia. Estos lactantes y niños tiene un alto riesgo de sufrir infección crónica. La hepatitis crónica, se define como una anormalidad en el funcionamiento del hígado que persiste durante 6 meses o más. Como el virus de disemina a través de la sangre y otros líquidos corporales como la saliva y el semen, el virus puede entrar en nuestro organismo por contacto sexual, contacto con la boca o los ojos o contacto con una lesión en la piel, como una herida o rasguño. También puede diseminarse por contacto directo con una aguja no estéril contaminada con hepatitis B. Esto puede ocurrir al hacerse un tatuaje, colocarse aretes en las orejas o el cuerpo (piercing), al someterse a acupuntura o al usar drogas inyectables. El virus puede vivir sobre una superficie hasta por 30 días incluso puede adquirirse por compartir los utensilios para comer, el vaso, el cepillo de dientes o el rastrillo de afeitar de alguien que este infectado.

La infección crónica por hepatitis B.

Estas personas tienen un alto riesgo de morir de hepatitis crónica, cirrosis (endurecimiento y daño permanente en el hígado), insuficiencia hepática o cáncer del hígado. Los recién nacidos que contraen hepatitis B al momento de nacer, el 90% tiene el riesgo de convertirse en portadores crónicos; los que se contagian en los primeros 5 años de vida, implica un riesgo de 30 y 50% de volverse crónica.

La mejor forma de prevenir esta enfermedad es la vacunación y evitar factores de riesgo (compartir aretes, cepillos de dientes, utensilios para comer, rastrillos para rasurar, tener contacto con jeringas sin esterilizar, relaciones sexuales, etc.).

El nuevo esquema de vacunación para Hepatitis B por separado consiste en un intervalo de tiempo más amplio entre la segunda y tercera dosis. La primera aplicación se lleva a cabo al nacer, la segunda entre el mes y dos meses de nacido y la tercera a los seis meses de edad.

Datos clínicos muestran que cuando la vacuna de Hepatitis B se administra por separado con este esquema, el resultado es un mayor impacto en sus niveles de protección (inmunogenicidad).

Recuerde casi todas las vacunas están dentro de la Cartilla Nacional de Vacunación: sin embargo las vacunas contra Varicela, Hepatitis A y contra el Virus del Papiloma Humano (Gardasil); las puede aplicar su Pediatra; espero que en un futuro, ya estén dentro del Programa Nacional de Vacunación.

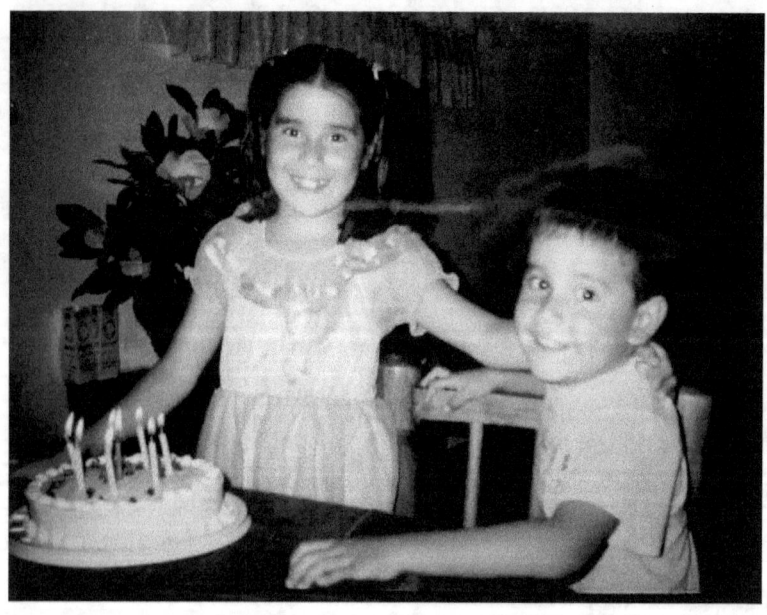

LA INFLUENZA.

Año con año, 5 a 15% de los adultos y 15 a 42% de los niños se contagiaran de influenza a pesar de existir una forma efectiva de prevenirla; la vacunación.

La influenza es una enfermedad contagiosa causada por el virus de la influenza. Suele denominarse como enfermedad respiratoria, pero afecta todo el cuerpo. La infección empieza repentinamente, puede conducir a síntomas con más de 2 semanas de duración, puede mantener al enfermo en cama de 3 a 4 días y trastornar todas sus actividades y puede presentar complicaciones en individuos de alto riesgo.

La influenza es mas peligrosa que un resfriado común; generalmente se acompaña de fiebre alta (39-40 C), dolor de cabeza, tos severa, fatiga extrema, malestar y dolor.

¿Quién puede vacunarse?

Todas las personas desde los 6 meses de edad pueden vacunarse, hasta los adultos mayores. Los virus de la influenza están cambiando constantemente. Por lo general, en cada temporada de influenza, circulan nuevas cepas de virus. Por esta razón, cada año, la Organización Mundial de la Salud identifica los virus más activos y los incluye en la nueva fórmula de la vacuna para ofrecer óptima protección; la producción y características de esta vacuna son diferentes en cada temporada.

La vacunación se recomienda cada año durante el otoño (antes de comenzar la temporada de influenza), cuando la nueva vacuna está disponible, pero nunca es demasiado tarde para vacunarse, aun durante la temporada de invierno.

NOTA: En caso de fiebre secundaria a la aplicación de CUALQUIER VACUNA, se insiste en control de la fiebre por medios físicos (baño con agua tibia, etc.).
Si no cede la fiebre, se puede utilizar Tempra o Tylenol (dos gotas por kilogramo de peso cada seis horas) sin que interfiera con la eficacia de las vacunas.

En Paz. De Amado Nervo.

Muy cerca de mi ocaso, yo te bendigo, vida
Porque nunca me diste ni esperanza fallida
ni trabajos injustos, ni pena inmerecida.
Porque veo al final de mi rudo camino
que yo fui el arquitecto de mi propio destino
que si extraje la hiel o la miel de las cosas,
fue porque en ellas puse hiel, o mieles sabrosas.
Cierto, a mis lozanías va a seguir el invierno,
¡ mas tú no me dijiste que mayo fuese eterno !
Halle sin duda largas las noches de mis penas,
¡mas no prometiste tú solo noches buenas.
y en cambio tuve algunas santamente serenas...
Amé, fui amado, el sol acarició mi faz
¡Vida, nada me debes! ¡Vida, estamos en paz!

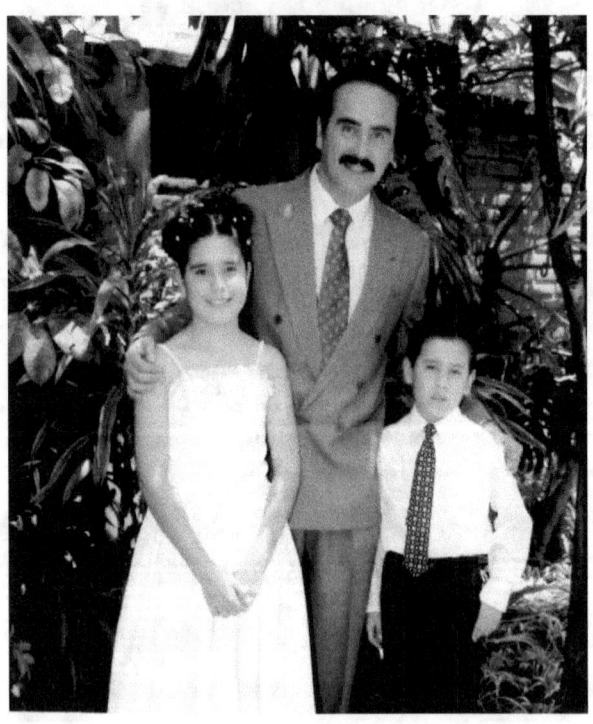

CAPITULO V.
DESARROLLO PSICOMOTOR.

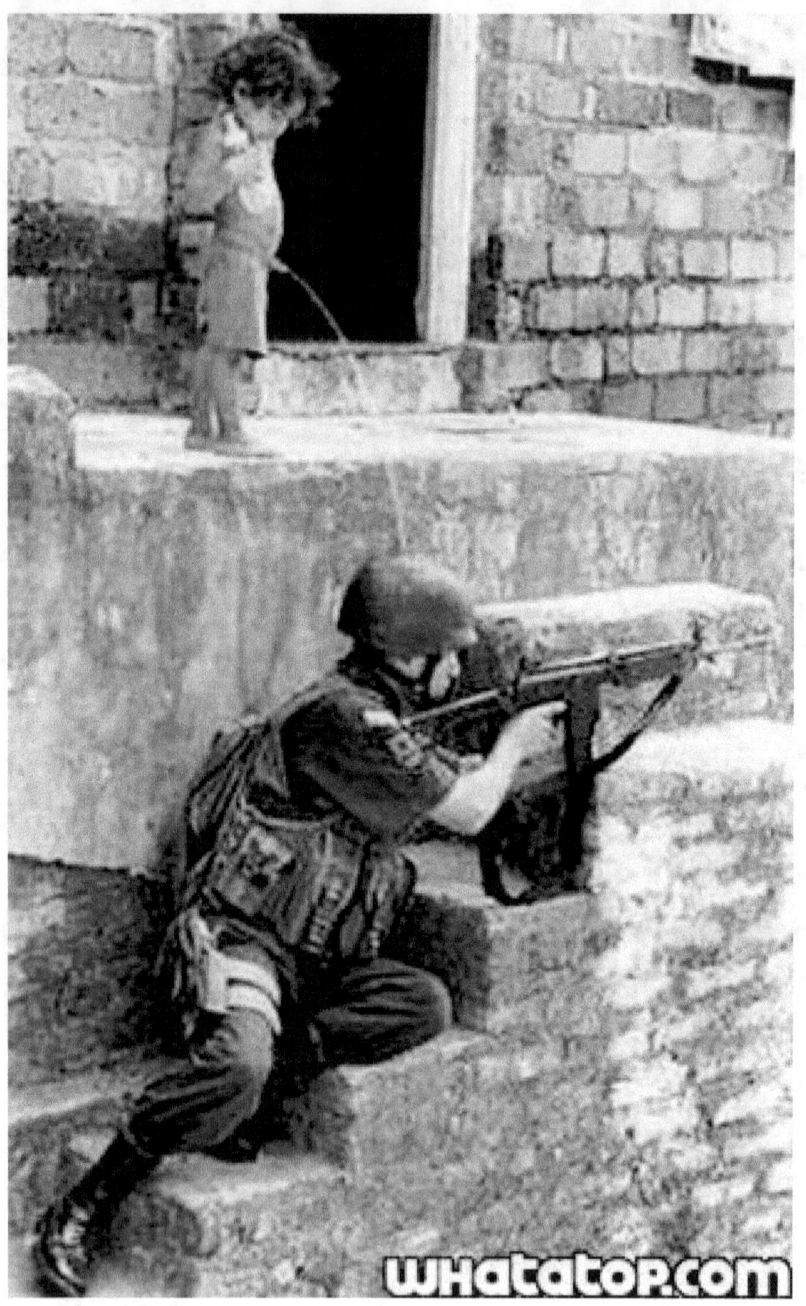

1.- LA ESTIMULACIÓN TEMPRANA.

No es simplemente una serie de ejercicios, masajes y caricias, que realizamos al bebe sin un propósito claro. El objetivo primordial de la ESTIMULACIÓN TEMPRANA *es ayudar en el proceso de formación de la estructura cerebral humana,* proporcionando estímulos adecuada y oportunamente, para permitirle al individuo alcanzar un desarrollo con una gran variedad de posibilidades.

Los programas de Estimulación Temprana van dirigidos al niño desde el nacimiento hasta los 6 años principalmente. Por eso este libro, abarca el tiempo más importante del desarrollo cerebral de su Hijo.

La estimulación temprana se basa en la repetición de lo que se viene a llamar unidades de información o tareas. Al igual que todos los niños aprenden a hablar por si mismos (a base de oír diariamente los sonidos del lenguaje), su cerebro es capaz de adquirir toda una serie de conocimientos mediante la repetición sistemática de estímulos o ejercicios simples. Con la repetición se consigue reforzar las áreas neuronales de interés.

Al utilizar el Examen de Denver, podemos trabajar en una serie de tareas de una manera constante, pero introduciendo una pequeña novedad de acuerdo con su edad; siendo constantes para que aprenda la actividad indicada y proporcionando gradualmente algunos cambios o nuevas tareas para mantener su interés y motivación.

La estimulación temprana tiene por objetivo aprovechar esta capacidad de aprendizaje y adaptabilidad del cerebro en beneficio del bebé. Mediante diferentes ejercicios y juegos, y su intención es la de proporcionar una serie de estímulos repetitivos, de manera que se potencien aquellas funciones cerebrales que a la larga resultan de mayor importancia. No sólo se trata de reforzar aspectos intelectuales, como su capacidad para la lectura o el cálculo matemático, sino que la estimulación temprana también contempla los aspectos físicos, sensoriales y sociales del desarrollo.

El medio que rodea a su hijo, el contacto físico, el masaje, la música, la comunicación, la estimulación temprana que le proporcionemos, los cientos de miles estímulos externos que recibirá un bebé en sus primeros años; es lo que acabará de perfilar sus circuitos cerebrales y determinara las interconexiones existentes para el resto de su vida. De ahí la importancia de estos primeros años de vida.

La Estimulación Temprana, no es simplemente una serie de ejercicios que realizamos en una forma mecánica y repetitiva, hasta que los aprenda de memoria; ni obligarlo a realizar todo lo que nosotros queremos o está señalado en el Examen de Denver.

La Estimulación Temprana es reconocer la importancia del desarrollo cerebral del bebe en sus primeros años y brindarle una serie de ejercicios que permitirán crear interconexiones neuronales para un adecuado desarrollo de su cerebro.

Se estima que el cerebro de un adulto tiene algo más de cien mil millones de neuronas, cada una de las cuales se conecta con varios miles. Esto significa, algo así como cien billones de interconexiones en nuestra cabeza. Sabemos que la genética determina la configuración general del sistema nervioso y del cerebro, pero la estimulación temprana, y la inter relación con su entorno; son los verdaderos responsables de la compleja arquitectura de neuronas y conexiones en la edad adulta.

Es evidente que la genética marca esta configuración, pero serán los cientos de miles estímulos externos que recibirá un bebé en sus primeros años lo que acabará de perfilar sus circuitos cerebrales.

Es cierto que un programa de estimulación puede resultar pesado y rutinario para los padres, ya que exige una cierta dedicación diaria, pero las ganancias de permitir que se efectúen todas las interconexiones neuronales posibles para el óptimo desarrollo cerebral de su hijo, valen el esfuerzo.

2.- EXAMEN DE DENVER.

Existe un examen sencillo, practico y confiable para valorar el desarrollo psicomotor del niño. Aparentemente, parece complicado si se observa "todo el examen"; pero si únicamente observamos los "ejercicios" de acuerdo a cada edad del desarrollo del niño; resulta muy fácil.

El Examen de Denver representa uno de los patrones más fieles para reconocer los "progresos o retrasos" en el desarrollo sicomotor del niño. Este examen puede practicarse en casa, con su hijo, siguiendo unas sencillas instrucciones.

Usted cuenta con una hoja especial, que dice "Examen de Denver", donde se señala de color azul, la edad en que el 75 al 90% de los niños realizan el ejercicio.

El examen está compuesto en 105 ejercicios, programados de forma que los niños lo puedan realizar dentro de las edades del nacimiento a los seis años de edad y están distribuidos en cuatro secciones:

1.- Personal. Social: Capacidad del niño para relacionarse con personas y cuidarse a si mismo.

2.- Motor fino: Capacidad para ver, usar sus manos, recoger objetos, dibujar, etc.

3.- Lenguaje: Capacidad para oír, entender y obedecer órdenes y para hablar.

4.- Motor grueso: Capacidad para sentarse, caminar, coordinar movimientos y saltar.

En la parte superior e inferior de la hoja de examen están las escalas de edades. Cada uno de los 105 ejercicios del examen, están representados en forma de una barra horizontal, colocada entre la escala de edades, para mostrar cuando el 25, 50, 75 y 90% de los niños "NORMALES" pueden realizar el ejercicio.

Comentarios:
1.- Este no es un examen de inteligencia, es solo un examen para valorar como se está desarrollando su hijo.
2.- Usted debe trazar una línea vertical de acuerdo de la edad se su hijo. (para eso es la hoja incluida en este libro).
3.- Revisar los ejercicios que cruza esta línea en las 4 aéreas y colocar una paloma en las actividades que realiza, estimular aquellas que todavía no logra y preguntar a su Pediatra, aquellas aéreas en que usted tiene alguna duda.

Recomendación personal:

Para facilitar la comprensión del Programa de Estimulación Temprana y su aplicación, decidí, imaginarme "lo que piensa un niño", en cada una de estas edades y partiendo de esta pregunta, enfoque el aspecto de "como estimularlo, como valorar el desarrollo psicomotor, hablando y pensando como niño".

Nuestros hijos continuamente tratan de comunicarse con nosotros, aún antes de comenzar a hablar. Los invito a imaginarse en el papel de sus hijos, de "pensar como niños" para facilitar la comprensión del examen de Denver y de la estimulación Temprana.

Ver hoja anexa en este libro, esta hoja es con el objetivo de que los padres, la revisen en forma periódica, y trazen una linea de acuerdo a la edad de su hijo; para estimular las aéreas de acuerdo a la edad y ante cualquier duda que tenga en la aplicación del examen de Denver , vea las paginas de la 209 a la 255 o ; comentelo con su Medico

Estimulación temprana.
Con el objetivo de facilitar la comprensión de este tema, les sugiero tener a la mano el *Examen de Denver* y trazar una línea vertical que cruce la hoja en las cuatro aéreas, de acuerdo a la edad de su hijo; y a continuación revisar los siguientes puntos en cada edad, del desarrollo de su hijo.

1.- *Pensando como su hijo*. Recomendación personal:
Imagínese por un momento, *"dentro de los zapatos de su hijo"*, vea la hoja del Examen de Denver, visualícese de acuerdo a la edad que corresponde al la hoja de Denver y piense que es lo que *"ve, oye y siente su hijo"*. Piense que su hijo es el que se esta expresando de acuerdo a cada edad.

2.- Programa de Estimulación en las 4 Áreas.
1.- *Personal. Social:* Capacidad del niño para relacionarse con personas y cuidarse a sí mismo.
2.- *Motor fino:* Capacidad para ver, usar sus manos, recoger objetos, dibujar, etc.
3.- *Lenguaje:* Capacidad para oír, entender y obedecer órdenes y para hablar.
4.- *Motor grueso:* Capacidad para sentarse, caminar, coordinar movimientos y saltar.

3.- *Señales de alarma.*
Son todas aquellas manifestaciones o ausencia de logros de acuerdo con el Examen de Denver, que deben ser valorados por su Pediatra. La actitud de su hijo, la forma en que se relaciona con los padres o cómo reacciona a los estímulos. Ante cualquier duda, es conveniente consultar con su Pediatra.

4.- Consejos Prácticos.
Es de acuerdo a mi opinión personal y experiencia, aquellas sugerencias sencillas y prácticas para lograr optimizar el desarrollo y seguridad de su hijo, de acuerdo a cada edad.

Comentario final: El examen de Denver, es una herramienta muy sencilla para guiarnos en los logros de su hijo en forma progresiva; cada mes *Usted debe trazar una línea de acuerdo a la edad y revisar las actividades que cruzan esa línea, después leer el Programa de Estimulación temprana correspondiente a la edad.*

1.- Pensando como su hijo.
Me gusta succionar o chupar todo lo que toca mis labios, escuchar la voz de mis padres, aprieto fuertemente una sonaja u otro objeto cuando toca la palma de mi mano (Reflejo de Prensión), puedo levantar la cabeza brevemente estando acostado boca abajo (parece formar un ángulo de 45 hasta 90 grados), puedo fijar la mirada en objetos grandes y llamativos y seguirlos cuando se desplazan frente a mí y hacia los lados (180 grados); observo fijamente un momento la cara de mis Padres, me agrada ser sostenido en sus brazos, ser mecido y escuchar su voz, volteo hacia donde está el ruido producido por una campana u otro objeto; sonrió como respuesta cuando me hablan o platican, todavía mis brazos y piernas están un poco rígidos y conservo el reflejo de Moro (mover bruscamente brazos y piernas hacia el centro como respuesta a un ruido fuerte),me agrada la música y me calmo al escucharla o cuando me habla mi mama; también puede llorar para manifestar mis necesidades.

2.- Programa de Estimulación.
a.- Movimiento Grueso.
1.-Acostado boca arriba durante el tiempo que el niño permanezca despierto llamar su atención con una sonaja, o una campana sonando el objeto en posición lateral o en línea media, estimulándolo a que voltee hacia el objeto.
2.-Al mismo tiempo que suena el objeto, lo ayudará a rodar parcialmente sobre el costado. Deberá alternar estos ejercicios.
3.-Tomar al niño de ambas manos y ayudarlo a incorporarse hasta alcanzar la posición de sentado, protegiendo su cabeza, apoyándola en su mano.
4.-Es recomendable que el niño permanezca boca abajo algún tiempo durante el día, mientras esté en esta posición hacerle caricias en la espalda, o cosquillas para provocar movimientos de levantar la cabeza.
5.-Antes de bañarlo, hacerle ejercicios: estirando o cruzándole los brazos muy suavemente, mueva sus piernas, dele masaje suave, etc.

b.- Movimiento fino , adaptable.
1.-En su línea media de visión (frente a sus ojos); colocar objetos colgados en la cuna o en el sitio donde permanezca más tiempo, o la madre misma colocarse frente al niño para que éste la observe. Y mover los objetos para que los mire.
2.-Sonar una campana o cualquier otro objeto con sonido, comenzar fuera de su vista hasta llegar a donde el niño lo vea

c.- Área de Lenguaje.
1.-Hablarle mucho, se aprovechará la hora de alimentarlo, cambiarlo o bañarlo, para acariciarlo, tocarlo, balancearlo, etc. procurando no perder oportunidad para hacerlo.
2.-Ponerle música agradable. El aspecto más importante de este manejo es la frecuencia con la que se realice, hay que reforzar y darle muestras de aceptación. Es necesario que se establezca con el niño una relación amorosa y de seguridad.

d.- Personal Social.
1.- Observar su cara, tratar de que sonría como respuesta a un estimulo, como acariciarlo, platicarle.

3.- Señales de Alarma.
A esta edad debe requerir una valoración muy profunda, cuando su hijo *succiona de una manera lenta o se cansa muy rápidamente, cuando no responde al ruido o a la campana, ni voltea la cara hacia esta; cuando no sigue con la mirada los objetos que se desplazan frente a él o no responde con una sonrisa a los estímulos.*

4.- Consejos Prácticos.
A esta edad, lo Padres pueden comenzar a sacarlo a visitar a los abuelos, tíos, etc.; que inicie su vida Social.
Los Padres deben de programar tiempo para ellos mismos y no los debe de absorber totalmente su hijo.

> Deben de salir a recargar las "pilas", al cine, teatro, "hacer el amor", sin interrupciones del llanto del bebé. Permitan que lo cuiden unas horas los abuelos.

A LOS DOS MESES DE EDAD.

1.- Pensando como su Hijo.
Ya no duermo tanto como antes, muchas cosas me rodean y atraen mi atención. Estando boca abajo, puedo levantar mejor mi cabeza (hasta 90 grados sobre el plano de la cama) y la sostengo por más tiempo, puedo hasta "hacer lagartijas" apoyándome en mis brazos; sonrió fácilmente a los estímulos o tu platica, empiezo a balbucear y a reír; puedo fijar más tiempo la mirada y sigo a las personas u objetos. Mis brazos y piernas están semi flexionados y ya los siento menos rígidos.

2.- Programa de Estimulación.
a.- Movimiento Grueso.
1.- Sentarlo varias veces sostenido de las manos, cuidando y protegiendo el control de la cabeza.
2.- Acostado boca abajo, acariciarle la espalda, darle masaje, hablarle, lograr que disfrute esta posición.
3.- Acostarlo boca abajo y mostrarle objetos, para llamar su atención y hacer que la cabeza se levante.

b.- Movimiento fino, adaptable.
1.- Colocar objetos en línea media y llevarlos a los lados para que los siga con la vista.
2.- Darle objetos (sonaja, etc.) para que los sostenga. Dárselos nuevamente, si se le caen haga más intentos.
3.- Sonar una campana o sonajero frente a él para conseguir movimiento de su cara o una sonrisa.
4.- Facilitarle mucha diversidad de colores frente a él.

c.- Lenguaje.
1.- Repetir sonidos a, e, i, o, u, y hablarle constantemente.
2.- Cantarle vocalizando claramente la letra.
3.- Música de Mozart para bebes. (pág. 284).
d.- Personal Social.
1.- Hacerle cosquillas, sonreírle, arrullarlo, hablarle, etc.
2.- Colocarse frente a él y mientras se le habla moverse de un lado a otro para que siga a la persona con la vista.

3.- Señales de Alarma.
Se consideran señales de alarma, *cuando no fija la mirada, se muestra indiferente, no sonríe, no se ríe, se enoja mucho, está quieto casi todo el tiempo, mantiene las manos cerradas y las extremidades rígidas, no logra levantar la cabeza.*

4.- Consejos Prácticos.
Seleccionar juguetes que sean irrompibles, que no tengan partes pequeñas, desprendibles ni bordes filosos y que sean un poco grandes para que no se puedan tragar. Ver juguetes recomendados pág. 256.

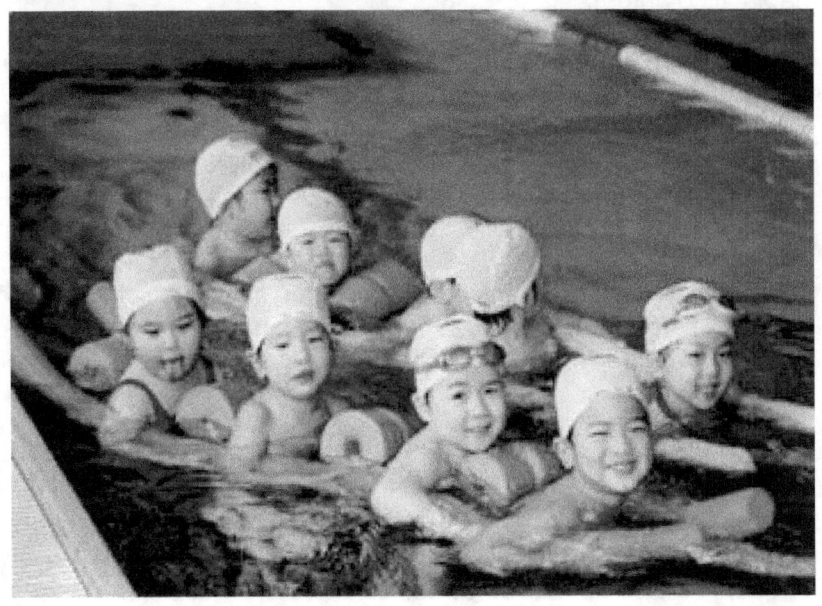

A LOS TRES MESES DE EDAD.

1.- Pensando como su Hijo.

Todo a cambiado, me agrada estar afuera; sonrío casi siempre cuando me platicas o hablas y también cuando estoy solo; puedo sujetar una sonaja o cascabel, pero no controlo el movimiento y me he pegado en la cabeza (¡por favor!. No me des sonajas muy duras). Puedo observar una pasa u objeto pequeño colocado en una hoja de papel, ¡logro fijar la vista!; puedo seguir a las personas u los objetos de un lado para otro y puedo juntar y observar mis manos (Qué cosa tan interesante, y yo que no las había visto antes).

Me río, doy chillidos, y, estando boca abajo, levanto fácilmente mi cabeza; y logro "hacer lagartijas", apoyado en mis brazos; sentado, logro sujetar mejor mi cabeza (pero aún ten cuidado cuando me cargues). Puedo RODAR, estando boca abajo y puedo ponerme "boca arriba": NO me dejes NUNCA solo sobre la cama, o sobre un sofá por que en "mis ejercicios" de voltearme o RODAR, PUEDO CAERME AL SUELO. Babeo mucho, ponme babero.

Mantengo reflejo de prensión, cuando un objeto toca mi mano pero no con la misma fuerza de antes, empiezo a conocer mi cuerpo, me miro mucho mis manos. Acostado de espaldas, giro hacia los costados, puedo colocar un pie, sobre la rodilla opuesta.

2.- Programa de Estimulación.
a.- Movimiento Grueso.
1.- Sentarlo sostenido de las manos, pero con cuidando el control de su cabeza.
2.- Con objetos llamativos atraer su atención a la línea media y mostrarle juguetes que le atraigan o que le gusten mucho y moverlos de un lado a otro de su cuna para que los siga, girando la cabeza.
3.- Colocar juguetes, móviles o sonajas colgando arriba de su cuna para que él trate de verlos y mantenga la cabeza y la vista en posición media.
4.- Sentar al niño con ayuda de cojines o de otro soporte y mientras esté en esta posición, enseñarle juguetes u objetos llamativos.
5.- Ponerlo boca abajo y enseñarle juguetes para provocar actividad en todo el cuerpo.

6.- Acostarlo boca arriba y enseñarle objetos a sus lados para provocar pequeños giros

b.- Motor Fino, Adaptable.
1.- Con juguetes pequeños jugar con él poniéndoselos en la mano y sostenérselos para que no los suelte. Si es una sonaja moverla, para que llame su atención el sonido.
2.- Procurar que cuando el niño despierte, tenga algunos juguetes u objetos a su alrededor para que trate de cogerlos o mirarlos. Evite objetos pequeños que pueda tragar.

c.- Lenguaje.
1.- Procurar aprovechar el tiempo que este con el niño para hablarle, y jugar con él, se debe aprovechar la hora de comer, el baño, al cargarlo, etc.
2.- El niño comienza a comunicarse bastante, hace largas melodías con "sonidos vocales" y "sonidos consonantes". Ejemplo: AAAA, EEEEE, OOOO, UUUUU, MMMAAAA.

d.- Personal Social.
1.- Cuando llegue de algún sitio o vea al niño debe saludarlo con gestos y sonrisas alegres, además de hablarle.
2.- Mostrarle los objetos de uso común, en la comida, baño, etc. y movérselos constantemente.
3.- El niño comienza a reconocer los preparativos del biberón, se interesan por cosas que le rodean.
4.- Aprecia la compañía
5.- A esta edad a los niños le gustan los actos repetitivos a su alrededor. Aprenden la rutina y los hábitos.
6.- Tiene que ir conociendo y respetando la rutina de la casa..... Hora de comer, dormir, jugar, etc.

3.- Señales de Alarma.
No sonreír a estímulos, mantener brazos y piernas rígidos, no responder al ruido, estar quieto o demasiado tranquilo todo el día, se consideran señales de alarma. Niños que están quietos todo el tiempo o que se la pasan irritables y enojados todo el día, deben ser valorados muy bien por su Medico.

4.- Consejos Prácticos.

Es importante que el niño se siente, a veces sin sujeción lumbar, pero no muy a menudo dado que esto todavía le causa mucho esfuerzo. Por esto no es aconsejable mantenerlo en un ángulo de 90° sino que hay que ponerles en sillas especiales para bebe, que tienen un ángulo más abierto, (120 grados) para que los niños estén más reclinados.

Es muy importante que le dejemos explorar su cuerpo. Para ello el niño comienza con las manos y se las lleva a la boca dado que es aquí donde tiene el mayor número de terminaciones sensitivas Es bueno darle varios objetos de diferentes texturas y tamaños para que las pueda ir diferenciando con las manos. No demasiado pequeños, para evitar el riesgo de que se los trague o se asfixie.

Es importante la frecuencia con que se estimule al niño y reforzar las muestras de aceptación y premiarlo por ejemplo: "decirle muy bien", acariciarlo, darle algún objeto que le guste, aplaudirle, etc. cada vez que intente o realice alguna de las indicaciones.
Hay que tenerle "PACIENCIA".

En Finlandia se leen en promedio, 52 libros por persona por año; en México, el promedio es apenas de uno. Si queremos, que nuestro país mejore; como padres debemos de enseñar a nuestros hijos el amor a la lectura; dar mayor importancia al "SER", que al "TENER", predicar con el ejemplo sobre los valores de la honestidad, responsabilidad, puntualidad, etc.

Yo no creo que "Los pueblos tengan los gobiernos que se merecen"; ningún pueblo o nación del mundo, merece tener el tipo de diputados que hemos padecido los mexicanos.

1.- Pensando como su Hijo.

Mi vida social es más amplia; me gusta tener visitas de tíos y abuelos; sonrío y muestro que me agrada la familia. Puedo seguir fácilmente objetos y personas; me estiro para alcanzar objetos que me interesan; junto mis manos y me las llevo a la boca, NO ME LAS RETIRES me agrada sentir objetos en mi boca; préstame sonajas, muñecos de plástico que hagan ruido, y que pueda morder.

Al pararme, comienzo a apoyar mis piernitas. Ayúdame a fortalecerlas; párame "sosteniéndome en tus manos" y observa como enderezo mis piernas "como si fuera niño grande"; tranquiliza a mi abuelita y explícale que el pediatra dijo que no, voy a quedar zambo, como "charrito", por realizar mis ejercicios. Acostado boca abajo, puedo levantar el tórax, apoyándome en los codos y levanto la cabeza 90° y mantengo mejor control de mi cabeza cuando estoy en tus brazos y mientras me haces mis ejercicios de levantarme cogido de mis manos.

Produzco una grandísima cantidad de saliva, no te preocupes, ni me busques a cada rato en mis encías, para "ver si ya vienen los dientes"; ponme babero para que no moje toda mi ropa".

2.- Estimulación Temprana.

a.- Movimiento Grueso.
1.- Cuando esta boca arriba ponerle una sonaja enfrente asegurándose de que la vea; si trata de cogerla ayudarle impulsándolo hacia adelante poco a poco.
2.- Jugar con el , rodándolo lateral y suavemente de un lado a otro de la cama, pero con cuidado de no asustarlo o lastimarlo. Esto le ayudará a desarrollar los músculos abdominales.
3.-Hay un intento de control y coordinación de las piernas, "el bebé nada", para facilitar esto hay que dejar la niño que juegue en el suelo o alfombra, este es un paso muy importante antes de control absoluto de sus piernitas.

b.- Movimiento fino, adaptativo.
1.- Sentarlo con apoyo (en la espalda y a los lados) y ponerle enfrente juguetes pequeños para que trate de cogerlos.
2.- El niño realiza las primeras tentativas de prensión voluntaria de los objetos. Esto es muy importante dado que el niño está descubriendo que puede llegar al objeto y que el objeto no ha de ir a él

c.- Lenguaje.
1.- Se le hablará constantemente tratando de que el niño responda a esta estimulación ya sea con sonrisas y balbuceos e imitar los sonidos que el niño haga.
2.- Es la edad del balbuceo (vocalizaciones prolongadas de sílabas deformadas)

d.- Personal Social.
1.- Al darle de comer enseñarle primero el alimento y esperar alguna respuesta de él para empezar a darle.
2.- Jugar con él tomándolo de las manitas cuando este acostado y levantarlo brevemente hacia adelante para que él haga el mayor esfuerzo por levantarse.
3.- Tomarles las manitas y hacer como, si aplaudiera, sin forzarlo demasiado para no hacerle daño.
4.- El niño empieza a ser consecuente de sus actos. Empieza a tener una relación de causalidad (causa / efecto), muchas veces producidas por la casualidad, es decir, si muevo un objeto suena y si no lo muevo no suena.

3.- Señales de Alarma.
En los casos en que el bebe no responde al ruido, no sonríe, succiona débil, no levanta la cabeza, permanece con piernas y brazos rígidos, llora constantemente o se muestra muy irritable: requiere valoración especial.

4.- Consejos Prácticos.
En esta edad es cuando empiezan a protagonizar entre sus juguetes los móviles, los cordones, que tienen algunos muñecos para jalar y producir sonidos, con colores muy llamativos y preferentemente con sonidos o música.

1.- Pensando como su Hijo.

A esta edad, disfruto de los juegos de imitación con mis Padres, quiero tomar y examinar todo objeto que está a mi alcance, el cual me lo llevo a la boca, sonrió ante mi imagen al espejo, me gusta hacer movimientos de pataleo con mis piernas estando acostado, que mi Papa me haga como si yo fuera un "avión"; (esto mejora mi equilibrio).

Apoyo mi peso y me puedo sostenerme de pie, me siento si me ayudas y controlo mejor mi cabeza estando sentado, me puedo parar si me sostienes con tus manos, participando activamente.

Empiezo a rodar estando boca abajo. Tomo un juguete, un cubo u objeto pequeño y puede pasarlo de una mano a la otra y hasta tomar dos objetos, uno en cada mano: reconozco a los extraños y a mi familia, juego "escondidas", y me resisto si tratas de quitarme un juguete que tengo en mis manos y me esfuerzo por alcanzar un juguete lejano. Balbuceo mucho. (ma, ma, pa, pa, etc).

2.- Programa de Estimulación.
a.- Movimiento Grueso.

Este es un mes muy ocupado para un bebé, en lo sucesivo ya no se sentirá contento acostado en su cuna, intentará sentarse sólo, y sí es activo intentará empezar a gatear, sus primeros intentos serán cortos y vacilantes, pero poco a poco irá avanzando de acuerdo a sus progresos en coordinación muscular.

1.- Acostado boca abajo, empieza a poder manipular objetos con las dos manos apoyándose en los antebrazos, no en las manos, lo que es muy buenos para la musculatura de la espalda

2.- En posición ventral (boca abajo) hace el avión, al sostenerlo con nuestras manos, elevando tórax, brazos y piernas

3.- El niño al levantarle intenta hacer un esfuerzo para levantarse, participa activamente, es bueno ofrecerle las manos, al sacarle de la cuna no cargarlo sin más, sino que le ofreceremos las manos para ayudarle a levantarse y luego le sacaremos de la cuna.

4.- Soporta gran parte del peso gracias a todo el ejercicio que ha realizado durante los meses anteriores (pataleo dorsal, avión, nadar…) Comienza a tener un control del tono y la fuerza de sus piernas.

b.- Movimiento fino, adaptable.
1.- Colocar objetos en la palma de su mano, para estimular la prensión voluntaria (ya no como acto reflejo); inicia con prensión palmar (sin independencia digital) y un poco torpe al principio.
2.- Darle pequeños objetos y permitirle cogerlos y metérselos en la boca, con esto va a formar una imagen óptica (como los ciegos) esta es la imagen mental que nosotros formamos de los objetos gracias a su manipulación.
3.- Darle objetos para que pase un objeto de una mano a otra y estimularlo para que tome un objeto en cada mano
4.- En esta época es el mejor momento para empezar a facilitarle mordederas, ya que les empiezan a salir los dientes. Hay mordederas que se pueden meter en el congelador para facilitar el calmar las encías.

c.- Lenguaje.
1.- Hay que permitirle experimentar con nuevos sonidos.
2.- Dedicarle tiempo hablarle, para que aprenda que el lenguaje es una herramienta social.

d.- Personal Social.
1.- Estimular que sonría, que responda a estímulos.

3.- Datos de Alarma.
En aquellos casos en que su hijo este demasiado quieto, no responda con una sonrisa a estímulos, no siga objetos con la mira, no controle la cabeza estando sentado o logre levantarla estando boca abajo; no se lleve objetos a la boca, ni cambie un objeto de una mano a otra; debe ser valorado por su Pediatra.

4.- Consejos Prácticos.
1.- Muy importante fomentar la música, el contacto físico, acariciarlo, darle masaje y tenerle paciencia.
2.- Los juguetes recomendados son: muñecos grandes de plástico o tela lavable, que pueda apretar, chupar, morder; sonajas de plástico (no muy rígido, para evitar que se lastime); mordederas y cubos de madera o plástico de una pulgada por lado, para que pueda jugar con ellos. Ver juguetes recomendados pág. 256.

1.- Pensando como su Hijo.

Reconozco a los extraños, aunque no soy huraño. Puedo tomar una galleta u objeto con mis manos y llevármelo a la boca; me estiro para alcanzar objetos alejados de mi alcance. Estando sentado busco objetos o trapos que caen delante de mí (¡me gusta ese juego!) .Puedo tomar un objeto y pasarlo de una mano a otra y puedo tener un objeto en cada mano (Caray, ¡Cómo he progresado!). Cuando hay un objeto pequeño, como una pasita o una uva, logro levantarlo usando mi mano como rastrillo.

Giro hacia las voces, (sobre todo las que reconozco). Me gusta que me hables y jugar a buscarte cuando me hablas. Puedo enderezar mis piernitas y apoyarme en ellas (repítele a mi abuelita que no voy a quedar como "charrito"). Comienzo a sentarme apoyándome en mis manos y estiro los brazos cuando quiero que me cargues.

Puedo rodar fácilmente, reconozco rostros familiares, imito sonidos y me llevo todo a la boca, me gusta "saltar" (parezco "chapulín"), cuando me sostienes en tus brazos. Puedo sostener un biberón con mis manos para alimentarme. Me enojo si me quitas un juguete de mis manos. Hago "bombitas" con saliva. (Disfrute cada edad de su hijo: "Recuerde estos buenos momentos", ver pág. 4).

2.- Programa de Estimulación.

a.- Movimiento Grueso. ¡A GATEAR!
Es muy importante el gatear ya que es una de las cosas más importantes para el desarrollo psicomotor del bebe, mientras más gatee mejor es su desarrollo psicomotor, no se le debe poner en el andador, hasta que no controla el gateo. (pág. 259).

1.- Para favorecer el conocimiento de sus pies se pueden colocar pequeñas sonajas en los tobillos que favorecen la estimulación

2.- Es muy bueno tener mucho contacto con el bebé aprovechando las ocasiones en que se cambia o durante el baño, también es muy bueno darle pequeños masajes y estimular el diálogo entre la madre y el bebé. (Ver masaje del bebe, pág. 276.)

3.- Comienza el "Estadio del chapulín": Cuando se le sujeta de las axilas el niño tiende a dar pequeños saltitos. Este es un gran ejercicio para sus piernitas, para favorecer este ejercicio en bueno utilizar un "saltador" (pequeña "mochila" donde se le mete al niño, asegurando los hombros, para que no se caiga) la cual cuelga de unas gomas, lo que le permite saltar, sujetada firmemente al marco de la puerta .

Es muy importante a la altura que se regula el saltador, dado que si se le pone demasiado alto de forma que el niño no llegue al suelo, no es más que un lugar donde "dejarlo" y no hace ningún trabajo. Por otro lado, si se le cuelga muy bajo el niño tendrá que mantener constantemente las piernas flexionadas, lo que le puede dañar las piernas. Hay que colocarlo de tal forma que el niño pueda rozar el suelo con las piernas flexionadas, de tal forma con un pequeño impulso el niño puede realizar sus saltos.

5.- Primero se voltea de boca abajo a boca arriba y suele ser por casualidad. Es lógico que sea así dado que si el niño gatea e intenta coger algo que está muy alejado es muy probable que se caiga y gire.

6.- De boca arriba a boca abajo, requiere mucha más coordinación y fuerza muscular abdominal.

b.- Movimiento fino, adaptable.

1.- Comienza a ser capaz de liberar la mano para coger las cosas, y para favorecer que el niño tenga propósito de hacerlo hay que poner objetos que le llamen la atención a los lados del niño para que intente agarrarlos.

2.- Ofrecerle cubos de madera o plástico de una pulgada y estimularlos para que tome un cubo en cada mano y después cambie un cubo de una mano a otra.

c.- Lenguaje.

1.- Estando en brazos, hablarle para que voltea y busque a la persona que lo llama.
2.- Estimular para que imite sonidos, balbuce.

d.- Personal Social.

1.- Si se le caen los objetos el niño no los va a buscar. Todavía no tiene una "Permanencia de objeto", el niño no sabe que lo que no ve, existe. *Piaget dice que aquello que desaparece de la vista del niño deja de existir.* Es interesante observar, que al cubrir sus ojos, el niño "cree que no podemos verlo", su hijo al tener cubiertos sus ojos (con un calcetín o sus manos) cree, que como él no puede vernos, nosotros tampoco a él. Esto es parte del juego de las escondidas. Hay que jugar con él, este juego.

2.- Tratar de arrebatarle un juguete de sus manos y estimular que se oponga a esto. Disfrutar el juego.

3.-Colocar juguetes ligeramente fuera de su alcance y estimularlos para que trate de tomarlos; celebrar sus logros.

3.- Señales de Alarma.

Aquellos bebes que no se llevan objetos a la boca, no soportan su peso en sus piernas, no sonríen, no responden a los ruidos, no apoyan bien sus piernitas, no intentan saltar, requieren valoración especial por su Medico o todos niños muy irritables o demasiado pasivos requieren una valoración muy especial.

4.- Consejos Prácticos.

1.- Estimular el gateo (ver pág. 259).
2.- Disfrutar el juego de las escondidas.
3.- Estimular su risa, celebrar sus logros.
4.- Dedicarle tiempo. ("Buenos momentos").

1.- Pensando como su Hijo.
Ya puedo permanecer sentado (sin apoyo) más tiempo y con menos esfuerzo, me llevo los pies a la boca , me agrada saltar cuando me sostiene de mis axilas, apoyo muy bien mis piernas estando de pie y controlo bien mi cabeza; me gusta golpear los objetos, dejarlos caer al suelo o aventarlos y que tú los levantes; demuestro mi alegría con una alegre risa, imito muchos sonidos (balbuceo) y digo mama y papa, pero aun en forma inespecífica; me gusta jugar "escondidas" (cuando cubres mis ojos o te escondes detrás de la puerta o una revista). Me gusta jugar arrugar y hacer ruido con papeles.

2.- Programa de Estimulación.
a.- Movimiento Grueso.
1.- Ya no necesita las almohadas para mantenerse sentado a adquirido la capacidad de sentarse, aunque todavía no tiene mucho equilibrio por lo que no se mantiene siempre. Cuando está sentado hay veces que mantiene las manos hacia delante para no caer.
2.- Una forma de mejorar el equilibrio del niño a través del juego puede ser alejar un poco los juguetes frontal y lateralmente.
3.-También se puede jugar con él cuando se encuentra sentado encima de cobija o toalla, tirar un poco de esta para provocar un leve desequilibrio.
4.- Permítele estar sentado sin apoyo (algunos ratos), dado que todavía no tiene mucha fuerza en el tórax por lo que se cansará de estar sentado mucho tiempo sin apoyos por lo que es bueno ayudar un poco de vez en cuando para que pueda jugar y manipular con mayor facilidad.
5.- Se coge el pie y se lo lleva a la boca, su mejor medio de exploración. Ahora se agarra sus pies sin dificultad.
6.- El estadio del "chapulín" se encuentra muy activo, por lo que recomendable mantenerle el saltador y también jugar con él sobre nuestras rodillas.
7.- Ya es capaz de rodar hacia los dos lados los que le facilita su primer medio de desplazamiento. Le encanta estirar todo su cuerpo y arquearse, apoyando en el abdomen con lo que realiza un gran trabajo abdominal. Para facilitarle esto al niño hemos dejarlo jugar mucho en el suelo y preferiblemente en una

habitación con el suelo despejado, con alfombra o sobre la cama, con muchos juguetes alrededor. (cuidando que n o se caiga).

b.- Movimiento fino, adaptable.
1.- El niño es capaz de pasarse un juguete de una mano a otra y es en este momento cuando comienza su primer esquema: Golpear dos objetos entre sí o aplaudir.
2.- Comienza a utilizar la pinza inferior (oposición del dedo meñique con el pulgar) aunque todavía no lo hace con precisión, más bien arrastra las cosas hacia su pulgar.
3.- Es en este momento cuando el niño aprende a soltar las cosas, por lo que le encantara hacerlo y que Usted la recoja.
4.- Sentado busca una pasa u objeto pequeño: colocar esta delante del niño y motivarlo para que la agarre con su mano.

c.- Lenguaje.
1.- Estimular la imitación de sonidos como Mama, papa, lala. Hablarle mucho platicarle viéndolo a los ojos.
2.- La música y las canciones infantiles son importantes.

d.- Personal Social.
1.- Estimular que salude a los "extraños", que les diga "Adiós" con su mano, sociabilizarle, que no tenga temor a que los familiares o amigos lo carguen en brazos.
2.- Escondernos detrás de la puerta o cubriendo sus ojos y descubriéndolos para que nos encuentre.
3.- Buscarlo, cuando tiene los ojos cubiertos.

3.- Datos de Alarma.
   Cuando no sonríe, ni disfruta los juegos, no soporta su peso en su piernas, no permanece sentado, no rueda, no tiene un buen control de la cabeza, no voltea hacia la voz o no responde hacia un ruido, no pasa un objeto de una mano a otra, o esta irritable en forma constante o muy pasivo.

4.- Consejos Prácticos.
1.- Estimular que disfrute el agua, estimularlo a que patalee en su tinita durante el baño, llevarlo después a la alberca.
2.- Estimular el contacto con los libros, contarle cuentos.
3.- Escuchar junto con él música de Mozart (pág. 284). Acariciarlo acostado a su lado, disfrutando las melodías.

A LOS OCHO MESES DE EDAD.

1.- Pensando como su Hijo.

Reconozco muy bien a mi familia entre otras personas. Me gusta jugar escondidas. **POR FAVOR** dedícame tiempo y paciencia **TODOS LOS DIAS**; me agrada que me aplaudas y también yo logro aplaudir. Puedo golpear dos cubos u objetos que se encuentren en mis manos y manejo mejor mis dedos, logrando tomar una pasa u objetos pequeños usando el pulgar y los demás dedos. Logro decir "MA-MA" o "PA-PA", aunque no se su significado; también puedo hacer muchos ruidos con mi boca, emitir sonidos; además puedo "fingir" que tengo tos, para llamar la atención.

Ya puedo sentarme sin caerme y logro levantarme jalándome o apoyándome en algo; además, estando de pie a veces puedo "caminar".sujetándome o apoyándome en los muebles (Ojo: Aleja todo aquello que esté a mi alcance

2.- Programa de Estimulación.

a.- Movimiento Grueso.

1.- Estimularlo para que se siente solo, sin apoyarse.
2.- Sosteniéndolo de pie, apoyándolo de las axilas, mueve un pie tras otro como para andar.
3.- Empieza arrastrarse a gatas, a reptar, alternando los brazos y la cadera, Primero inicia el control de cabeza y brazos. Las piernas todavía las arrastra. Colocar nuestra mano debajo de su pancita para apoyarlo o una pelota pequeña.
4.- Puede girar fácilmente "sobre si mismo" (rodar), como medio de desplazamiento. Ayudarle a hacerlo.
5.- Su hijo puede levantarse utilizando sus apoyos, se apoya en las manos. Aplaudirle y estimular que lo logre.
6.- En posición boca abajo es capaz de apoyarse sobre las manos y pies, sin apoyar las rodillas
7.-Es una etapa en la que sigue siendo muy importante el suelo. Debemos facilitar al niño su permanencia en este (sobre una alfombra, la cama o superficie plana) y una gran cantidad de objetos adecuados para su descubrimiento.
8.-El suelo también es muy importante para que el niño pueda desplazarse, es muy importante la libertad de desplazamiento,

también es bueno que el niño pueda desplazarse en diferentes tipos de suelo (pasto, alfombras, cemento, etc.), dado que esto le "obliga" a buscar diferentes métodos de desplazamiento.

9.-Para que el niño ruede: podemos jugar con él, cuando esté encima de la manta, colcha o sarape, levantarla levemente para que este se deje rodar.

b.- Movimiento fino, adaptable.

1.- Darle objetos pequeños de un centímetro. El niño comienza a coger los objetos "con el pulgar y el dedo índice". Aprende a soltar los objetos. Cuida que no se los lleve a la boca, no se los trague, ni se asfixie,
2.- Darle cubos pequeños, para que tome los dos al mismo tiempo y guiando sus manitas, que se divierta golpeando los el uno contra el otro
3.-Juegos como el "Esconder un objeto" son buenos para fortalecer la permanencia de objeto, es decir que el niño descubra que lo que no ve, no desaparece. Esconder un juguete debajo de nuestras manos, una toalla pequeña o de una revista y mostrarle "como aparece y desaparece".
4.-Es bueno provocar situaciones en las que el niño tenga dos objetos, uno en cada mano, y ofrecerle un tercero; esto ayuda a la resolución de problemas en su modo más básico.

c.- Lenguaje.

1.- Estimularlo para que pronuncie sílabas aisladas desde ba-ba, ma-ma. Pa-pa. etc.; separadas.

d.- Personal Social.

1.- Estimularlo a que aplauda juntando sus manos y golpeando sus palmas suavemente; Aplaudirle festejando sus logros como premio.
2.- Permitirle observar durante unos minutos las imágenes de la televisión.
3.-Colocar un espejo irrompible delante de él, para que reconozca su imagen.
4.- Enseñarle a que comprenda él NO (como negativa).

5.- Enseñarle que reconozca los preparativos para el paseo (decirle "calle, calle") y que disfrute predecir el viaje.

6.- Estimular a la toma de decisiones. Darle dos cubos, uno en cada mano, y ofrecerle un tercer cubo; ahora es cuando comienza a poder dejar uno y coger el otro.

7.- Juega al escondite: colocarnos atrás de la puerta o un objeto y jugar a que nos busque y encuentre. También cubrir sus ojos y "buscarlo", el niño al no vernos, cree que nosotros tampoco podemos verlos; jugar y divertirnos con este juego.

3.- Datos de Alarma.

1.- Aquellos niños irritables, que lloran constantemente o aquellos que no participan en los ejercicios de estimulación, en los juegos, que no sonríen, que no ríen, que se muestran demasiado tímidos o huraños; deben ser revisados por su Pediatra.

4.- Consejos Prácticos.

A veces tener un niño pequeño, implica un trabajo de 24 horas al día, sobre todo para la madre. Es importante, recargar "baterías"; yo aconsejo, cuando esto sea posible; dejar una tarde al hijo con sus "abuelitos" o "Tíos" y los Padres salir a disfrutar la actividad que elijan. (*Cine, cena romántica, teatro, hotel con jacuzzi, etc.*).

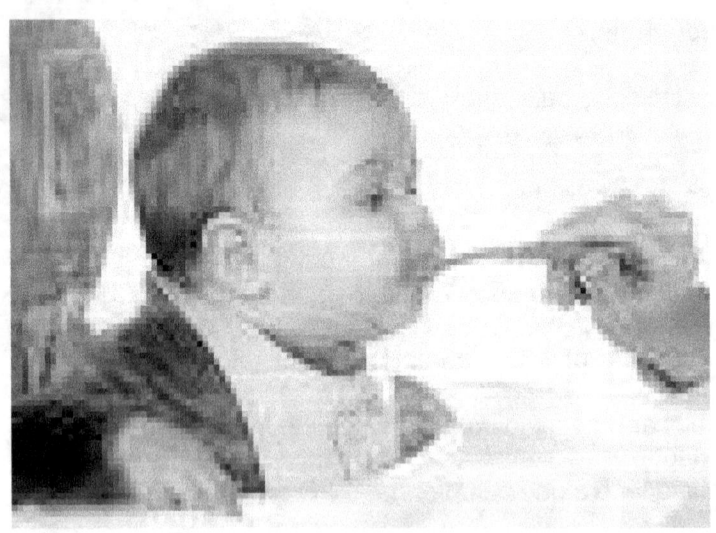

1.- Pensando como su Hijo.

Me agrada mucho gatear (y lo hago muy bien); aunque también disfruto mantenerme en pie, ya "hago solitos" y comienzo a dar pequeños pasos apoyándome en los muebles o en tu mano. Estando sentado, me puedo levantar "yo solo", apoyándome sobre mis rodillas. Y también estando boca abajo, me puedo parar. Estando de pie, mantengo mis piernas más abiertas (que lo normal) para aumentar la base de sustentación y además algo flexionadas, esto me da un mejor equilibrio.

2.- Programa de Estimulación.

a.- Movimiento Grueso.

1.- Un niño que se pase mucho tiempo gateando NO se le puede obligar a que camine, ya que este paso es fundamental para llegar a caminar, por lo que mientras este gateando lo único que está haciendo es prepararse para una nueva etapa.
2.- Para estimular el gateo hay que ofrecerle al niño diversos objetos que llamen su atención, para que tenga que desplazarse hasta ellos, también se le pueden dejar estos objetos en una pequeña altura, como encima de un sillón, para que el niño tenga que erguirse para cogerlos.
3.- De igual modo pasará al caminar, si los objetos están a una mayor altura el niño tendrá que ponerse en pie.
3.- Después de que gatee, puede colocar sobre un andador, ya que ayudan al niño a mantenerse de pie y a aprender a equilibrarse con un punto de apoyo móvil, pero por poco tiempo, hay que apoyarlo a que camine por sí mismo.
4.- Es bueno que cuando vemos que un niño se cae no lo levantemos, hemos de pensar que muchas veces no se caen sino que simplemente se dejan caer, porque están cansados, y lo hacen de una forma controlada y de pompis o nalguitas. Es muy importante que comprendamos que los niños se tienen que caer.

b.- Movimiento fino, adaptable.

1.- Ofrecerle objetos pequeños (una pasa, una uva, etc., vigilarlo para que no se los trague), y estimularlo para que realice la presión en pinza, dirige el índice hacia el objeto que va a coger y lo toma con el pulgar y los otros dedos.
2.- Estando sentado, dejar caer un trapo, toalla o una hilaza y ver hacia dónde cae, y localizar el objeto en el suelo.
3.- Observa los objetos que se le han caído de las manos y los busca con la mirada.
4.- Jugar a que busque un juguete detrás de una hoja de papel o debajo de sus manos, cuando Usted lo mantiene escondido.

c.- Lenguaje.

1.- Comprende el "adiós" e imita el saludo con la mano.
2.- Vocaliza para llamar la atención

d.- Personal Social.

1.- Estimular que aplauda festejando sus logros.
2.- Jugar a arrebatarle un juguete y que se oponga a ello.
3.-Jugar a las escondidas.

3.- Datos de Alarma.

Los niños no disfrutan los juegos, que no responden con risa o sonríen, los que se muestran irritables, temerosos o no realizan las actividades marcadas en el Examen de Denver; deben ser valorados por su Pediatra.

4.- Consejos Prácticos.

Dedicarle tiempo a su hijo y a su matrimonio, sonreír, reír delante de su hijo; "dejar los problemas" en el trabajo y disfrutar el "aquí y el ahora" cuando este con su hijo.   Ver pág. 206.

1.- Pensando como su Hijo.

Me gusta jugar escondidas (yo me cubro la cara, tú me buscas o te escondes atrás de la puerta o abajo de la sábana y me hablas). Me gusta que me hagas cosquillas y los juegos con mis abuelos ("mueve tu pata, perro viejo"; "ahí va la araña", etc.). Tomo objetos pequeños fácilmente utilizando el pulgar y el dedo índice; puedo comer con mis manos, comienzo a beber de una taza. Entiendo "NO', "adiós" y reconozco mi nombre; dije por primera vez "PA-PA" y causé una conmoción; acudieron tíos, abuelos, mi mamá y todos a festejarlo, ahora repito a cada rato "PA-PA" cuando lo veo, lo cual le da mucho gusto (aún no entiendo a los adultos). Estando de pie logro hacer "sólitos"; me aplaudo cuando no veo que el público aprecia mi esfuerzo y puedo caminar sujeto a los muebles. Gateo rapidísimo; ¡si hubiera una competencia seguro ganaría el primer lugar!. Puedo meter y sacar objetos pequeños de una botella.

2.- Programa de Estimulación.

a.- Movimiento Grueso.

1.- Hay que darle espacio en el suelo, para estimular el gateo. Hay que dejar que se desplace libremente; esta es la forma en que los niños comienzan a organizar su espacio. Cada niño gateara en forma diferente, dependiendo de su experiencia personal, según en el tipo de suelo en el que haya aprendido a desplazarse.

2.- El niño ha de tener posibilidades de poder agarrarse a diferentes objetos que le sirvan de apoyo para pararse, el niño a los 10 meses no es capaz de andar por sí solo, necesita apoyar una mano en algo, para mejorar su equilibrio. Esto provoca que los primeros pasos de los niños sean laterales, pero aun teniendo apoyada su mano, es normal que el niño todavía se caiga con frecuencia dado que su equilibrio todavía no está maduro.

b.- Movimiento fino, adaptable.

1.- Permitirle pequeños objetos para que practique la pinza fina (pulgar e índice), le podemos dar pequeños trocitos de pan o galletas sobre el plato para que se los coma él sólo, de esta forma también está practicando para llegar a comer con un instrumento.

2.- Se recomienda facilitarle juegos de continente contenido para favorecer el perfeccionamiento de la pinza fina, la relajación voluntaria, la precisión y la coordinación óculo - motriz, y más concretamente la coordinación óculo - manual. Es decir es conveniente jugar a colocar pequeños objetos dentro de un frasco de boca ancha y jugar a meterlos y sacarlos.

c.- Lenguaje.

1.- Hay que darle juguetes iguales, pero con diferentes colores, ya que empieza a discriminarlos y a tener una preferencia por uno de dos objetos iguales pero de distintos colores.
3.- Comprende una prohibición. Interrumpe la acción si se le ordena. Hay que enseñarle, el "NO" como negativa, sin abusar de este; pero "marcar limites".

d.- Personal Social.
1.- Aplaude fácilmente y le gusta que le aplaudan, cuando logra algo.
2.- Estimularlo a que señale con sus dedos o manos e indique lo que quiere o desea, sin llorar.
3.- Darle una a taza entrenadora, el empieza a coordinar el beber en ella.
4.- Comienza a interactuar, recibe una pelota y la regresa. Hay que tener una pelota, pequeña, blanda, que no lo lastime, y disfrutar el rodarle la pelota hacia él y estimularlo a que nos regrese la pelota.

3.- Señales de Alarma.
El examen de Denver es una Guía excelente, para detectar en forma oportuna problemas del desarrollo, ante cualquier duda sobre los logros de su bebe, o la aplicación de determinada tarea, consulte con su Pediatra.

4.- Consejos Prácticos.
Más importante que adquirir juguetes caros o recomendados como muy educativos, es la ACTITUD de los padres y el Tiempo que dedican a disfrutar y a estimular a su hijo. Aprendan a vivir el aquí y el ahora.

1.- Pensando como su Hijo.

Ya logro gatear levantando mi tórax y la pelvis; apoyándome solo en las palmas y en los pies; utilizo muy bien mi mano para tomar algo con el pulgar y el índice, puedo rodar una pelota y sacar y meter objetos de un recipiente pequeño. Estando sentado, puedo girar hacia atrás sin perder el equilibrio, puedo desplazarme lateralmente y también dar unos pocos pasos hacia enfrente, soltando tu mano.

2.- Programa de Estimulación.
a.- Movimiento Grueso.
1.- Ofrecerle la mano o nuestro dedo índice, para que camine por toda la casa, practicando su equilibrio.

2.- Para que el niño deje de andar lateralmente y pase a un modo frontal, lo primero que tendrá que hacer es soltar la mano, para favorecer este proceso le podemos ofrecer juguetes u objetos atractivos al niño a poca distancia para que suelte una mano.

3.- Cuando ayudemos al niño a andar es importante sujetarlo de forma correcta. No se le debe agarrar de las manos, estirándole el cuerpo, ya que esto provoca que, el niño no se pueda estabilizar con sus brazos, que no tenga las manos para agarrarse o parar si se cayese y que en vez de que el niño encuentre su propio equilibrio, le mantengamos casi en vilo. De igual modo es necesario cuidar nuestra espalda (sobre para los papas que ya no somos muy jóvenes), por lo que tendremos que intentar flexionar las piernas y no curvar la espalda. La forma más adecuada para ayudar a un niño a que aprenda a andar es ofreciéndole nuestras manos para que se él el que se agarra a nosotros y de este modo se pueda soltar cuando él lo crea conveniente.

4.- Adquiere la habilidad de gatear, elevando el tórax y la pelvis, apoyándose en las manos y los pies (ya no en las rodillas), desde esta posición es desde donde pasará a ponerse de pie sin apoyos externos. Estimularlo a que lo haga. Ver pág. 259.

5.- Estando sentado, rodar un juguete hacia él y enseñarle a que lo regrese, así trabaja su equilibrio sentado y para fomentar este trabajo cuando se juegue con él, también se le puede pasar el balón un poco desviado de forma que tenga que inclinarse levemente hacia los lados. Con esto también se trabajan los formatos de acción conjunta: NIÑO-OBJETO-ADULTO. Esto es el niño comienza a interactuar, a jugar recibiendo la pelota y regresándola hacia nosotros, sabiendo que nuevamente la va a recibir.

6.- Para éstos juego es bueno trabajar con balones atractivos de colores brillantes y variados o transparentes , blandos para que si golpean al niño no le haga daño y luego no tenga miedo.

b.- Movimiento fino, adaptable.
1.- Le encanta jugar con su dedo índice, lo señalará todo y meterá el dedo el cualquier sitio; ponerle objetos para que los señale o los pida señalándolos. Tener cuidados con enchufes y objetos peligrosos.

2.- Darle un frasco o tarro con piezas de plástico o madera y enseñarle a sacarlas y meterlas, una cada vez.

3.- Darle pequeños objetos para que practique la pinza : pulgar e índice.

4.- Colocar dos cubos pequeños en sus manos y enseñarle como golpear suavemente uno contra otro.

5.- Le va a gustar mucho jugar a continente contenido y le deberemos facilitar todo tipo de objetos que se puedan meter unos dentro de otros, hay que tener cuidado con cosas demasiado pequeñas, porque se las pueden tragar. Ahora este juego va a cobrar un mayor gusto a parte de por el placer motor, es en estos momentos cuando el niño comienza a diferenciar entre dentro y fuera, y arriba y abajo.

c.- Lenguaje.

1.- Comienza a decir ma-ma, pa-pa en forma especifica: La primera palabra de mi hija fue: a-gua..

d.- Personal Social.

1.- Coge un objeto detrás de una pantalla transparente dando la vuelta al obstáculo.

2.- Si se le invita, suelta los objetos para señalarlos.

3.- Gira la cabeza si oye el timbre de la puerta o del teléfono.

3.- Señales de Alarma.

Aquellos niños poco sociables, muy temerosos de los extraños, que no duermen bien por las noches, irritables y que no participan en los juegos de escondidas, meter y sacar objetos, aplaudir, que no ríen, dicen mama o papa, no gatean, no soportan su peso en sus piernas; requieren valoración especial por su Pediatra.

4.-Consejos Prácticos.

1.- Al niño le encanta jugar con su dedo índice, por lo que en esta edad hay que tener muchísimo cuidado con los enchufes. Esto nos demuestra que ha adquirido la interdependencia digital.

2.- A esta edad, hay que tener mucho cuidado en disminuir factores de riego; ollas o sartenes en la cocina, objetos filosos o puntiagudos, etc.

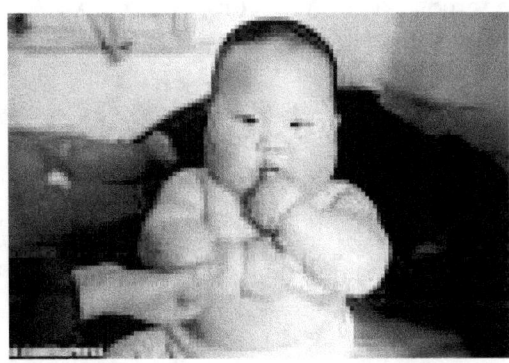

1.- Pensando como su Hijo.
¡¡YA SOY UN NIÑO GRANDE!!.
Puedo indicar o señalar con mis manos lo que deseo, me gusta jugar a que me des la pelota y regresártela. Bebo de una taza (aunque a veces tiro un poco) .Puedo COMER SOLO, no como los bebés que los tienen que alimentar.
Hablo mucho, aunque no me entiendas; pero yo entiendo mucho de lo que me dices.
Comienzo a dar mis primeros pasos, al principio sin gran seguridad; pero después "no habrá quien me pare". Por favor, no te preocupes, ni me presiones, porque mi primo "caminó" a los 9 meses (yo gateo más rápido) .Me puedo agachar y levantarme "sin agarrarme de NADA". Aplaude mis logros, estimúlame y apoya mi esfuerzo.
•Empieza a caminar. Empieza andando agarrado de solo una mano del adulto y más tarde comenzará a andar sólo
•Comienza a agacharse y a levantar objetos del suelo
Adquiere el descubrimiento fino y preciso.
Empieza a diferenciar entre diversos colores y formas.

2.- Programa de Estimulación.
a.- Motor Grueso.
1.- Para favorecer que el niño ande debemos dejarle a su ritmo, no porque camine un día va a tener que andar todos desde ese momento, el niño es el que tiene que decidir cuando quiere, puede o se ve capaz de andar por sí sólo, esto no quita que si se cae le animemos a que siga intentándolo de nuevo y cuando lo consiga le hagamos notar que es una gran proeza.

2.- A esta edad el niño comienza a agacharse buscando y observando todo aquello que esta en el suelo, por lo que es importante que si se le caen las cosas no seamos nosotros quienes se las recojamos sino que les dejemos a ellos solos.

3.- Todavía el niño no tiene un equilibrio perfecto, por lo que se caerá, no hay que levantarle, porque ahora el niño puede levantarse sin apoyos externos desde la marcha del oso, es normal que antes de levantarse completamente de unos pasitos.

b.- Movimiento fino. Adaptable.
1.- Darle crayones para que inicie hacer garabatos.
2.- Tiene una coordinación fina y precisa, le gusta jugar y trabajar con pequeños objetos, es capaz de meter bolitas en una botella. Hay que jugar y practicar esto, con él.

3.- Lenguaje.
1.- Comienza a decir tres palabras además de mama y papa; estimularlo a que repita y aprenda nuevas palabras.

4.- Personal Social.
1.- Estimularlo a que "encuentre" objetos debajo de una revista o libro, a jugar y esconder juguetes.
2.- Comienza con los primeros juegos de encajes, empezará por figuras en las que se puedan colocar de muchas formas, 1° círculos, 2° hexágonos, 3° cuadrados, 4° figuras específicas, un árbol, casitas...de esta forma también va aprendiendo a diferenciar formas y colores

3.- Señales de Alarma.
Usted ya aprendió a jugar y disfrutar la estimulación Temprana, cualquier alteración en el examen de Denver; consulte con su Pediatra.

4.- Consejos Prácticos.
1.- Colóquese a la altura de su hijo (literalmente) e investigue factores de riesgo: cables que pueda jalar, enchufes o contactos que puede ser peligrosos, objetos sobre la mesa, que pueda romper, etc., etc., etc.

2.- Exagere en medidas de seguridad en la cocina y en su hogar (alberca, escalones, cajones, etc.).

"Una vida sin examen no merece la pena ser vivida", en *Apología de Sócrates.* Examina tu vida, "Tú serás muy dichoso, si enseñas a ser felices, aquellos a los que amas" (pág. 52).

1.- Pensando como su Hijo.

¡Ahora si! ¡Voy a donde quiero! Puedo caminar por todos lados (aleja los objetos peligrosos): puedo correr; subir escaleras gateando y puedo caminar jalando un juguete; además puedo dar unos pasos hacia atrás (retrocedo). Comienzo a patear una pelota y más adelante lograre arrojarla con mis manos hacia arriba. Me agrada tirar objetos al piso, jalar y empujar mis juguetes.
Puedo imitar lo que veo que hace mi mamá: sacudir, barrer, etc.; uso la cuchara, ("derramando un poco", dice el Denver, aunque YO derramo mucho).
Puedo hacer dibujos con un crayón, y hacer una torre de dos dados o cubos; coloco un objeto pequeño en una botella y logro sacarlo al voltearla. Ya digo, tres palabras además de "mama" y "papa"; "agua, abi, ira", etc.
Me gusta cepillar mis dientes con una pasta que no pique (elige una que sepa me agrade "Ver tu hijo y los dientes" pag.).
Soy capaz de ponerme de pie, ¡SIN AYUDA¡

2.- Programa de Estimulación.
a.- Motor Grueso.
1.- A esta edad es muy bueno trabajar con balones blandos para evitar que los niños se hagan daño y que adquieran miedo, comienza a patear la pelota, aun torpemente. Estimular a que lo haga, mover su pie , para enseñarle.
2.- Comienza a intentar arrojar la pelota a lo alto (arriba de su cabeza), la mayoría lo logra hasta después de los 24 meses. Jugar y mostrarle cómo, y motivarlo a que lo intente
3.- Camina hacia atrás, da unos pequeños pasos. Enséñele como, dale tu mano y juega con él a hacerlo.
4.- Sube escaleras: El niño va a ser capaz de subir las escaleras , pero no de bajarlas por dos razones fundamentales: Se necesita mayor coordinación y equilibrio y gracias al miedo a la caída. Practica con él, ayúdalo.
5.- El niño será capaz de bajar 1 o 2 escalones pero lo hará sentado. El niño controla el riesgo y el peligro.
b.- Motor fino, adaptable.
1.- Garabatea espontáneamente. Permitirle crayones, para que decore paredes, cuadernos, etc. Motívalo a hacerlo.

2.- Torre con 2 cubos (una pulgada por lado). Lograr esto requiere coordinación entre el ojo y la mano y relajación precisa de la pinza fina cálculo del factor espacial: arriba y abajo. Enséñale a apilar un cubo arriba de otro.

3.- Saca una pasa de la botella. Requiere coordinar la pinza fina, comprender continente-contenido; por lo que al principio no lograra hacerlo en forma espontanea, solo después de hacerlo nosotros, como al voltear el frasco, la pasa u objeto pequeño sale y cae en su mano.

c.- Lenguaje.

1.- Dice 3 palabras además de mama y papa; motivarlo a que repita las nuevas palabras, aplaudirle si lo logra.

2.- Comienza a combinar dos palabras: NO MAMA, MAS LECHE, PAPA AGUA, etc.

3.- Comienza a señalar la parte nombrada de su cuerpo: Donde esta tu cabeza, tus ojos, tus manos, etc.

d.- Personal Social.

1.- Usa la cuchara derramando un poco: El niño todavía no controla los giros de muñeca lo que provoca que coja la cuchara al revés, pero a veces la pone hacia abajo en la boca.

3.- Señales de Alarma: Si Usted tiene cualquier duda de los logros de su Hijo en relación con el Examen de Denver o de los logros de su Hijo, consulte con su Pediatra.

4.- Consejos Prácticos. Este es el momento para iniciar a los niños con libros duros de cartón, tela o plástico que se puedan meter en el baño y fomentar la lectura, explicarle las imágenes, jugar con ellos, que los personajes del libro "interactúen" con el, que le hablen, le platiquen, que aprenda "que los libros son amigables".

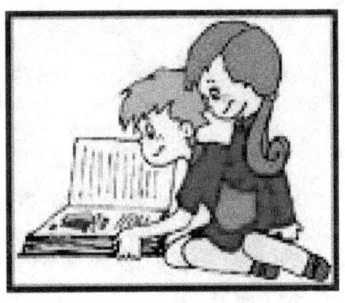 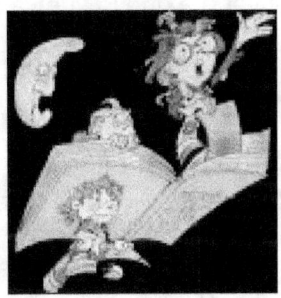

1.- Pensando como su Hijo.

Ya te ayudo a recoger los juguetes que tiro; me gusta tener la compañía de otros niños, PERO...; Hay de aquel que me quite mis juguetes! te ayudo a desvestirme (mi abuelo me enseñó a quitarme los calcetines) levanto los brazos y piernas para ayudarte.

Señalo la parte de mi cuerpo, cuando me lo piden y "estoy de buenas"; puedo combinar dos palabras "ven mamá"; "dame agua"; digo de 8 a 10 palabras. Reconozco los objetos familiares en un dibujo y puedo nombrarlos (perro, gato, etc.). Obedezco indicaciones (cuando quiero) como "pon el juguete en la mesa", "dale el juguete a papá", sin que me lo indiques con tus ojos o cabeza. Puedo patear y lanzar la pelota sin caerme; subo escaleras; corro (AUNQUE todavía rígidamente) .Me siento en mi sillita y me gusta abrir y explorar cajones: Evita tener en ellos alfileres, medicamentos o veneno.

Soy capaz de subir escaleras y bajarlas si me coges de una mano, primero aprendí a subirlas y ya puedo bajarlas, aunque no alterno los pies, un pie por escalón, pero si son bajitos puede que a veces lo haga.

2.- Programa de Estimulación.
a.- Motor Grueso.

1. Ahora lo importante es que camine y hay que motivarlo para hacerlo. Ofrecerle todo tipo de arrastres: trenecitos, coches, etc., etc. El camina y mira el juguete que jala.

2.- Comienza a correr pero con los brazos y piernas abiertos. Hay que aplaudirle y animarlo a levantarse cuando se caiga y motivarlo a que lo vuelva a intentar.

3.- Comienza a patear el balón sin caerse. Colocar una pelota o balón pequeño y enseñarle como hacerlo.

b.- Movimiento fino, adaptable.

1.-Puede hacer torres de tres o cuatro cubos (Ver examen de Denver); darle los cubos y ayudarle a lograrlo.
2.- Saca y mete objetos de una botella transparente de boca ancha. Si tiene dudas, consulte con su pediatra.

c.- Lenguaje.
1.- Combina dos palabras diferentes en forma correcta. Dedicarle tiempo para que logre repetir palabras.
2.- Nombra algo en una fotografía: Mama, casa, etc. Enseñarle dibujos o fotos de la familia, para que nombre personas u objetos conocidos: ejemplo: Mama, Papa, agua.
3.- Sigue 2 de 3 direcciones: arriba, abajo, afuera, etc. Practicar la palabra y la acción (arriba, abajo, afuera); para que comprenda el significado de estas.

d.- Personal Social.
1.- Ayuda a quitarse la ropa. Motívalo a que lo haga.
2.- Imita las tareas domesticas: que imite la acción de barrer, usando una pequeña escoba o sacudir, et.
3.- Practicar el uso de la cuchara para comer.

3.- Señales de Alarma.
Los niños retraídos, huraños, temerosos o demasiado irritables, que no cooperan deben ser valorados por el Pediatra; también aquellos que no logran realizar las actividades de acuerdo al examen de Denver .

4.- Consejos Prácticos.
A esta edad hay muchos accidentes, colóquese a la altura de su hijo (literalmente) y evite factores de riesgo. Cables, sartenes, contactos eléctricos, escaleras, alberca, etc., etc. Imagínese como un pequeño explorador y analice factores de riesgo a esa altura.

Recuerde dos consejos para ser mejores padres:

1.- Piense en el BIEN ESTAR de su hijo; utilice su sentido común y buenas intenciones.
2.- Respete la Individualidad de su hijo.

1.- Pensando como su Hijo.

Ya soy grande, comienzo a rebelarme si me tratan como bebé. Cuando me das la mano para bajarme del coche, te digo: ¡yo cholo!, para que SEPAS que yo puedo. Cuando vamos en la calle, a veces, me gusta soltarme de tu mano, para caminar como mi hermanita: "yo cholo". Aunque me enoje, dame la mano al cruzar la calle. Puedo comenzar a ponerme la ropa; me lavo y seco las manos (me fascina el agua) .Me gusta correr y jugar con mi hermanita y con otros niños (aunque no entiendo las reglas de los juegos). Puedo hacer una TORRE DE CUATRO CUBOS (apláudeme). Imito una línea vertical más o menos. Sé más o menos 50 palabras; me gusta que me cuentes cuentos (aunque a veces, no espero a que termines y me bajo de la cama; soy más inquieto que mi hermana; gracias a ella se decir: "mío" y lucho por lo que creo que tengo derecho. Le doy vueltas a las páginas de un libro de una por una, abro y cierro las puertas. Corro bien sin caerme; subo y bajo las escaleras sin ayuda; pateo la pelota bien y salto en mi lugar. Puedo pararme en un solo pie durante un largo segundo y necesito que me enseñes a pedalear mi triciclo.

2.- Estimulación Temprana.
a.- Motor Grueso.

1.- Darle una pelota y jugar a patearla y arrojarla con las manos arriba de su cabeza; imitarlo y disfrutar el juego.

2.- El papa debe levantar un pie del suelo y pedirle a su hijo que lo imite, algunos niños no sostiene el pie arriba del suelo un segundo, hasta después de los 3 años de edad.

3.- Estimularlo a que salte; que despegue ambos pies del suelo; hay niños que al intentarlo, solo levantan un solo pie o ambos talones; practicar con el y ayudarlo. Esto requiere coordinación y equilibrio.

4.- Comprar un triciclo y enseñarle a pedalear.

5.- Estimularlo a subir y bajar escaleras, todavía no alterna los pies. Sube colocando ambos pies en cada escalón y después sube un pie y después el otro al mismo escalón.

6.- El niño trepa. Le gusta subir a todos aquellos sitios a los que vea accesibles. Empieza a dar muestras de autosuficiencia, cuídalo, reduce factores de riesgo. Pero motívelo a hacerlo, que conserve su afición de explorador.

b.- Movimiento fino, adaptable.

1.- Imita línea vertical. El niño será capaza de reproducir un trazo recto vertical, realizado por un adulto: Esto nos demuestra que los niños son capaces de prestar atención y fijarse en la forma y la orientación.
2.- Logra hacer una torre de 4 a 8 cubos; algunos no logran apilar los 8 cubos hasta los 3 ½ años de edad.
3.- Logra sacar una pasa u objeto pequeño de una botella transparente de boca ancha; sin enseñarle cómo hacerlo. Proporcione los elementos, para lograrlo.

c.- Lenguaje.

1. Canta con el, enséñale la letra de las canciones.
2.- Enséñale diversos tipos de música; Mozart, Vivaldi, etc.; ya mas adelante podrá bailar Salsa, Rock, etc.
3.- Enséñale a usar los plurales: niños, pelotas. Casas, etc.

d.- Personal Social.

1.- Enséñale a lavarse las manos y a secarse.
2.- Motívalo a que coma solo, casi sin ensuciarse.
3.- Enséñale a ponerse los zapatos; aun no puede hacer el nudo, pero puede cerrarlos con velcro o "como se llame".

3.- Señales de Alarma.

Aprende las medidas de seguridad adecuadas cuando los niños viajan en automóvil y ponlas en práctica.
Aprende técnicas básicas de Primeros Auxilios y ten un pequeño Botiquín de emergencias en tu casa.

4.- Consejos Prácticos.

Formación de buenos hábitos; enséñalos a decir las palabras mágicas; "GRACIAS" Y "POR FAVOR".
Estimula el amor a los libros, la música, las artes.
Fomenta los títeres, el teatro, el cine.
Enséñalos a nadar, para evitar riesgos.

1.- Pensando como su Hijo.

Me visto casi solo y puedo separarme de mi mamá e irme con mis amigos o familiares fácilmente; participo en muchos juegos en las fiestas o en casa. Puedo copiar un círculo si me ayudas y hasta puedo hacer un puente con los dados; logro fácilmente apilar 8 o más cubos sin que se caigan; puedo contar tres objetos correctamente y sé decir mi edad. Uso frases de 3 a 4 palabras: "papi, te quiero mucho", Tengo un vocabulario de 250 palabras, puedo compartir mis juguetes con mi primo y puedo esperar mi turno.

2.- Estimulación temprana.

a.- Motor Grueso.

1.- Practicar que logre el equilibrio un segundo en un solo pie. El niño aprende por imitación; enséñale como.
2.- Enseñarle a saltar con los dos pies. Enséñale como.
3.- Practicar el pedaleo de su triciclo.
4.- Salto amplio: Colocar una hoja de papel tamaño carta (Hoja del examen de Denver) a lo ancho y enseñarle a saltarla.
4.- Motivarlo a bailar y brincar con el ritmo de la música.

b.- Movimiento fino, adaptable.

1.- Practicar hacer una torre de hasta 8 cubos . Disfrutan mucho cuando los tira. Reír y aplaudir sus logros.
2.- Motivarlo a introducir objetos de diferentes formas y colores como círculos, óvalos, triángulos, cuadrados, estrellas en un recipiente que tenga estas formas; también pueden ser figuras de animales.

c.- Lenguaje.

1.- Enseñarle a decir su nombre completo.
2.- Enseñarle a contar del 1 al 8. Con objetos (sus dedos, carros, manzanas, palitos dibujados en un papel, etc.).

d.- Personal Social.

1.- Supervisarlo para que se viste él solo.
2.- Motivarlo a separarse de la madre y jugar con otros niños a salir con tíos o abuelos.

3.- Señales de Alarma.

Aquellos niños que no caminan, que no patean la pelota, que logran sostenerse en un solo pie, que no dibujan líneas verticales, ni círculos o no hacen torres de 2,4 u 8 cubos.

4.- Consejos Prácticos.

Importante motivar la sociabilización, la música, la risa, los juegos y la convivencia con otros niños y familiares.

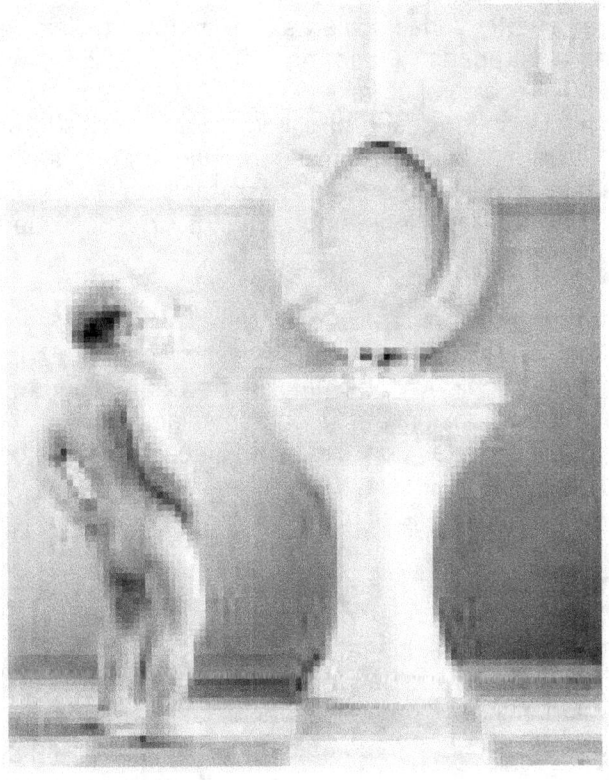

1.- Pensando como su Hijo.
Me puedo vestir solo y abotonarme, pero abróchame mis tenis porque no puedo amarrarme las agujetas. Copio una cruz; puedo identificar la línea más larga, Sé varias canciones o poemas de memoria. Puede dibujar un niño o a mi hermanito; reconozco colores, comprendo frío, caliente, hombre, mujer (analogías opuestas de acuerdo al examen de Denver). Me equilibro en un pie durante 10 segundos (el 75 al 90% lo logra entre los 5 y 6 años de edad).

2.- Programa de Estimulación temprana.
a.- Movimiento grueso.
1.- Practicar el equilibrio en un solo pie de 5 a 10 segundos.
2.- Practicar mantener el equilibrio, apoyado con los dos pies, pero con los ojos cerrados.
3.- Motivarlo a que suba escaleras, alternando los pies.
4.- Jugar a atraparlo y que nos atrape, realizar cambios de velocidad y dirección al correr.
5.- Motivarlo a saltar desde el último escalón o desde una altura similar. Y a caminar sobre un plano inclinado (subidas y bajadas).
6.- Enseñarle y motivarlo a pedalear un triciclo.
7.- Enseñarle a atrapar con ambas manos un balón que se dirige hacia él.

b.- Movimiento fino, adaptable.
1.- Practicar a construir torres de hasta 8 cubos.
2.- Copiar un círculo e imitar una cruz en forma burda: con que exista el cruce de dos líneas, se da por valido.
3.- Enseñarle a cortar con tijeras en línea recta. Esto muestra control digital independiente. Elija tijeras romas.
4.- Motivarlo a que dibuje un niño o a un hombre.

c.- Lenguaje.
1.- Ayudarle a comprender preposiones: arriba, abajo, adelante, atrás, de, desde, hacia, hasta, etc.
2.- Enseñarle significado de : frio, caliente, alto, bajo, etc.
3.- Jugar a identificar y reconocer varios colores.
4.- Ya debe dar su nombre completo (nombre y apellidos).
d.- Personal Social.

1.- Enseñarle a abrocharse los botones accesibles.
2.- Ya se viste solo; estimularlo a que lo haga.

3.- Señales de Alarma.
El no lograr realizar las actividades correspondientes a su edad amerita valoración especial por su Medico.

4.- Consejos Prácticos.
Recordar la importancia de detectar oportunamente cualquier déficit en su desarrollo psicomotor. Revisa el examen de Denver y comenta tus dudas con tu Pediatra.

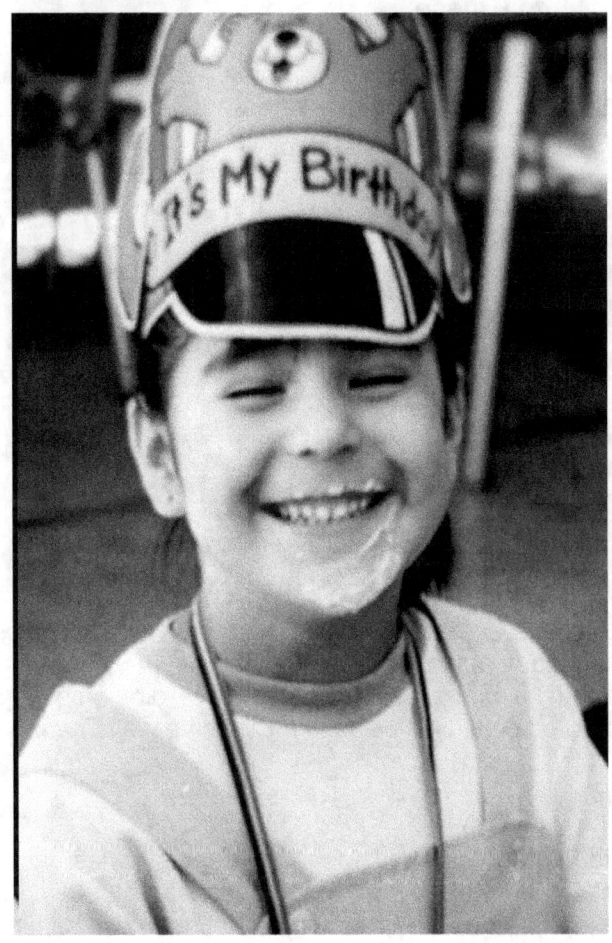

1.- Pensando como su Hijo.
Ya logro un gran equilibrio con un solo pie, brinco, salto, corro, juego a arrojar y atrapar la pelota, tengo un gran vocabulario, entiende casi todo los que dices, doy mi nombre completo, me visto desvisto solo. Logro usar el lápiz correctamente y dibujar muchas cosas.

2.- Programa de Estimulación temprana.

a.- Movimiento Grueso.

1.- Practicar la anticipación motriz. Es la capacidad de preparación del movimiento que se va a tener que realizar (poner las manos antes de que llegue el balón). Lograr atrapar el balón que rebota en el piso. Jugar a lanzarlo y recogerlo.
2.- Practicar el control del equilibrio sobre un pie 10 segundos, con los ojos abiertos.
3.-Practicar Subir y bajar escaleras alternando los pies.
4.- Saltar con un pie.
5.- Practicar saltar o brincar la cuerda con ambos pies.
6.- Jugar a correr con cambios de dirección y velocidad, para atrapar a alguien; intercambiar roles.
7.- Jugar a andar sobre una línea recta, alternando los pies: punta y talón hacia adelante y hacia atrás.

b.- Movimiento fino, adaptable.

1.- Enseñarle y practicar a cortar con tijeras un círculo.
2.- Enseñarle a copiar de un modo burdo los dibujos simples, como una pelota, un cuadrado, una cruz.
3.- Enseñarle a dibujar su imagen: Logra dibujarse con pies y manos pero no dibuja las cejas ni muchas veces la nariz.

c.- Lenguaje.

1.- Contarle cuentos o historias diferentes todas las noches; fomentar el amor por los libros, buscar cuentos amenos, con dibujos y permitir que los "personajes platiquen con su hijo"; hacer divertido la interacción con los libros.

d.- Personal Social.
1.- Reforzar conductas de comportamiento adecuado; Decir gracias, por favor, etc.

3.- Datos de Alarma.
Aquellos niños poco sociables, que no se separan de la madre fácilmente; que no logran realizar las actividades de acuerdo a la edad; requieren valoración por su Medico.

4.- Consejos Prácticos.
Enséñeles a jugar, disfrutar, reír, hacer bromas, motivarlos a gozar la lectura, la música, los títeres, el teatro, las artes, etc. Llévalos a los espectáculos deportivos.

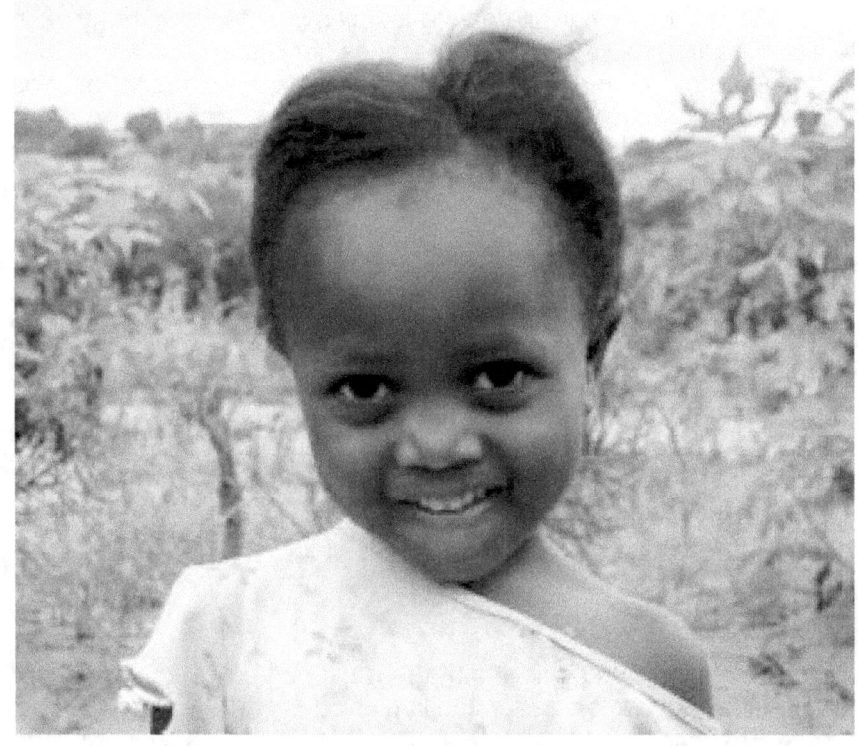

1.- Pensando como su Hijo.

Ya juego futbol, carreras, quemados, básquet, escondidas y entiendo las reglas del juego; disfruto mucho jugando con mis amigos y mis padres; Salto sobre un solo pie, atrapo la pelota con rebote, juego punta y talón (gallo/gallina) y punta y talón hacia atrás. Logra copiar fácilmente un circulo, una cruz y un cuadrado, dibujo un hombre con 6 partes; hablo en forma clara y lógica; me visto solo y soy más independiente

2.- Programa de Estimulación temprana.

a.- Motor Grueso.

1.- Practicar caminar alternando los pies y juntando punta y talón (galo/gallina) hacia adelante y después hacia atrás.
2.- Practicar mantener el equilibrio en un solo pie, con los ojos cerrados.
3.- Capacidad de control del equilibrio sobre un pie con los brazos doblados sobre el tórax

b.- Movimiento fino, adaptable.

1.- Enseñarle a realizar dibujos complejos.
2.- Enseñarle a amarrarse las agujetas de los zapatos.
3.- Logra dibujar su imagen o a un niño con 6 partes del cuerpo (ver examen de Goodenough). Pregunta a tu Medico.
(a esta edad podemos valorar si es zurdo o diestro.)
4.- Enseñarle izquierda y derecha: Comienza a diferenciar entre derecha e izquierda pero fuera de su cuerpo.
5.- Practicar dibujos complejos y copiar figuras en un papel.

c.- Lenguaje.

1.- Estimularlo a seguir el ritmo musical con su cuerpo; brazos y piernitas; motivarlo a bailar con la música.
2.- Enseñarle a "dibujar la música", graficar los sonidos que "escucha y siente" en una hoja de papel; a que realice dibujos en correspondencia con diferentes ritmos musicales..

d.- Personal Social.

1.- Fomentar la integración de lazos de amistad con compañeros de la escuela; enseñarle lealtad, honestidad.

3.- Señales de Alarma.

Aquellos niños hiperactivos o demasiado pasivos, retraídos o agresivos; deben ser valorados por su pediatra.

4.- Consejos Prácticos.

Fomentar valores familiares (Honestidad, lealtad, puntualidad, etc.). Predica con el ejemplo; Recuerda el niño hará lo que tú hagas, no lo que le ordenes. Estimula el amor a la música, literatura, artes (teatro, pintura, etc.).

Decía mi abuelo: "No es bien nacido, quien no es bien agradecido"; la siguiente imagen representa nuestra máxima casa de estudios y una de las mejores Universidades de Latinoamérica.

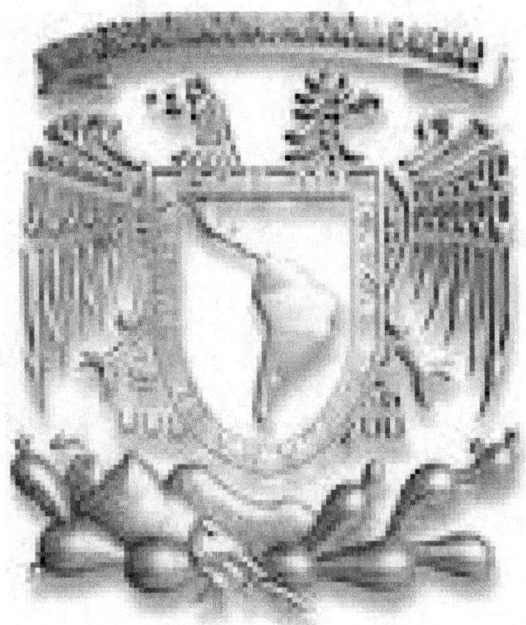

3.- JUGUETES RECOMENDADOS

Mas importante que comprar diferentes juguetes para cada edad, es recordar que el tiempo que dediquemos a nuestros hijos, es la base para establecer "puentes de comunicación", de enseñarles valores con nuestro ejemplo, de alejarlos más adelante de las adicciones (tabaco, alcohol, drogas,etc.). Cuando los hijos sienten que los padres los aman, les dedican tiempo, juegan con ellos, disfrutan la comunicación; respetan su individualidad, todo esto, les crea una buena "autoestima", que es esencial para no caer en adicciones en la adolescencia.

A la semana de edad: El juguete más importante es "el tiempo de los padres"; tiempo para hablarle, acariciarlo, estimularlo a que sonría; colocarlo boca abajo y estimularlo a que levante su cabeza; poner objetos llamativos delante de sus ojitos y desplazarlos, tratando de que los siga con la mirada; sonar una campana o sonaja para observar su reacción.

Al mes de edad, el niño explora los .juguetes chupándolos, haciendo ruidos, tirándolos (asegúrese que no tengan partes pequeñas, desprendibles o que se puedan tragar). Móviles de colores vivos, de ser posible con música. Cajas musicales. Móviles hechos en casa con listones de colores.

A los 2 meses: Su principal juguete es su propio cuerpo, comienza a conocerlo. Móviles hechos en casa (con telas de vivos colores o que tengan música), colocados cerca del bebé para estimularlo a que los mire. Sonajas de plástico blando, lavables y "mordibles".

Tres meses. Móviles, sonajas, animales lavables de plástico (que se pueda llevar a la boca), mordederas, etc. Un espejo IRROMPIBLE en que pueda observar su cara.

Cuatro meses. Muñecos que pueda chupar, morder, etc. Sonajas, mordederas, pequeño aros de plástico o tela lavable que pueda apretar, un gimnasio, etc.

Seis meses. Le gusta tomar, tocar y chupar todo lo que encuentra. Tambores, pelotas, muñecos de plástico. Cometas que permitan soplar y hacer ruido. Cubos que permitan meter uno dentro de otro. Cubos de plástico que permita apilar o hacer torres.

Ocho meses. Objetos que pueda morder, pero mayores de una pulgada; que no tengan partes desprendibles con riesgo de ahogamiento o asfixia. Objetos para golpear y que produzcan ruido; buscar colores variados y llamativos.

Diez meses. Los papeles le dan oportunidad de que el niño descubra el resultado de sus acciones, al romper, arrugar o golpear. Es conveniente proporcionarle frascos y objetos con una abertura pequeña no peligrosa, para que juegue a meter y sacar objetos tomándolos con el pulgar y el índice

Al año de edad. Se recomiendan revistas o libros para que aprenda a señalar y reconocer las figuras que se le indican. Conviene que toque un tambor o marimba, para que ejercite movimientos y coordinación. También recomiendo objetos o cubos pequeños para que los apile.

15 meses de edad. Dados o cubos para apilarlos o hacer torres. Cubetas para meter y sacar cosas o vaciar agua, pelotas de plástico. Muñecos de peluche, lavables y mordibles. Pequeña escoba para que "ayude a barrer".

18 meses de edad. Libros o revistas, cubos o dados de madera o plástico, juguetes, héroes o animales de plástico, etc. Juguetes para arrastrar o empujar, Equipo para jugar con arena, Caballito, columpio, etc.

A los 2 años de edad. Fomentar el interés por el teatro infantil y los títeres (y no por la televisión). Juguetes que pueda jalar o arrastrar. Caballitos (palo de escoba con cabeza) para montar, triciclo.

A los 2 ½ años: Coches de fricción o para empuja. Muñecas y "héroes" de plástico, crayones, libros. Discos de canciones infantiles y música clásica.

A los 3 años de edad. Rompecabezas simples, pizarrón y gises de colores, Muebles de cocina y vajilla; Libros de estampas y dibujos, Triciclo, pistolas de agua, resbaladillas, columpios.

A los 4 años. Aquellos que estimulen su imaginación: muñecas para jugar a la "mamá", títeres, rompecabezas, etc. Recomiendo sentarlo con el papá y 'Jugar a la imaginación", actuando la situación que "viven en su mente", reproduciendo un día especial.

A los 5 años. Insista en 'Jugar a la imaginación"; imaginar que están en una playa, una montaña, un volcán, etc.; y decir lo que sienten en ese lugar. Juegos "clásicos" como: encantados, escondidas, quemados, etc. (fomentar juegos de grupo), Juguetes que le permitan participar activamente. Juegos de imitación, doctor, policía, mamá,

A los 6 años. El "Juego de la imaginación", puede incluir "viaje al espacio", "al pasado" y "enfrentamiento con dinosaurios". Los deportes en grupo: fútbol, voleibol, béisbol, etc. Juguetes para armar, juegos de mesa o papalotes para hacer volar. Estimular lectura, música, pintura.

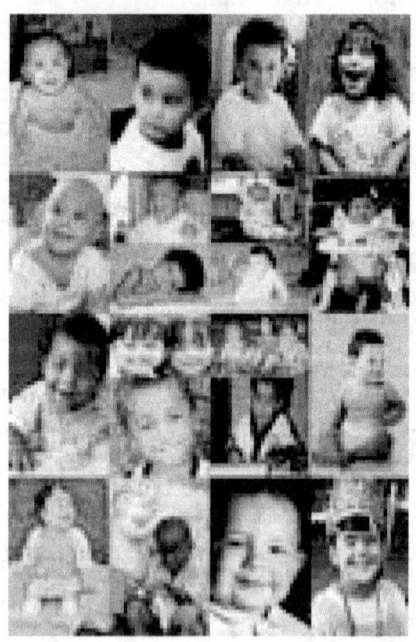

4.- EL GATEO Y SU IMPORTANCIA.

El niño comienza a gatear, pero por regla general lo hace hacia atrás, básicamente por 2 razones:

1.- Coordinación: Aunque a nosotros no nos lo parezca es realmente difícil coordinar brazo izquierdo con pierna derecha y viceversa, de forma que podamos avanzan gateando.

2.- La cabeza: Debemos tener en cuenta que la cabeza de un corresponde a un 25% de su volumen y peso corporal aproximadamente y en el adulto a una séptima parte (excepto en Yucatán) y por esta razón al niño una vez colocado en posición de gateo, le es realmente difícil mantener el equilibrio y levanta mas la cabeza hacia arriba.

Es por esto que el niño en la posición de gateo va a tender a mantener la cabeza hacia atrás lo que con su peso va a provocar que el niño gatee hacia atrás al comenzar a hacerlo; posteriormente al mejorar su fuerza, coordinación y equilibrio, lo hará hacia adelante.

Por ejemplo, para que un bebé gatee es necesario que controle el llamado patrón cruzado, esto es, la capacidad de coordinar su mano derecha con su pie izquierdo (y viceversa) y así avanzar. Nuestro cerebro está dividido en dos hemisferios, izquierdo y derecho, cada uno de los cuales controla la parte opuesta del cuerpo. Pues bien, los ejercicios de gateo refuerzan el patrón cruzado y, por tanto, ayudan a mejorar la coordinación entre los dos lados de nuestro cuerpo. Mejora la lectura, la escritura y el equilibrio

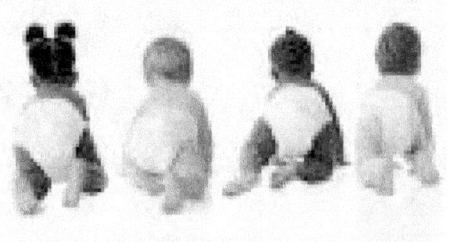

5.- LAS GUARDERÍAS O CENDIS.

No hay ninguna urgencia, para llevar a los niños a las Guarderías o CENDIS.

En el HOGAR, rodeado de la madre y familiares, en un entorno de paz y tranquilidad; es el sitio IDEAL, para crear lazos sólidos, que le ayudaran a sentirse seguro, tranquilo, protegido, amado. Todo esto, es la base para un su futuro bienestar.

Niños de Guardería: Los niños que son llevados tempranamente a las Guarderías o CENDIS, se enfrentan a mayores posibilidades de enfermarse. Es común que en los primeros 6 años de vida, los niños presenten cuadros frecuentes de infecciones de vías respiratorias altas, y al convivir con un mayor número de niños durante una parte del día, aumenta las posibilidades de contagio.

Personalmente, yo aconsejo que los hijos permanezcan en el hogar, al cuidado de la madre y/o del padre, cuando las condiciones económicas lo permitan los primeros tres años de vida. Si es posible, hasta los 4 años.

Sin embargo, en aquellos casos en que las madres tienen que dejar a sus hijos en la Guardería para irse a trabajar, recomiendo, mantener gran contacto físico, afectivo y amoroso cuando están con él.

La "urgencia de sociabilizar" al niño en los primeros tres años de vida, nunca será tan importante, como el hecho permanecer con sus padres y fortalecer la seguridad, confianza, amor, para un buen inicio de vida. Ver Estimulación Temprana pág. 208 y Plasticidad Cerebral pág. 292.

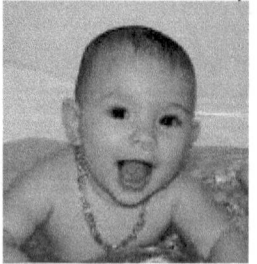 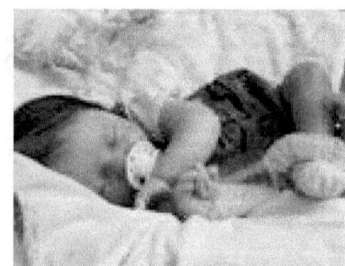

6.- LA DISCIPLINA Y LA TOLERANCIA A LA FRUSTRACION .

Actualmente, existe tanta información sobre la educación de los hijos, el temor a abusar de la autoridad paterna, del daño de golpear o castigar a un niño, de los derechos de los niños, de psicología infantil, etc. Que tenemos miedo de DECIRLES "NO", de crearles "FRUSTACIONES", de "crearles traumas", de "no ser sus amigos", etc.

Hay que recordar, que nosotros somos sus padres, no sus amigos, ellos tienen muchos amigos de su edad, nuestra obligación es ser "buenos padres", enseñarles límites claros, disciplina y tolerancia a la frustración.

Es muy importante la Tolerancia a la Frustración, que nuestros hijos aprendan que no van a obtener todo lo que quieran, aunque lloren, griten o pataleen; que en la vida, hay momentos en que debe aceptar a *"esperar el momento adecuado"* para conseguir lo que se quiere; que la forma de pedir las cosas, no es mediante los berrinches.

Aquellos niños en que les compra todo lo que ven en la Televisión, todo lo que quieren o se les antoja, no aprenden a valorar el valor del esfuerzo, no aprecian las cosas, ya que las obtienen a veces sin pedirlas, ni desearlas.

Debemos educar a nuestros hijos, haciendo hincapié en que el valor de las personas esta dado por sus valores intrínsecos como: la responsabilidad, la honestidad, la puntualidad, la tolerancia, la humildad, la caridad, etc., etc. Y no por la ropa, auto, casa o bienes materiales que posea.

Enseñarlos a trabajar y esforzarse por lograr lo que desean, no darles todo "en bandeja de plata"; enseñarlos a ser agradecidos y a decir "gracias", cuando reciban algo.

Hay una frase que me agrada mucho que dice:
"El éxito es lograr lo que deseas, la Felicidad es disfrutar, lo que tienes; esto último, es más importante".

Si queremos que nuestros hijos sean felices, debemos enseñarles a disfrutar lo que tienen, apreciarlo, agradecer todo lo que reciben y que aprendan a trabajar duro y para lograr el éxito y obtener lo que quieren.

Esto no significa hacerle a tu hijo la vida difícil o crearles obstáculos sin razón alguna. Esto es ayudarlo a aprender a soportar las dificultades que normalmente trae la vida. Por lo que tendrá que aprender a diferir algunas veces el momento de obtener lo que desea, aceptar los limites, aceptar los "NO" y a RESPETAR la DISCIPLINA Y AUTORIDAD DE LOS PADRES.

Reglas claras y concisas:

1.- Una REGLA "*siempre*" se debe cumplir. El cumplimiento de las reglas no debe variar, de acuerdo con los estados de ánimo de los padres, ni debe permitirse que algunas veces se viole, por que los padres "ese día" están cansados y no quieren discutir.

2.- Ambos padres deben vigilar el cumplimiento. No es permisible aconsejar al niño "puedes comer dulces", ahora que no está tu papá "O" puedes hacer esto o aquello (que viole las reglas), cuando no esté el padre o la madre. Ambos deben estar de, acuerdo con las reglas y exigir que se cumplan.

3.- No debe existir una gran lista de prohibiciones ni reglas complejas; deben ser contadas con los dedos de la mano y ser expresadas en forma sencilla y clara, por ejemplo:
a.- No tocar los objetos peligrosos (cuchillos, encendedor, vidrio, botellas, etc.) **o sucios** (taza del wc, basura, etc.)
b.- No golpear, ni quitarle objetos a otros niños.

Es importante, recordar que el niño debe conocer los límites, las reglas; esto le permite tener confianza y seguridad entre lo que puede y no puede hacer.

"La Educación es la meta, la Disciplina el camino".

Los hijos deben de aprender a que NO van a obtener todo lo que quieren, deben saber que "tienen que esperar", aunque no les agrade, es parte de la experiencia de vida y que aceptar y controlar todos estos sentimientos de malestar, coraje y frustración; le ayudaran a ser un adulto maduro, tolerante, responsable y con una sana "tolerancia a la frustración".

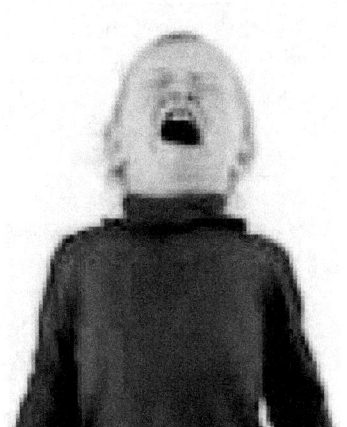 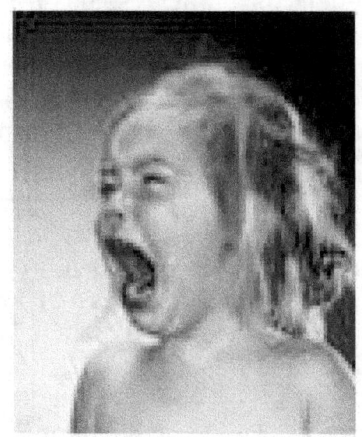

Aquellos niños que no soportan la negativa, que "siempre" obtienen "todo lo que quieren", que los padres les hacen todo, para que ellos "no sufran"; los vuelven "dependientes, inútiles, irresponsables" y lo que es más grave, les impiden tener esa "TOLERANCIA A LA FRUSTRACION", que es muy sana, para lograr el éxito y afrontar los obstáculos que la vida les reserva. Los Padres, no estarán toda la vida, protegiendo y cuidando a su hijitos.

7.- LA RISA Y EL SENTIDO DEL HUMOR.

A la edad de entrar a la Guardería, los niños se ríen unas 300 veces al día, mientras que los adultos se ríen una media de unas 13 veces al día (mujeres y hombres ríen por igual, pero de cosas diferentes). Esto varía de un país a otro.

La estimulación natural a través de la risa con lleva una serie de beneficios para la salud. Parece reducir el estrés; estimula la producción de inmunoglobulina A y tiende a estimular los linfocitos T, que son anticuerpos que combaten las infecciones. También reduce los niveles de cortisol, la hormona del estrés, que puede debilitar la respuesta inmunitaria.

La risa produce una estimulación que es a la vez relajante. Según algunos autores, la risa estimula también indirectamente las endorfinas, que son los analgésicos naturales de nuestro cuerpo, aumentando la tolerancia al dolor. Por eso el sentido del humor es una poderosa arma para utilizar en los momentos difíciles de nuestras vidas.

Cuando el niño está enfermo, con fiebre o decaído; el acariciarlo, hacerlo reír, contarle chistes, disfrutar juntos una película divertida, hacerle cosquillas; es tan útil, como las indicaciones de su Pediatra.

¡Hay pocas cosas tan hermosas como la sonrisa o la carcajada de un niño! Para un padre no hay nada mejor que ver su hijo feliz, radiante, con una sonrisa de oreja a oreja. Hay que festejar su risa, sus bromas, reírnos de nosotros mismos, hacer que sus primeros años estén llenos de risa, carcajadas, bromas, chistes y felicidad.

El componente emocional de nuestros hijos es la llave a su felicidad presente y futura. Además, la risa y la sonrisa nos abren las puertas hacia los demás, es uno de los vehículos más importantes que pueden emplear nuestros hijos para sociabilizarse.

Es muy importante desarrollar la actitud alegre de nuestros hijos y enseñarles a tener una risa fácil, por ejemplo a través de juegos, teatros, películas de humor, incluso de situaciones reales que muchas veces superan a la ficción y son realmente desternillantes. Los padres deberíamos sacar en más ocasiones al niño que tenemos dentro, hacer payasadas y sorprenderles..., darles un punto de vista diferente sobre nosotros, para que no siempre vean a papá y mamá como los que les regañan cuando hacen algo mal, o les prohíben o les aconsejan con seriedad. Jugar con ellos es una buena manera de mejorar nuestra relación con ellos y ofrecerles un excelente compañero de juegos y risas a la altura de sus expectativas.

Educarles en el sentido del humor les proporcionará una seguridad y un bienestar emocional muy beneficioso para su desarrollo psicológico y a la vez se establecerá una confianza, una complicidad, una comunicación y unos lazos afectivos entre nosotros a prueba de bomba.

Pero un buen sentido del humor no es sólo algo con lo que nace, sino que una habilidad que los padres deben ayudar a desarrollar desde la infancia, criando no sólo a niños más felices, sino que también mejor adaptados y preparados emocionalmente para el mundo de hoy.

Dicen que llevarse un buen chocolate a la boca, puede ser uno de los placeres mas reconfortantes, debido a la serie de sensaciones, van desde la excitación de las papilas gustativas y la consecuente salivación, hasta los efectos químicos a nivel cerebral similares a los que ocurren con el enamoramiento ; el chocolate permite al cerebro, liberar endorfinas. (Personalmente yo prefiero "un doble placer": comer chocolate con la persona amada,).

8.- TU HIJO Y TU MATRIMONIO.

Yo recomiendo, que los padres, como pareja y como individuos, disfruten actividades, en las que sus hijos no estén presentes. Disfrutar "tiempos" para salir a cenar, al cine, convivir con otras parejas o amigos, un fin de semana "romántico". Yo siempre he creído: "Que si la pareja está bien, los hijos estarán bien".

Sin embargo, al nacer los hijos, los padres automáticamente piensan y sienten "mis hijos son lo primero".

El matrimonio es la base sobre la que se construye toda la familia y de la que depende toda la familia; el matrimonio es anterior a los niños y está destinado a continuar cuando los hijos se van, convertidos en hombres y mujeres.

Los hijos que sienten la relación de sus padres como una base, de absoluta seguridad y estabilidad, se sentirán más seguros y protegidos. Los padres, deben darse tiempo para si mismos, deben volver a "cargar pilas" y descargar tensiones para hacer mas armónica la relación familiar.

Es importante, recordar NUNCA pelear delante de los niños, respetar la mesa, la hora de la comida como un momento de buen amor, alegría y sana convivencia; además yo recomiendo usar la cama para descansar y para hacer el amor; no para pelear.

Las discusiones o peleas en el baño; para no contaminar la recamara que debe estar llena de "buenos momentos", recuerde su vida debe estar formada de "buenos momentos".

Lo importante no es lo que han hecho de nosotros, sino lo que hacemos con lo han hecho de nosotros.

Recuerda: "Trabaja como si no necesitaras el dinero, ama como si nunca te hubieran lastimado y baila, como si nadie te estuviera viendo".

9.- DIEZ CONSEJOS DE BILL GATES.

1. La vida no es justa, acostúmbrate a ello.
2. Al mundo no le importará tu autoestima. El mundo sólo esperará que logres algo, independientemente de que te sientas bien o no contigo mismo.
3. No ganarás $50,000.00 mensuales justo después de haber salido de la preparatoria y no serás un vicepresidente hasta que con tu esfuerzo te hayas ganado ambos logros.
4. Si piensas que tu profesor es duro, espera a que tengas un jefe. Ese sí que no tendrá vocación de enseñanza ni la paciencia requerida.
5. Dedicarse a cocinar hamburguesas no te quita dignidad. Tus abuelos tenían una palabra diferente para describirlo: le llamaban Oportunidad.
6. Si metes la pata, no es culpa de tus padres, así que no lloriquees por tus errores: aprende de ellos.
7. Antes de que nacieras, tus padres no eran tan "aburridos" como son ahora. Ellos empezaron a serlo, después de pagar tus cuentas, limpiar tu ropa y escucharte hablar acerca de la nueva onda en la que estabas. Así que, antes de emprender tu lucha por las selvas vírgenes contaminadas por la generación de tus padres, inicia el camino limpiando las cosas de tu propia vida; empezando por tu habitación.
8. En la escuela puede haberse eliminado la diferencia entre ganadores y perdedores, pero en la vida real no. En algunas escuelas ya no se pierden años lectivos y te dan las oportunidades que necesites para encontrar la respuesta correcta en tus exámenes y para que tus tareas sean cada vez más fáciles. Eso no tiene ninguna semejanza con la vida real.
9. La vida no se divide en semestres. No tendrás largas vacaciones de verano, en lugares lejanos y muy pocos jefes se interesarán en ayudarte a que te encuentres a ti mismo. Todo esto tendrás que hacerlo, si lo deseas, en tu tiempo libre.
10.- Sé amable con los nerds (los más aplicados de tu clase). Existen muchas probabilidades de que termines trabajando para uno de ellos.

La vida imita al Ajedrez. El ajedrez enseña: a crear un plan o Proyecto de vida (estrategia), valorar las diferentes opciones que tenemos que tomar para lograrlo (Árbol de variantes), como responder a las oportunidades o problemas que se nos presentan (Táctica); en fin, si recordamos, que tanto en la vida, como en el Ajedrez, todos nuestros actos tienen consecuencias. Esto permite, aceptar que en la vida, no todo son triunfos y éxitos, también en muchas ocasiones hay que luchar contra la adversidad.

Después de muchos años de disfrutar el Ajedrez, aprendí a no dejarme vencer, ni a rendirme, aunque las posiciones en el tablero o en mi vida, no fueran favorables; a luchar y buscar salir de las dificultades; a no rendirme jamás.

En mi Primer Torneo Nacional de Ajedrez, cometí el gran error de Inscribirme en Primera Fuerza (perdí la mayoría de mis partidas); pero aprendí, lo que estaba inscrito en una gran manta: Un mensaje críptico ¿???? : *"Ajedrecistas, cuiden a su Dama"*

Está bien demostrada la importancia que tiene el ajedrez en el desarrollo del niño, pero el problema está en cómo llevar la **MAGIA DEL AJEDREZ** a los niños, cuando los padres prefieren los seudo-deportes como el box, la cacería, etc. o los seudo-espectáculos como la mal "llamada fiesta taurina", apoyadas en una forma absurda por periódicos, revistas, Televisión, etc.

El ajedrez, enseña a analizar las posibilidades que tenemos en la vida, predecir sus riesgos y consecuencias, encontrar la estrategia para lograr las metas trazadas y finalmente, si los proyectos no resultan; luchar contra la adversidad o en situaciones desfavorables.

Aprendemos a perder una y otra y otra partida, recordando los errores para no volver a cometerlos, hasta que la muerte se presente y nos dé el "JAQUE MATE" definitivo.

Yo me imagino el Paraíso, como un lugar donde se puede disfrutar un buen whisky, jugar ajedrez, leer buenos libros y platicar con personas interesantes.

Según las últimas investigaciones, está demostrado que el Ajedrez, estimula en los niños:
a.- Una mejor memoria visual y matemática.
b.- Una mayor capacidad de análisis
c.- Una mejor comprensión matemática
d.- Mayor interés por resolver problemas complejos.
e.- Finalmente mayor espíritu de lucha en situaciones difíciles.

Las conclusiones de los estudios sobre el Ajedrez y los niños, son que es muy importante fomentar el Ajedrez en los primeros años, no por el ajedrez en sí, sino por las cualidades que estimula en todos los niños, que aprenden a disfrutar este juego.

Desafortunadamente solo el 1% de la población podrá mantener un amor permanente a este juego.

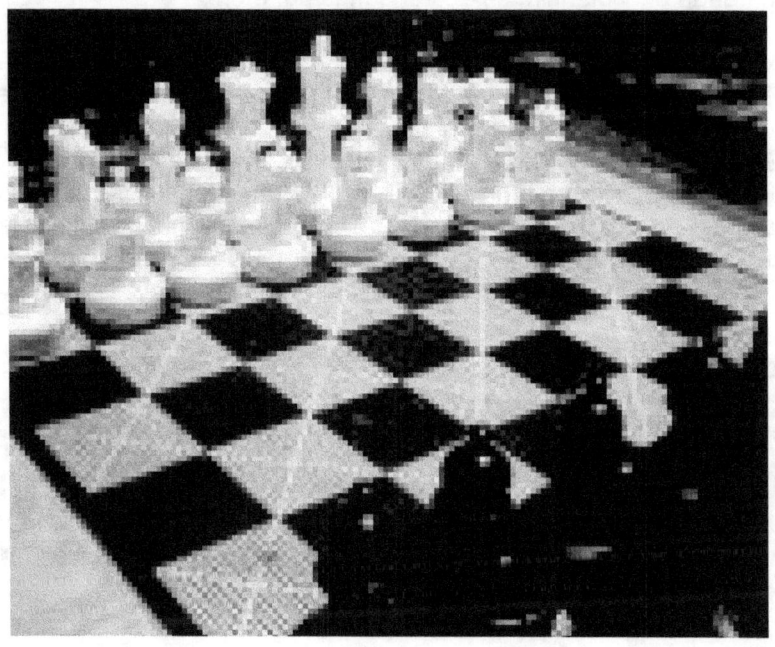

11.- LOS VIDEOJUEGOS Y LA TELEVISION.

Yo recomiendo a los padres SELECCIONAR aquellos videojuegos y programas de Televisión que no tengan violencia, y sentarse a ver los programas con sus hijos; pero dedicar solo una hora al día y comentar el programa con ellos, conocer sus gustos, disfrutar la convivencia familiar.

No ver Noticieros durante los primeros seis años de edad; ya que generalmente están plagados de violencia, política, corrupción, secuestros, huracanes, desgracias, etc.
"Analizar, valorar y decidir junto con nuestros hijos, los programas que desean y disfrutarlos en familia".

El tiempo que muchos niños, desde que son bebés, pasan sentados frente a un monitor o a la pantalla de la televisión, los va condicionando aun tipo de diversión pasiva que requiere de un mínimo de esfuerzo físico o de la imaginación. Esta actividad o (falta de ella) los alejará de otro tipo de juego creativo; y recibirán "sin discriminación" de su parte, una información no adecuada (cargada de violencia, sexo, consumismo, etc.).

A pesar de todo esto, no creo que deba prohibírsele ver la televisión o practicar videojuegos; elija un canal que crea que les puede enseñar algo a ambos: Discovery Chanel, National Geography, hasta el "Chavo del ocho"; puede ser divertido; disfrute y comente con su hijo sus impresiones. Analice los valores de "amistad", honestidad, valentía, el triunfo del bien sobre el mal, etc., mensaje presente en muchas o películas para niños.

Yo considero, que debe haber una televisión en la casa (y no una en cada recamara de los niños); el contar con una sola televisión, nos permite ver juntos los programas, disfrutar las caricaturas y observar las reacciones de nuestros hijos o utilizar la televisión para ver películas infantiles (La Cenicienta, La Bella y la Bestia, El Rey León, Mulan, Toy Story, etc., etc.); películas que podemos disfrutar en familia. Cuando cada hijo tiene un televisor en su recamara, nos limita este espacio y tiempo de convivencia.

Si un niño vive con crítica, aprende a condenar.
Si un niño vive con hostilidad, aprende a pelear.
Si un niño vive con ridículo, aprende a ser tímido.
Si un niño vive con pena, aprende a sentirse culpable.
Si un niño vive con aliento, aprende a tener confianza.
Si un niño vive con alabanza, aprende a apreciar.
Si un niño vive con justicia, aprende a tener fe.
Si un niño vive con aprobación, aprende a quererse.
Si un niño vive con aceptación y amistad, aprende a encontrar amor en el mundo. *Doroth Law Nolte*

Uno de los objetivos en la Educación de nuestros Hijos, es enseñarles a soñar y que luchen por alcanzar sus sueños. Que esos sueños, los conviertan en Metas, claras, concretas y verificables y que se esfuercen al máximo por llegar a ellas. Hay 5 puntos, que yo considero importantes en la educación del niño:

1.- Amor: Es vital que sus hijos se sientan amados, esto brida un sentimiento de seguridad, apoyo y confianza, Demuestre interés en sus metas, escúchelos realmente y "póngase en sus zapatos" para comprenderlos.

2.- Disciplina: Marque límites claros y precisos; esto le permitirá una mayor confianza en lo que puede y no puede hacer; tendrá la LIBERTAD de hacer muchas cosas y tomar decisiones dentro de estos límites.

3.- Valores Familiares: Predique con el ejemplo, la puntualidad, la honestidad, la responsabilidad, el respeto, el agradecimiento: *"La Educación se mama"*; decía mi Abuelo.

4.- Dedíqueles Tiempo: Disfrute su compañía, cuénteles cuentos, anécdotas de su vida, disfrute cada momento.

5.- Autoestima: Que sepan que son muy importantes para Usted, que los quiere, los ama y espera verlos volar, pero que siempre, estará cerca, si requieren apoyo o consejo. Que tengan la confianza en si mismos, para lograr sus metas y si se caen, la fuerza para levantarse y seguir adelante.

Cuando el bebe llora; no tiene hambre, ni sueño, ni está enfermo. Pero llora sin consuelo todas las tardes durante horas. Sufre los incómodos cólicos del primer trimestre. Generalmente se presentan después de las dos semanas de vida y pueden durar hasta los 3 o 4 meses. Resultan incómodos para el bebé (no peligrosos) y angustiosos para los padres. Se presenta en una tercera parte de los bebes.

Para el diagnóstico, la regla de los tres
Llorar durante al menos tres horas al día, un mínimo de tres días a la semana y a lo largo de más de tres semanas. Estos son los tres requisitos necesarios para determinar que tu pequeño sufre cólicos del primer trimestre.

Generalmente por la tarde (aunque también pueden presentarse en la mañana); tu bebe inicia con un grito fuerte y sin motivo aparente (no hay fiebre, ni otros síntomas); el bebe llora intensa y constantemente. Pese a todos los esfuerzos por tranquilizarlo, el bebe continua llorando y gritando sin encontrar consuelo, hasta que, también de manera brusca, su llanto cesa en un momento dado de la noche.

Además, es normal que durante la crisis, tu bebé esté rígido, con la cara enrojecida y aspecto enfadado, y encoja las piernas hacia el abdomen, apriete los puños y su espalda se arquee. Y si tocas su abdomen, lo notarás duro y quizás expulse algún gas.

Existen una serie de factores que son:

1.- Medio ambiente: Los padres muy nerviosos o angustiados, no son responsables directos de los cólicos de su bebé, peso contribuyen a su aparición. También un recién nacido excesivamente estimulado o que no se encuentre en un ambiente tranquilo puede sufrir estos episodios con más facilidad.

2.- Alimentación: solo en un 5 a 10% de los casos, podría estar implicada la alimentación. Por este motivo, y sólo en casos muy concretos su médico indicara algún cambio.

3.- Características propias del bebe: como son un temperamento más nervioso, inmadurez neurológica del lactante, alteraciones hormonales o problemas intestinales como el reflujo gastro. esofágico.

El mejor tratamiento es la PACIENCIA y saber que generalmente a los 4 meses de edad, este llanto desaparecerá, y las tardes y noches empezarán a ser más relajadas para todos. Sigue las indicaciones de tu pediatra, tranquilízate tu, para que puedas brindar tranquilidad a tu bebe y recuerda "esto va a pasar" y busca un lugar tranquilo, pon música de Mozart y "da tiempo al tiempo".

Es absurdo, dejar llorar a tu hijo, por miedo a que se "acostumbre" a tus brazos, tu hijo no está intentando "manipularte", lo único que quiere, es que disminuya su dolor y lo mejor que podemos hacer es abrazarlo, hacerle sentir nuestra compañía, acariciarlo, darle masaje muy suave, alrededor del ombligo, con movimientos circulares en el sentido de las agujas del reloj, ejerciendo una presión moderada. También puedes probar a juntar sus rodillas y llevárselas hacia el vientre, sujetarlas así unos segundos, y luego, soltarlas, y repetir la secuencia varias veces.

Uno de los mejores analgésicos, son las endorfinas, que tu hijo puede producir, cuando lo acaricias, le das masajes y mantienes un buen contacto físico.

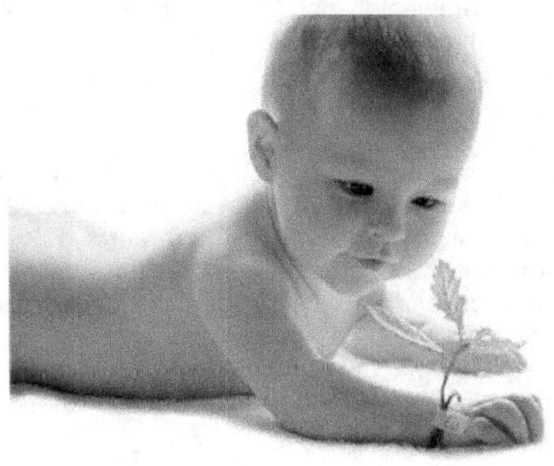

14.- TU HIJO Y EL ESTRES.

Existen varios factores ambientales que pueden afectar el desarrollo cerebral del bebe, como por ejemplo, la calidad de la nutrición, el tipo de estimulación sensorial, algunas enfermedades, etc. Sin embrago, uno de los más relevantes es el impacto producido por el estrés ambiental.

El estrés afecta la arquitectura cerebral; ya que el estrés, produce la activación de la glándula suprarrenal, que secreta esteroides corticales, entre ellas, *el cortisol*. Por lo tanto, el estrés provoca un aumento en los niveles de cortisol en la sangre.

Los niveles excesivamente altos y permanentes de cortisol en el cerebro impiden el crecimiento neuronal y la formación de sinapsis en el niño. Lo que genera menos interconexiones neuronales y por ende, déficit cognitivo y socio-emocional. (menos inteligencia).

La principal fuente de estrés para el infante es la insatisfacción de sus necesidades (hambre, sed, afecto, contacto físico, calor, etc.), lo que está generalmente relacionado a las situaciones de pobreza, negligencia en el cuidado, *"falta de contacto físico, ausencia de estimulación temprana"*, abandono y maltrato durante los primeros años de vida.

La experiencia ambiental más importante en la vida del niño, especialmente en los primeros meses, es la calidad de la relación con la madre. Ella es la principal fuente de satisfacción de sus necesidades.

De ahí la importancia, de satisfacer adecuadamente sus necesidades básicas en los primeros años de vida y brindar un ambiente cargado de afecto, contacto físico, música, estimulación temprana y de ser posible, libre de estrés. En la forma en que los padres manejen las primeras experiencia y vínculos con el bebe, este aprenderá a manejar en la misma forma su experiencia frente al estrés. Es decir, los padres enseñan a su hijo, como auto regular sus reacciones frente al estrés.

Esto me obliga a enfatizar, la gran importancia, de optimizar la relación del bebe con sus padres, de crear vínculos afectivos sólidos, para evitar el daño cerebral en su hijo. En concreto, esto es vital para su desarrollo intelectual; *"ya existen demasiados políticos"* en nuestro país; luchemos por tener *"mexicanos inteligentes"*. Que nunca digan: "la inteligencia lo persiguió, pero el siempre, fue más veloz".

El estrés de la madre, la angustia, los "corajes", aquellos cambios emocionales, son percibidos por el bebe, si a esto se acompaña, de falta de estimulación Temprana, de no satisfacer sus necesidades básicas adecuadamente, de no brindarles un ambiente saludable emocionalmente, provocaremos daño en la arquitectura cerebral del bebe, menos sinapsis e interconexiones y disminución de su capacidad de aprender e interactuar en la vida

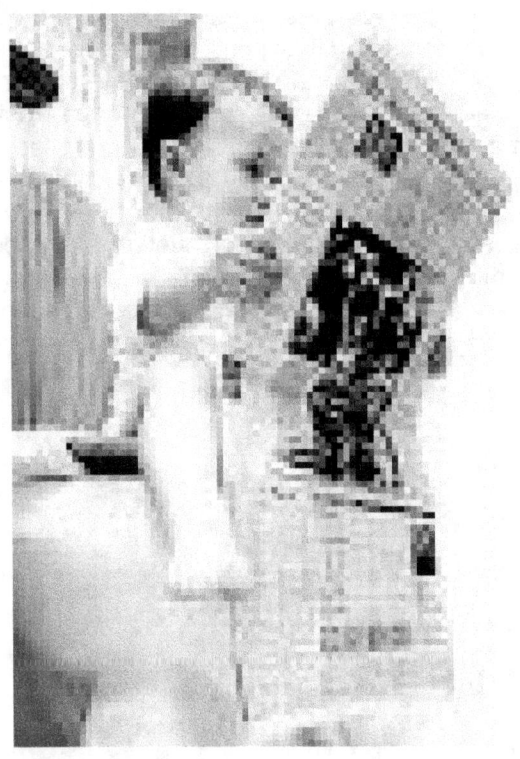

La mayoría de los padres acarician instintivamente a su hijo, y tanto el hijo como los padres disfrutan el contacto físico que se establece. Existen varios trabajos que han demostrado que el contacto físico es muy importante en los niños; les ayuda a:

a.- Dormir mejor.
b.- Evitar los episodios de irritabilidad y llanto.
c.- Evitar o disminuir los cólicos.
d.- Lograr un mejor desarrollo.

Yo sugiero que esta actividad se realice en forma cotidiana y completa, que durante las sesiones de "masaje" platiquen y gocen con su bebé. Antes de comenzar, asegúrense de que tienen las manos limpias y tibias. Póngase un poco de aceite natural en sus manos. No le de masaje inmediatamente después de tomar la leche. Comiencen por los pies, y realice movimientos circulares con los dedos en forma gentil, sin provocar molestia, hablándole y haciéndolo sonreír. Muevan sus deditos muy suavemente hacia un lado y hacia otro, hacia arriba y hacia abajo. Posteriormente continúen en sentido ascendente por las piernas, las rodillas, los muslos haciendo movimientos circulares. Continúen con las nalguitas y espalda; luego con el abdomen y el Tórax; después con los brazos y finalmente con el cuello y la cabeza. En el abdomen los movimientos deben ser en sentido de las manecillas del reloj; que es la forma en que funcionan los intestinos; lo que le ayuda a un mejor funcionamiento, y a evitar estreñimiento y cólicos.

Más del 41% de los niños en nuestro país son fumadores pasivos. Ser fumador pasivo es peligroso y constituye una amenaza potencial para la vida de tu bebé.

Ni siquiera salir fuera para fumar le protege, ya que las 4.000 sustancias tóxicas que contiene la nicotina volverán a entrar en casa en el cuerpo del fumador y se depositaran en tapicerías, juguetes, la ropa de otras personas, etc. Estas toxinas incrementan el riesgo de que tu hijo padezca asma, enfermedades respiratorias y muerte súbita.

La única manera de eliminar todos los efectos secundarios y riesgos para la salud asociados al humo del tabaco es dejar de fumar de una vez por todas. Aparte de los riesgos ya mencionados para ti y para tu bebé, fumar da un mensaje erróneo a tu hijo sobre cómo cuidar de uno mismo y mantenerse sano.

En México 30 por ciento de los 7 millones de niños menores de seis años que tienen asma, desarrollaron el mal por vivir en un ambiente familiar donde son expuestos al humo del tabaco como fumadores pasivos, aseguró Noel Rodríguez, presidente del Colegio Mexicano de Pediatras Especialistas en Inmunología Clínica y Alergia (Compedia).

El experto comentó que el aumento en el número de personas adictas al tabaco, es uno de los factores por los cuales la incidencia del asma en infantes tiene una cifra tan alarmante, las evidencias indican que si el niño vive en un ambiente con humo de cigarro ese porcentaje aumenta a 32 por ciento, es un riesgo innecesario, piense en sus hijos.

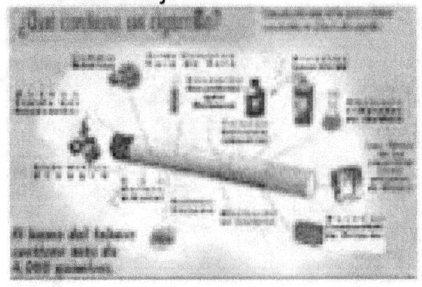

El bebé que chupa su dedo lo necesita y por eso, lo chupa; el bebé que trae chupón en la boca, no lo necesita. ¡Se le ha impuesto!.

Frecuentemente opinan los familiares: ¡EL BEBE DEBE CHUPAR! y con esto fomentan el uso del chupón como algo necesario y natural; con lo que tratan de estandarizar las necesidades de todos los niños.

Estoy de acuerdo en que algunos niños "cuya necesidad de chupar" es mayor, se chuparán el dedo pero esta no es razón, para ofrecer a todos los niños el chupón o que se les imponga o fomente su uso.

El bebé que se chupa el dedo, está expresando solamente eso: la necesidad de chupar; y no expresa "NECESIDAD DE AFECTO o CARENCIA DE ATENCIONES", ni ninguna otra explicación " científica moderna".

Los padres deben respetar a sus hijos; gozarlos, educarlos; dedicarles amor, cariño y comprensión y aceptar, que tal vez, alguno de sus hijos se chupara el dedo, PORQUE QUIERE CHUPARSELO; y no como manifestación de problema sicológico.

Es absurdo "evitar que el niño llore"; teniendo preparado y listo el chupón para cuando abra la boca. Recuerde, el llanto es la primera forma de comunicarse del bebé y hay que aprender a escucharlo.

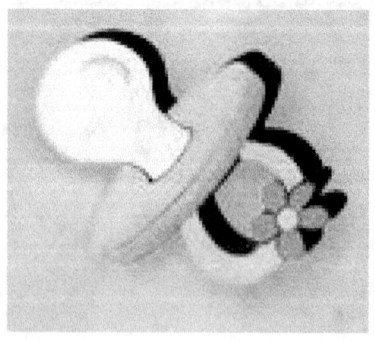

Si tu hijo se durmió en tus brazos al comer (seno ó biberón), despiértalo suavemente antes de acostarle y "dale las buenas noches".

Nunca lo duermas en tus brazos ó te mantengas a su lado hasta que se duerma; es necesario que aprenda a dormirse "por si mismo".

No ayudes a tu hijo a quedarse dormido.
Debe aprender a hacerlo por si mismo.
Es la única forma de conseguir noches tranquilas.
Recordemos que el niño quiere permanecer con su madre:
Quiere estar con ella a toda costa y sabe que dormir equivale a "perderla", por lo que se esfuerza por mantenerse despierto para "no perderla" y al acostarlo vencido por el sueño y no "sentirla a su lado"; despierta y exige con llantos su compañía.
Recuerda que el niño "aprende" a dormir con aquello que los padres le dan. Si el niño se duerme solo, volverá a dormirse sólo cuando se despierte por la noche, pero si ha dormido en los brazos de la madre, "los exigirá".

La gran mayoría de los trastornos de sueño; son debido a "hábitos incorrectos" que no han permitido a su hijo "aprender a dormirse por sí mismo". Es decir, los padres lo han "entrenado" a dormir (mediante cantos, movimientos rítmicos, etc., etc.) y cuando el niño despierta por la noche: NECESITA repetir estos actos para volver a dormir.

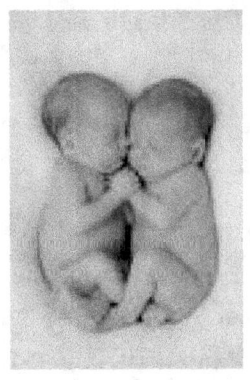

19.- TU HIJO Y LOS BERRINCHES.

Es todo ataque de gritos y llanto, sin que exista una causa lógica o racional que lo justifique.

Es decir, los gritos y llanto ocasionados por causas "lógicas", como la picadura de una avispa, un accidente o caída, el ataque de un perro, etc.; NO SON BERRINCHES, ya que existe una causa racional que los provoca.

En cambio, el berrinche es generado por una: pequeña contrariedad, que el niño SIENTE COMO MUY GRAVE y que provoca una "reacción exagerada".
Generalmente se presenta entre los 18 meses y los 3 ½ años de edad y son una manifestación "normal" del desarrollo psicológico del niño, tienen como objetivo lograr la AUTONOMIA o INDEPENDENCIA DE LA MADRE, reconocerse como un ser independiente. El berrinche, no es algo malo por sí mismo, el verdadero problema es como los padres, manejamos esta situación.

Si se maneja adecuadamente, superara esta "edad de los berrinches" sin ningún problema, en cambio, si permitimos ser manipulados, que el niño maneje la situación, esto provocara problemas en su relación con el concepto de AUTORIDAD o problemas de dependencia.

En relación con el manejo de los berrinches, hay múltiples sugerencias de los "expertos" (sicólogos, educadores, pediatras, etc.); algunas opuestas a otras.

Explicar las Reglas: Cuando su hijo este tranquilo, Infórmele clara y suavemente, que cuando "haga un berrinche" y este en la casa, siempre tendrá que irse "al cuarto de los berrinches" (y cumpla siempre la regla). Explique, que una vez, tranquilo(a), puede regresar. Cuando regrese, no comentes nada y sigue actuando normalmente.
A Dany (mi hija), a los 3 años, cuando paso por esa etapa, le explicamos que el baño, era el sitio IDEAL, ya que en ese lugar existe:
a.- Un espejo: por si quiere ver sus gestos o caras.

b.- Tiene una pequeña alfombra: por si quiere patalear en el piso y así evitar lo frío de este.

c.- Cuenta con papel higiénico: para que al ceder el berrinche poder limpiarse las lágrimas y sonarse.

d.- Es una habitación pequeña e independiente; donde no se le molestará y en la cual ella decidirá el momento en que desea salir, al pasar el berrinche.

Personalmente recomiendo lo siguiente.
1.- Más vale prevenir que lamentar.
Evitar que se presente el berrinche; cuando notes que va a "estallar la furia", DISTRAELO!, hazle cosquillas, tómalo de la mano ó en tus brazos enséñale " algo interesante ", etc., etc. Es muy fácil distraerlo "antes" de que se presente o cuando ya estallo la furia.

2.- Falta de público, fin del berrinche.
Cuando se presente el berrinche, explique con "voz tranquila, pero firme": NO te voy a comprar eso, NO vas a comer nieve ahorita, NO vas a brincar en los sillones, etc. Y pídale que se vaya al cuarto de los berrinches, si esta en su casa o si esta en otro lugar, simplemente ignórelo(a).

3.- Siempre cumplir las reglas.
Una regla que se cumple algunas veces y otras veces no, dependiendo del estado de ánimo de los padres: NO ES UNA REGLA. *Por favor, no pierda autoridad, ni credibilidad, cumpla lo que dice. Ya se trate de premios o castigos, hay que respetar y cumplir lo que decimos.*

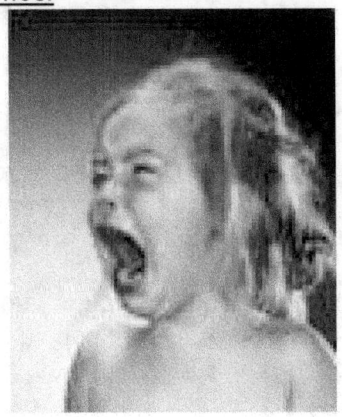

20.- EL ENTRENAMIENTO PARA IR AL BAÑO.

No hay edad "ideal" para enseñar al niño a ir al baño, depende de cada niño en particular, pero generalmente es entre los 2 y los 3 años de edad.

Uno de los principales problemas es iniciar el entrenamiento "antes" de que esté listo, las señales que indican que su hijo ya esta "listo" para iniciar el entrenamiento son:

a.- Su hijo se siente incómodo con los pañales sucios y quiere que se lo cambien.
b.- Obedece ordenes sencillas (como "ve al baño", etc.).
c.- Tiene un horario normal o predecible para orinar o defecar.
d.- Permanece seco varias horas durante el día o se despierta seco después de una siesta.
e.- Indica con palabras o señalando que quiere ir al baño o usar la taza entrenadora.

En mi Servicio Social en Islas Mujeres, las madres esperaban que su hijo "avisara que estaba mojado" , después "avisaba que se estaba orinando o mojando" y finalmente el niño corría junto a "una palmera a orinar" y así, sin preocupaciones, angustias, aprendían a manejar sus esfínteres.

Los problemas de control de esfínteres, ocurren cuando madres muy angustiadas, "presionan" a sus hijos a ser: GRANDES y BUENOS, cuando aún no están en condiciones de iniciar el entrenamiento.

Se reporta que a los dos años de edad, el 50% de los niños permanecen secos durante el día y la noche ya los 5 años de edad, el 90% de los niños permanece seco durante el día y la noche.

De ahí se deduce que uno de cada diez niños mojará la cama a los 5 años de edad, lo cual es normal, y se considera problema, sólo cuando continúa mojando la cama después de esta edad.

Sin embargo, es importante, que cualquier duda que tenga, sobre este o cualquier otro tema, lo comente con su Médico; evite seguir consejos de los vecinos, familiares o amigos.

21.- EL AMOR AL AGUA Y LA NATACION.

Si desea obtener mayor información sobre este tema: Juntos en la tina, juntos en la alberca, Técnicas de pataleo, etc.; consulte el libro "Tu Hijo y su Salud", del mismo autor.
Nadar es una de las actividades más placenteras para los niños.

Al enseñarles, no solo les brinda una nueva área de juegos, sino, lo más importante, protege la vida de sus hijos en el agua. El objetivo es enseñar a nadar a sus hijos, haciendo que la enseñanza en si sea agradable para los padres y para el niño.
Las técnicas se recomiendan de acuerdo a los estudios más recientes en el tema, mi experiencia personal, y con la práctica de mis hijos (en la escuela, clases particulares con diferentes maestros, etc.).

El baño diario es la mejor forma de acostumbrar a su bebe al agua en una forma natural; los padres deben abrazar a su hijo, para que comience a adquirir confianza y seguridad en el agua. Puede ir gradualmente pasando de la pequeña tina para bañarlo a una pequeña alberca inflable; lo importante es que disfrute el bañarse, chapotear y realizar movimientos físicos y ejercicios dentro del agua, todo en forma divertida y que el sienta confianza y seguridad; para más adelante pasar a una pequeña alberca, pero siempre brindándole una experiencia de confianza, seguridad y diversión en el agua.

Los bebés se acostumbran en forma natural al agua, ya que han permanecido dentro de ella (en el vientre materno) los primeros nueve meses de vida, por lo que están más capacitados, de lo que muchos padres imaginan, para retornar al medio acuoso.
Tome las cosas con mucha calma y no intente obligarlo a entrar al agua. Ambos deben disfrutar este periodo de enseñanza aprendizaje.

Recuerde el aprendizaje debe ser placentero, que aprenda a nadar, disfrutando este nuevo mundo acuático.

Cuando nace el bebe, el médico coloca al recién nacido sobre el pecho de su madre y éste se calma al oír su corazón, ya que ese ritmo le resulta familiar y le ayuda a sentirse seguro.

Dicen los expertos: que en toda la música de Mozart, hay una constante de 0.5 segundos, entre una onda musical y otra. Esta constante, de 120 por minuto, no se observa en ningún otro compositor. Tiene el ritmo de un corazón que late como el de un niño. Los ritmos, las melodías, y sobre todo las frecuencias de los patrones en sus composiciones estimulan y recargan las regiones creativas y motivadoras del cerebro.

En la Sonata para dos pianos en re mayor"(K.448), estimula especialmente aquellas zonas relacionadas con el hemisferio derecho; gracias a la Plasticidad cerebral.
El Rondo Allegro ma non troppo de la serenata No. 9 en re mayor (K.320), permite pasar de una actividad movida, a un estado de tranquilidad.
Andante de la Sinfonía 38 en Re Mayor (K.504); excelente para ayudar al bebe a descansar e incluso dormir.
Rondo de la Sinfonía Haffner N.35 en Re Mayor (K.250), donde los alegres y variados sonidos del violín, lo pondrán en alerta y movimiento; excelente para jugar y divertirse.
Presto de "una Broma musical" (K.522); delirante composición, ideal para actividad con juegos y risas.
Ver más en www.guiainfantil.com

La música también es beneficiosa para el niño cuanto al poder de concentración, además de mejorar su capacidad de aprendizaje en matemática. La música es pura matemática. Además, facilita a los niños el aprendizaje de otros idiomas, potenciando su memoria.

Con la música, la expresión corporal del niño se ve mas estimulada. Utilizan nuevos recursos al adaptar su movimiento corporal a los ritmos de diferentes obras, contribuyendo de esta forma a la potenciación del control rítmico de su cuerpo. A través de la música, el niño puede mejorar su coordinación y combinar una serie de conductas.

Acuéstalo, boca arriba y mueve sus brazos y piernitas, para que pueda bailar mientras que tú le cantas. Le puedes cargar y abrazar en tu regazo entonando otros ritmos infantiles.

La música estimula la concentración y la atención del niño. Y por su forma de implicar los dos hemisferios cerebrales, ayuda a crear nuevas conexiones neuronales, lo que aumenta su capacidad de aprendizaje.

Las canciones favorecen el desarrollo del lenguaje y suponen un enriquecimiento del mismo, debido a que enseñan a los niños el significado de palabras nuevas y les animan a vocalizar al son de la música.

Además, los niños que aprenden música desde pequeñitos desarrollan mejor el pensamiento lógico y la capacidad matemática. Esto se debe a que la función cerebral que han de realizar para descifrar las notas musicales es la misma que la que precisan para comprender las letras y los números, por lo que les resulta más fácil aprender a leer, a escribir y a resolver problemas matemáticos.

La música también favorece la relación entre los pequeños. De hecho, la mayoría de las escuelas infantiles trabajan con ella como instrumento de aprendizaje, estímulo e integración

¿La etapa de la alfabetización del niño se ve más estimulada con la música. A través de las canciones infantiles, en las que las sílabas son rimadas y repetitivas, y acompañadas de gestos que se hacen al cantar, el niño mejora su forma de hablar y de entender el significado de cada palabra.

A pesar de todos estos beneficios, los especialistas aconsejan que la educación musical se haga de forma gradual, sin agobios. El método debe ser lo más lúdico posible, porque el juego es básico para el aprendizaje de los niños. Lo importante es que ellos perciban que la música siempre está ligada a sensaciones agradables.

"La música expresa aquello que no puede decirse con palabras, pero que no puede permanecer en silencio".

23.- TU HIJO Y SUS MASCOTAS.

Los animales domesticados (mascotas) son parte de la vida de los niños. La participación de los padres, la discusión abierta y la planificación son generalmente necesarias para que el mantener una mascota sea una experiencia positiva para todos. *Un niño que aprende a cuidar de un animal y a tratarlo con cariño y con paciencia adquiere un adiestramiento invaluable de aprendizaje en cuanto a tratar a las personas de igual manera.*

Escoger la mascota apropiada
Mientras toda clase de mascotas pueden brindarle placer a los niños, es importante que se escoja el animal adecuado para su familia, su casa y su estilo de vida. Una mascota que el niño pueda ayudar a cuidar.

Los padres han de ser cautelosos de no tener animales agresivos como mascotas. Recuerde que aún los animales domesticados y adiestrados pueden ser agresivos. Es claro que la mayoría de padres piensan en animales que se puedan tener en casa, bien sean domésticos o pequeños animales de jaula. Roedores, canarios, periquitos son animales de jaula fáciles de trasportar y de cuidar, sin embargo no son aconsejables para niños de tres a cinco años pues a esa edad los pequeños aún no controlan su fuerza y pueden hacerle daño al animal.

Algunos padres prefieren las tortugas o peces, por ser animales pasivos y porque los cuidados que demandan son sencillos, además que por su aspecto son animales atractivos para los niños. El inconveniente es que no es fácil establecer un vínculo fuerte de cariño y en consecuencia los pequeños terminan olvidando que deben atender al animal.

El gato es la única especie animal que puede transmitir la forma contagiosa del parásito de la toxoplasmosis y sólo lo puede hacerlo una vez en su vida. Sin embargo, en la mayoría de los casos el contagio no se debe al gato de casa y siguiendo unas pautas básicas de higiene (no manipular sus heces, lavarse las manos, etc.),, se puede evitar el riesgo de contraer la enfermedad. Sin embargo, su Medico, le informara mas al respecto.

Otras mascotas, que sin duda son las mejores y más apreciadas, son los perros y los gatos. Gracias a las expresiones de cariño que trasmiten se convierten en verdaderos animales de compañía y en un miembro más de la familia. Sin embargo, debe tenerse en cuenta el tamaño que llegará a alcanzar el animal en su edad adulta, las posibles alergias que puedan causar (en especial los gatos) y percatarse que son los animales domésticos que más cuidados demandan

Personalmente, considero que ninguna mascota como aves (pericos, canarios, etc.), peces, hámster, ratones, tortugas, gatos, etc.; es mejor que el perro.

El perro, creo yo, se siente miembro de tu familia, reconoce a tu hijo y a todos sus integrantes "*como su familia*"; y a todos los demás (humanos o animales), como extraños. El amor, afecto, fidelidad y vínculo afectivo es único.

Yo creo que el niño que tiene un perro, le permite desarrollar afecto, amor, cariño hacia los animales y el sentido de responsabilidad.

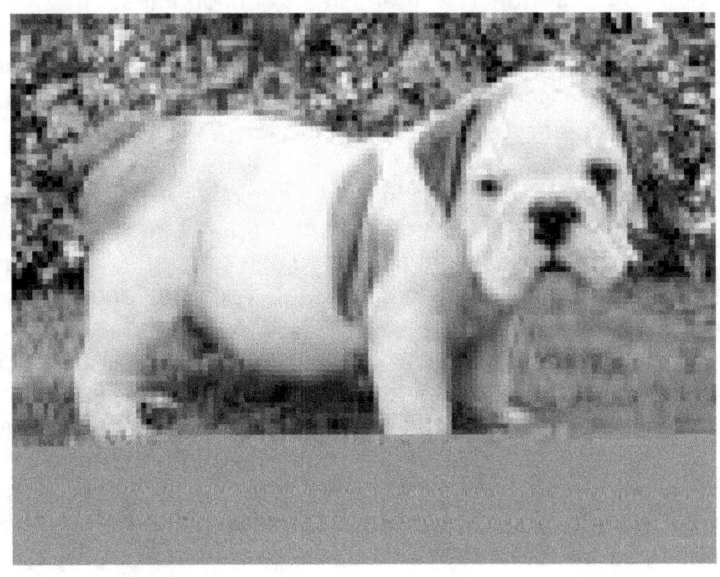

Los datos de alerta de acuerdo a la edad o que deben ser detectados por los padres y comentados a su Médico.

A los 12 meses: aún no se comunica a través de gestos, como decir adiós con la mano o "no" con la cabeza, todavía no ha empezado a practicar el sonido de por lo menos dos consonantes (p, b, etc.) todavía no es capaz de comunicarte de una forma u otra que necesita ayuda con algo.

A los 15 meses, no comprende o no responde a palabras como "no" y "adiós", todavía no dice al menos de una a tres palabras, todavía no dice "mamá" o "papá".

A los 16 meses, no apunta a distintas partes de su cuerpo cuando se lo pides,

A los 18 meses, no dice por lo menos de seis a 10 palabras.

Entre los 19 y 20 meses, no ha empezado a señalar cosas que le interesen, como un pájaro o un avión que vuelan por encima de él y todavía no pronuncia al menos seis consonantes.

A los 21 meses, no responde a instrucciones sencillas y no juega a hacer cosas imaginarias con sus muñecos o solito (fingir que se peina, da de comer a sus muñecos, etc.).

A los 24 meses, todavía no imita las acciones o palabras de los demás, o no logra señalar en un libro las figuras que le nombras o no consigue juntar dos palabras o no sabe para qué sirven varios objetos de uso común: cepillo de dientes, teléfono, tenedor, etc.

De 25 a 36 meses , todavía no forma frases sencillas de dos palabras o no sabe nombrar al menos tres partes de su cuerpo o no consigue hacerse entender por nadie en su familia o le cuesta cantar algunas partes de las canciones de cuna que le repites o no hace preguntas, ni logra hacerse entender por desconocidos, al menos la mitad del tiempo, o no ha conseguido pronunciar las consonantes iníciales de las palabras (por ejemplo, en lugar de "bola" dice "ola"). No puede nombrar los objetos más comunes en su entorno (mesa, vaso, pelota...).

De 3 a 4 años: aún no habla con frases cortas, no logra comprender instrucciones cortas, no muestra interés en jugar con otros niños, le cuesta muchísimo separarse de mamá o papá, no pronuncia la sílaba o letra final de las palabras (por ejemplo, dice "ga" en vez de "gato")

A los 4 años, todavía tartamudea (tiene verdadera dificultad en pronunciar un sonido o palabra) frecuentemente, a menudo haciendo muecas al mismo tiempo, aún no se hace entender del todo.

Sin embargo, ante cualquier duda, los padres deben comentar estas con su Medico.

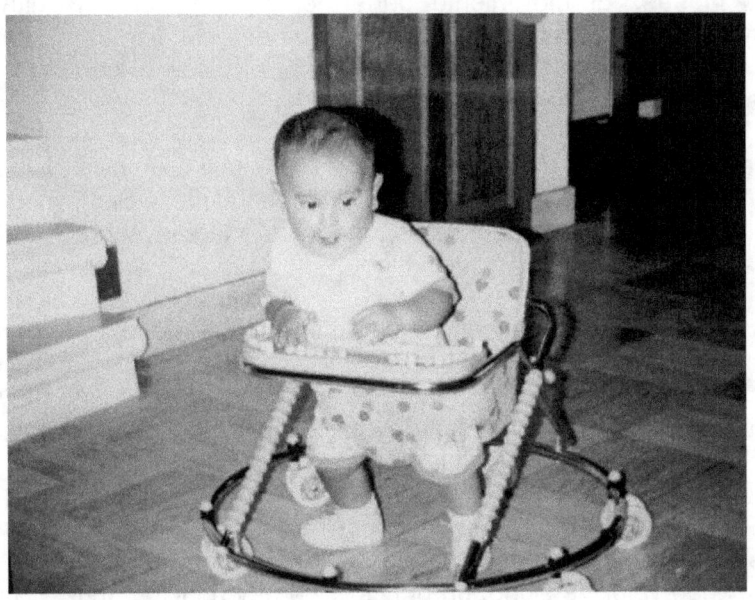

Es la capacidad de escribir o de manipular determinados utensilios (lápices, crayones, etc.) que dejen huellas o trazos sobre un soporte (pared, papel, piso, etc.)

Hay que permitirle jugar con láminas libros, revistas, etc. para que comience a reconocer imágenes y a disfrutar esta actividad.
El grafismo, antes de considerarse como escritura, va atravesar los siguientes momentos del desarrollo:

18 meses: Aparecen las primeras manifestaciones. El niño es capaz de coger un objeto y realiza trazos en forma de garabatos. Es un movimiento rápido impulsivo, sin control y se mueve todo el brazo partiendo el movimiento desde el hombro y no hay coordinación entre el ojo y la mano.

20 meses: El movimiento parte del codo y como resultado aparecen un garabato de vaivén, denominado barrido, el niño todavía no observa lo que hace. Posteriormente el garabato se hace circular.

2 años: Tiene un mayor control de la muñeca y del movimiento de pinza, es capaz de hacer trazos independientes. Sigue con la mirada los movimientos de la mano. Le interesa sobre todo el placer que obtiene en el movimiento

3 años: Empieza a establecer coordinación entre el ojo y la mano y entra en juego la percepción. Mira lo que dibuja y trata de controlar el movimiento de la mano. Se observa en el niño mayor interés y atención. Comienza a restar límites del espacio, no se sale, y trata de cerrar las líneas.

+ 3 años: Hay un momento en el que el niño de forma espontánea, da nombre al dibujo que realiza, el grafismo va tomando valor de signo, en principio no hay relación entre lo que dibuja y el nombre que le da, luego habrá una pequeña relación entre el dibujo y lo que dice que es.

4 años: dice antes lo que va a dibujar, hay intencionalidad y sentido representativo. Estos dibujos se irán perfeccionando a la vez que el niño va evolucionando en otras áreas, cómo la cognitiva, la afectiva...

5 años: Un poco antes de los 5 años el niño puede hacer actividades de pre escritura a través de trazos en distinto sentido y direcciones.

Actividades para desarrollar la motricidad gráfica

Para los más pequeños es más recomendable un pizarrón vertical o la pared, porque les permite trabajar de pie y realizar trazos amplios. Elija solo una pared de su casa, para estimular su vena artística.

Es importante permitirle utilizar sus manos, dedos, rotuladores, pinceles, crayones, etc. Y no preocuparse por que se manche la cara o las manos, deje que disfrute y aplauda su creatividad.

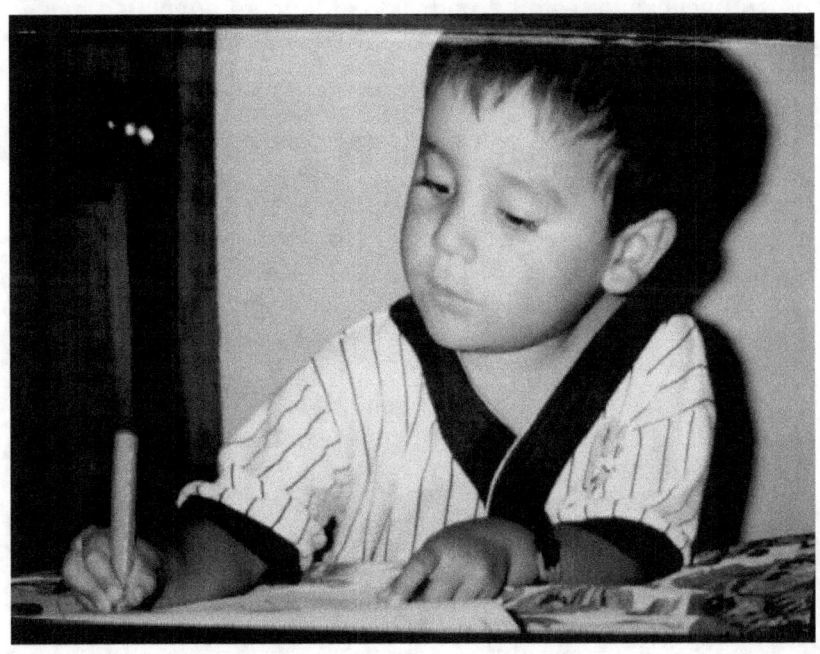

Es interesante observar como varios mamíferos, a las pocas horas de nacidos, son capaces de mantenerse de pie y hasta de caminar al lado de su madre y muchos son capaces de correr (para protegerse de los depredadores) a las pocas semanas de nacidos.

Sin embargo, un bebe, tarda un año aproximadamente en empezar a caminar torpemente y su supervivencia depende básicamente de sus padres durante muchos años. Un recién nacido posee básicamente tres habilidades necesarias para su supervivencia: succionar para poder alimentarse, llorar para atraer la atención de su madre, o cerrar las manos para intentar aferrarse a aquello que las toca.

El cerebro de los animales, ya está desarrollado al nacer, sin embargo el cerebro de su hijo, comienza a desarrollarse a partir de su nacimiento; esto ha permitido al hombre adaptarse mucho mejor al entorno y a las circunstancias cambiantes que cualquier otro mamífero.

A pesar de su enorme complejidad, el cerebro de un bebé es el órgano menos formado en el momento de su nacimiento. Durante los próximos años, su cerebro crecerá de manera notoria, al igual que el resto de sus órganos, pero lo hará de una forma significativamente diferente. Así el cerebro no sólo crece físicamente, sino que también se transforma internamente, creando millones de sinapsis entre los millones de neuronas.

El bebé nace con miles de millones de neuronas. Estas neuronas deberán de comenzar a establecer conexiones unas con otras. Estas conexiones se conocen con el nombre de SINAPSIS, y para que se dé adecuadamente estas conexiones, es necesario que el bebé entre en contacto con su medio ambiente; cada vez que el niño reciba un estímulo del exterior, se generará una sinapsis. Estos estímulos los recibe el niño a través de sus sentidos: con sus oídos, su lengua, sus labios, su cuerpo, sus ojos, su olfato y su tacto; en esto se basa, el Programa de Estimulación Temprana.

Estas sinapsis dan lugar a estructuras funcionales en el cerebro, esto quiere decir que el cerebro del infante se transforma de acuerdo con sus estímulos enviados desde el medio ambiente que le rodea.

Hay que tener en cuenta que la maleabilidad del cerebro decrece rápidamente con la edad. Así, el máximo desarrollo neuronal coincide con la etapa que va desde el nacimiento hasta los tres años de edad, para luego decrecer y prácticamente extinguirse a la edad de seis años. Es por tanto, el conjunto de neuronas y sus conexiones lo que establece la auténtica potencialidad del cerebro humano.

"Órgano que no se usa, se atrofia". Si no se produce la estimulación de un área a tiempo, las neuronas mueren y ya no resulta posible recuperar esa función. La ventana de oportunidad varía de acuerdo con la función cerebral de que se trate. Por lo que es vital practicar con las hojas azules, el examen de Denver y el Programa de Estimulación Temprana.

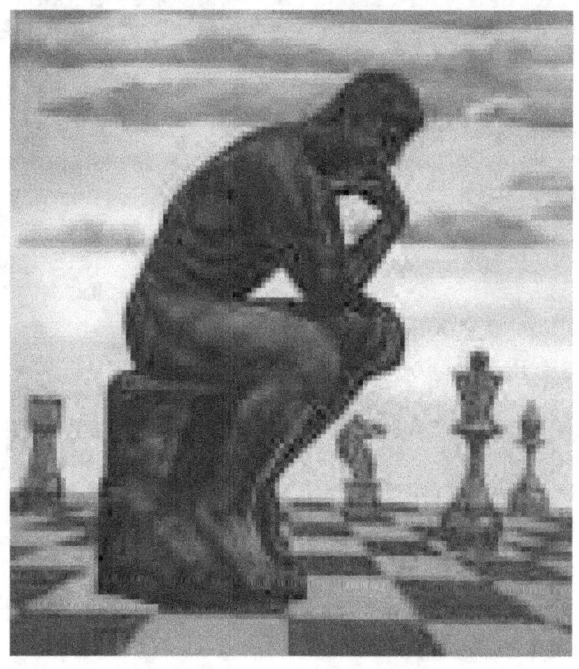

Es recomendable que los bebes menores de seis meses de edad, no se expongan a los rayos directos del sol, la piel del bebe es más delgada, es muy sensible y está más propensa a las quemaduras solares, ya que el mecanismo de bronceado no está listo. Cuando sea inevitable exponerlo a los rayos del sol (vacaciones, visita a los abuelos, salidas, viajes, etc.); recuerde que el mejor protector solar es la sombra, por lo que es recomendable cubrirlo con una gorra (no del "América": por favor) o sombrero, colocarlo o permanecer bajo la protección de los arboles, sombrillas o palmeras y aplicar un protector o pantalla solar en la piel del bebe. Estos productos disminuyen el riesgo de irritar la piel sensible del bebé.

Por la capacidad de penetración de las radiaciones UV (Ultra Violeta), los principales efectos de exposición a ellas se limitan a las reacciones manifestadas por la piel y los ojos. En la piel pueden reconocerse dos tipos de reacciones generadas por la radiación: agudas y crónicas. Las reacciones agudas aparecen rápidamente y en general, son de corta duración. Entre ellas se pueden mencionar las quemaduras, el bronceado y la producción de vitamina D. Las reacciones crónicas aparecen lenta y gradualmente, y son de larga duración. Entre ellas se encuentra el envejecimiento prematuro y el cáncer de la piel, producidos por exposiciones prolongadas a la radiación.

El color de la piel es un factor importante que determina la facilidad con la que la piel se quema con el Sol. Mientras más clara es la piel, es más sensible a las radiaciones.

La producción de la vitamina D3 es el único efecto benéfico conocido de la irradiación UV. Sólo se requieren exposiciones cortas para que el organismo sintetice esta vitamina; 15 min de exposición en manos, brazos y cara durante la primavera y el verano, entre 9 am y 4 pm al día basta.

En los ojos las UV son absorbidas por la córnea y el cristalino antes de poder llegar a la retina. Algunos investigadores consideran que a los seis meses de edad, es un buen momento para que tu hijo comience a usar mini lentes para el sol, si es posible además del protector solar, un sombrero y otras prendas que le protejan del sol. Los lentes que filtran de un 99 a un 100 por ciento de los rayos UVA y UVB (Ultravioleta A y B) del sol pueden ayudar a reducir el riesgo de que tu hijo sufra de cataratas relacionadas con la edad. *"Tus ojos recuerdan el daño que les hiciste cuando eras un niño".*

Busca lentes que especifiquen en la etiqueta que "filtran el 99 por ciento" o "filtran el 100 por ciento" de la radiación ultravioleta del sol. De otra manera, ni los compres. Lo ideal es que los lentes de su hijo estén hechos de policarbonato, un material sintético a prueba de golpes.

En general, es una buena idea hacer que sus hijos busquen la sombra y usen protector solar, lentes y prendas de vestir de fibra estrecha en cualquier ocasión que se encuentren afuera, sin importar donde estén . En ocasiones, no puedes ver o sentir la radiación ultravioleta. Pero está ahí y puede ser perjudicial.

Es conveniente, aplicar el protector solar, 30 minutos antes de salir al sol. Aplicar el producto media hora antes de salir al sol da tiempo suficiente para que éste penetre la piel. No se preocupes, aún así sus hijos agarrarán algo de color.

El producto ideal deberá reunir algunos requisitos mínimos: Ser eficaz contra el sol en su fase aguda y los efectos acumulativos del sol (cáncer, arrugas, manchas etc.) es decir no solo retener los rayos ultravioletas A sino también los B y los infrarrojos.

Tampoco olvide aplicar nuevamente el producto en los pies, orejas y nariz de su niño pues estas áreas se queman frecuentemente.

Las quemaduras solares de los niños pueden incrementar el riesgo de cáncer de la piel, los niños que llegan a sufrir incluso dos quemaduras fuertes de sol podrían duplicar su riesgo de cáncer de piel más tarde en la vida, lo que nos obliga a evitar este riesgo, protegiéndolo del sol.

Para cuando un niño tenga la edad de 18 años habrá recibido el 80 por ciento de la exposición al sol que obtendrá durante su existencia completa.

"Las células de la piel tienen un gen llamado P53 que puede dañarse con el sol a lo largo de la infancia, preparando el escenario para el cáncer de piel.

Elige aquel producto que tenga un Factor de Protección Solar (FPS) de 50 o mayor.

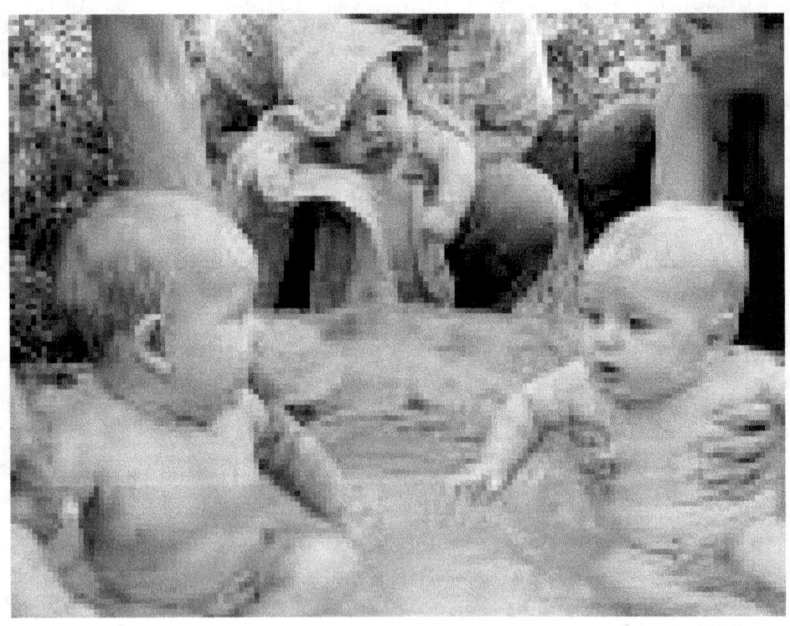

28.- LOS MIEDOS Y TEMORES INFANTILES.

Los miedos y temores infantiles son menores, conforme crece el niño; al entender mejor su mundo; estos van desapareciendo.

En los primeros años son frecuentes los miedos a animales, a ruidos fuertes, a la oscuridad, a seres imaginarios, como monstruos, brujas o fantasmas.

Tabla de miedos según la edad del niño

0-2 años: El niño tiene miedo a los ruidos fuertes, a las personas extrañas, a separarse de sus papás, a las heridas, a los animales y a la oscuridad.

3 años: El niño tiene miedo a las máscaras, a la oscuridad, a que lo separen de sus papás y a los animales.

4 años: El niño tiene miedo a los ruidos, a la oscuridad, a los seres imaginarios (brujas, duendes, monstruos, etc.) y a las personas disfrazadas, a separarse de sus papás y a los animales.

5 años: El niño tiene miedo a las lesiones corporales, a los ruidos, a la oscuridad, a separarse de sus papás, a los monstruos y a los animales.

6 años: El niño tiene miedo a la oscuridad, a los ruidos fuertes, a los seres sobrenaturales, a las lesiones corporales y a separarse de sus papás.

Los miedos suelen aparecer entre los tres y los seis años. En esta edad, el niño todavía no comprende el mundo que le rodea ni es capaz de separar lo real de lo imaginario. Los miedos van evolucionando a medida que el niño crece y la mayoría terminan desapareciendo con el paso del tiempo.

Muchos de los miedos están inducidos por el ambiente externo, a través de películas, cuentos, historias de otros niños, etc.

Lo más importante en estos casos, es hacer que el niño se sienta seguro, acompañarlo en su cuarto, buscar debajo de la cama, en el closet, etc., y demostrarle que en el hogar, no hay monstruos, ni brujas, etc.; si desea dormir con una pequeña luz, puede hacerlo y debemos estar dispuestos a acudir a su lado, cuando grite o llore angustiado.

Si el niño imagina la presencia de brujas y/o monstruos, en su habitación durante la noche, juegue con él durante el día, apagando las luces de la habitación y fingiendo ser un detective, o a un pirata en busca del tesoro. Así, poco a poco su hijo se acostumbrará con la oscuridad.

Hay que respetar a los miedos de los niños evitando frases como: "Eres tonto por tener miedo. No seas mentiroso. No te creo." Un miedo siempre es verdad y real para el niño.

Personalmente, creo que la oración del "**Padre Nuestro**"; tiene dos frases muy importantes para evitar temores: "**Hágase Señor tu voluntad**" y "**Líbranos del mal**"; si logramos crear en el niño, la seguridad y certeza de "Dios Conmigo, Quien contra mi"; es una solida base para vencer cualquier miedo o temor.

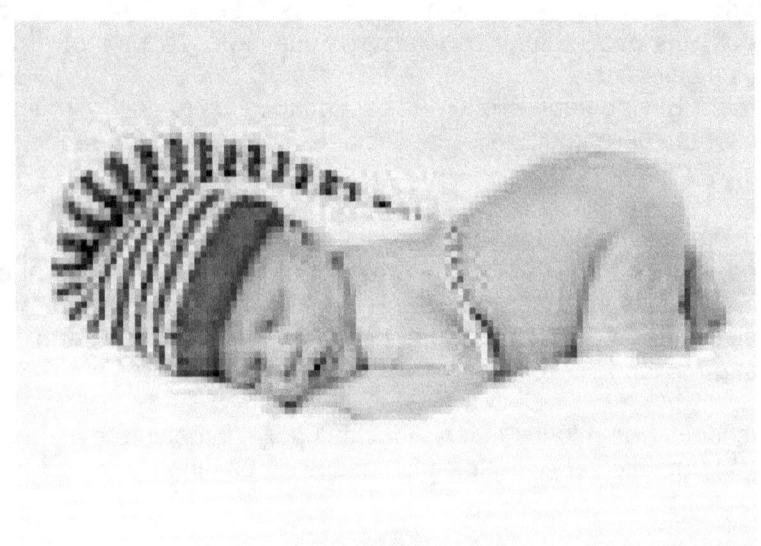

Personalmente recomiendo una valoración por el Dentista, antes de los 3 años, que es cuándo se encuentra completa la erupción de los dientes primarios o de leche. Los controles se deben hacer cada 6 meses, y no esperar a que el dolor lo convierta en una urgencia.

Sin embargo, antes de los 3 años, los padres deben de examinar los dientes de su bebé. Los dientes saludables tienen el color y la superficie uniforme. Si ve manchas o puntos en los dientes, lleve a su bebé al dentista. Limpie los dientes de su bebé con un cepillo dental para bebés en cuanto aparezcan en la boca.

Los hábitos para el cuidado de los dientes empiezan a desarrollarse cuando aparece su primer diente.
Es importante señalar que el tipo de comida que se le da al bebe, puede afectar a su salud dental durante toda la vida.

Limpie los dientes de tus hijos varias veces al día. Lo mejor es lavar los dientes justo antes de ponerlo a dormir. A los dos años, la mayoría de los dientes del niño han salido. Ahora los puede empezar a cepillar con una pequeña cantidad de pasta dental con fluoruro "en gel" (transparente), las pastas blancas suelen ser muy abrasivas y lastiman sus dientes y mucosas. La cantidad recomendable es lo que corresponde al tamaño de un grano de arroz, no se preocupe "si se come o traga una pequeña cantidad".

El cepillado de los dientes debe hacerse tres veces al día, especialmente antes de dormir y después de la última toma de leche. El niño debe cepillar sus dientes después de cada alimento. El cepillado debe estar siempre asistido por sus padres los cuales deben ayudar a que los hagan correctamente ya que algunos niños no pueden hacerlo adecuadamente antes de los 7 años.
Inicialmente, muchos niños pequeños se resisten a esta rutina y necesitan que los padres restrinjan sus movimientos en forma gentil pero firme. Si es necesario, hay que distraer al niño diciéndole que cómo son hermosos sus dientes, tenemos que limpiarlos para eliminar los "bichitos malos" (gérmenes) y para que los dientes estén limpios y blancos.

El niño debe sentir que la higiene dental es una expresión de amor, un ritual nocturno y no un castigo. Esto es preferible a llevar al niño al dentista con caries, que se hubieran podido evitar.

Familiarizar al niño desde pequeño con el dentista ayudar a perder el miedo, por lo que se recomienda:

1.- La primera visita al dentista debe hacerse antes de los tres años de edad. Los padres no deben dejar pasar este periodo para llevar a su hijo al odontólogo. Lleva a tu hijo, para que se familiarice con el consultorio y el instrumental a la vista y no esperar a que tenga caries o dolor que requiera un procedimiento. Lo recomendable es que en la primera visita al dentista, no se le practique al niño ningún tratamiento, solo una revisión dental. Así se podrá iniciar una relación cordial y de confianza con quien será su odontólogo

2.- Recuérdale que la higiene bucal es necesaria para una buena salud dental. El cepillado después de cada alimento es un buen hábito.

3.- Antes de su primera visita al dentista, usted debe haber hecho que su hijo lo acompañe a una sesión corta para que el pequeño vea que usted no se asusta ni se queja. En ese momento el dentista puede aprovechar para relatar lo que esta haciendo, evitando palabras que produzcan temor.

4.- No utilices al dentista como arma de castigo o amenaza.

Los dientes de leche se empiezan a formar en la tercera semana de vida intrauterina, de manera que cuando el niño nace, tiene dentro de sus huesos maxilares los brotes de los 20 dientes que componen su fórmula dentaria temporal o de "leche" y las células diferenciadas que darán origen a los 32 dientes definitivos.

Aunque no es muy frecuente, suele suceder que un niño nazca con 1 ó 2 dientes. Son los llamados dientes natales. **Son dientes de leche**, que adelantan su aparición por razones que no son conocidas. Hay algunos que son muy inmaduros y no tienen aún raíz como para anclarse en el hueso, (reborde alveolar) se aprecian como una corona pediculada que se mueve fácilmente, adherida a la superficie de la encía. Dentro de 2 a 3 semanas forman un poco más de su raíz y se fijan perfectamente, pudiendo continuar su desarrollo normal.

No está indicado extraerlos, a menos que se noten demasiado sueltos y se corra el riesgo que se desprendan y sean aspirados por el bebé.

Contrariamente a lo que se cree, estos dientes no molestan al pecho de la madre para amamantar, ya que cuando el niño mama la lengua se interpone entre ellos y el pezón. Lo que si puede suceder es que se erosione la cara ventral de la lengua cuando el niño chupa muy vigorosamente o cuando el o los dientes tienen bordes demasiado filosos. En todo caso son situaciones que hay que evaluar individualmente.

Cronología de la erupción dental.

Los dientes de leche generalmente siguen un orden en tiempo y secuencia de aparición, que de alguna manera está relacionado con el desarrollo general del niño.

Incisivos centrales inferiores (6 a 8 meses)   **Incisivos centrales superiores (8 a 10 meses)**   **Incisivos laterales superiores (8 a 10 meses)**   **Incisivos laterales inferiores (10 a 15 meses)**   **Primeros molares inferiores y luego los superiores (12 a 15 meses)**   **Caninos inferiores y luego los superiores (18 a 24 meses)**   **Segundos molares inferiores y luego los superiores (24 a 36 meses)**

Se considera que los 6 meses es la edad más frecuente de inicio de la erupción, pudiendo considerarse como normal algunas diferencias en más o en menos tiempo, siempre que no se retrase más allá de los 12 a 14 meses, ya que en este caso puede haber relación con alguna alteración general.

Entre los 2 1/2 y los 3 años el niño tiene su fórmula temporal completa y permanecerá invariable hasta los 5,5 ó 6 años, edad en que empieza el recambio dentario y salen los primeros molares definitivos (molares de 6 años).

Se ha demostrado que hay una gran correlación entre el consumo de bebidas azucaradas durante la infancia, y el consumo posterior de alimentos con gran contenido de azúcar.

Los jugos de fruta pueden causar erosión del esmalte; nunca se debe dejar que el bebé se duerma con un biberón de jugo de fruta, refresco o agua azucarada: los dientes cuando brotan, no tienen su esmalte maduro y terminan bañados por esta sustancia que produce desmineralización de los dientes y favorece la formación de la denominada "caries del biberón".

Dado el hecho de que las caries no son causadas por los azucares en forma directa, sino por los ácidos que se producen de alimentos azucarados por medio de bacterias presentes en la placa o sarro (el material blanco y pegajoso que se acumula en los dientes), el hábito de cepillar los dientes en forma regular y eficiente es una responsabilidad que corresponde a los papás y es la mejor solución para evitar la formación de caries en los niños especialmente en los más susceptibles.

Sir George Bernard Shaw escribió esta breve frase,

"Los políticos y los pañales se han de cambiar a menudo.... y por los mismos motivos."

Si bien la erupción es un proceso natural, muchas veces la aparición de los dientes está precedida de algunas manifestaciones molestas para el niño que lo ponen irritable y molesto.

Lo más característico es la gran salivación y la comezón de las encías, que hace al niño morder con fuerza sus dedos, el biberón, el chupón o cualquier otro elemento a su alcance. Todas esas molestias desaparecen cuando los dientes rompen la encía y dejan de hacer presión debajo de ellas.

Cuando los dientes están por aparecer, la presión que éstos hacen bajo la encía provoca una sensación de comezón, que él necesita aliviar precisamente frotándolas con sus dedos o mordiendo con fuerza los juguetes, si hubiera dolor el niño evitara tocarlos. Los anestésicos locales no tienen mayor efecto en estas circunstancias.

Estas molestias suelen manifestarse con más intensidad a las horas de comida y cuando el niño está acostado porque en esas circunstancias aumenta la irrigación sanguínea y por lo tanto la actividad celular, es probable que en estas circunstancias rechace el alimento aunque tenga hambre y que también altere su ritmo normal de sueño, para aliviarlo es recomendable frotar sus encías con el nudillo de los dedos unos minutos antes de empezar a comer, o bien pasarle algún elemento para que muerda; en el comercio venden algunos elementos de plásticos (mordederas) que ayudan para ese efecto.

Manifestaciones generales
En algunos casos, el bebe está irritable, altera sus ciclos de sueño, no quiere comer y a veces presenta algunas décimas de fiebre. Aunque todas estas manifestaciones pueden considerarse como normales, hay que tener presente que en esas edades son frecuentes las enfermedades infecciosas y que ellas presentan las mismas características en su etapa inicial, si el niño tiene fiebre alta, diarrea o decaimiento evidente, es necesario consultar al médico.

Es necesario dejar claro, que los cuentos para niños, siempre, traen un trasfondo detrás de sus simples palabras. La idea es dejarles una enseñanza, como por ejemplo el cuento de La Caperucita Roja, quiere a través de su historia, enseñarles a los niños que no deben confiar en cualquier extraño ya que en cualquier momento les puede ocurrir una desgracia como le paso a la caperucita roja en el cuento.

No se saca nada hablándoles o contándoles todas las atrocidades que ocurren en este mundo (que vemos diariamente en los periódicos o noticieros), ya que como son niños, no van a entender y es más, pueden quedar incluso con algún tipo de trauma.

Por otro lado, los cuentos para niños son una forma de entretención. Muchas veces, para que los niños duerman, los padres les contamos cuentos. A través de los cuentos, los niños empiezan a ejercitar su mente, empiezan a comprender, a relacionar, a entender, conocer e imaginar. Siendo esto, un factor indispensable para la formación intelectual de ellos y una preparación para su futura etapa escolar.

Lo importante, es encontrar un mensaje útil y benéfico en los cuentos infantiles, una moraleja, una enseñanza, combinar el placer de compartir la lectura y el momento con nuestros hijos y aprender, de estos cuentos, algunos valores, como la honestidad, la amistad, la responsabilidad, etc., etc.

Yo considero, que entre los más gratos recuerdos de mi vida esta el haberles contado un cuento diferente cada noche a mis hijos durante casi toda su infancia y como disfrutaba, yo al ver sus expresiones y al escuchar sus preguntas, acerca de los diferentes personajes.

¿Pero cómo podemos ayudar a nuestros hijos a convertir a los libros en amigos entrañables? .   Yo recomiendo lo siguiente:

De 0 a 2 años:

Seleccionar libros con imágenes llamativas en negro o en colores brillantes sobre un fondo blanco. Con pocas palabras en cada página, lo importante es atraer su atención con las imágenes. Libros con páginas duras o gruesas, que el niño pueda pasar con facilidad las paginas, hechos de vinilo, plástico o de tela. Que sean durables y fáciles de limpiar.
Con personajes, acciones u objetos conocidos. ¡A los pequeñines les encanta, por ejemplo, ver imágenes de otros niños pequeños! Busque libros con canciones, rimas y frases divertidas y repetitivas.

De 3 a 5 años.

Ésta es la etapa ideal para establecer una conexión especial entre la familia y la lectura. Deténgase en medio de la lectura, para preguntarle al pequeño algo relacionado con la misma. Para que el niño vaya interactuando con la trama de la misma.
Con relatos simples. Que aborden temas conocidos: la familia, los animales, las estaciones del año. Léales libros con personajes interesantes, como niños o animales, que resuelvan problemas y se lleven bien entre sí.
Que tengan imágenes claras coloridas que coincidan con el cuento. Y relatos relacionados con y con la vida diaria.

De 5 a 8 años:

A esa edad más que nunca resulta importante leerles en voz alta. Es la etapa ideal para hacer de la lectura una rutina familiar, un momento de compenetración interpersonal, en la que no solamente leen los padres, sino que les piden a los pequeños que lean algunos fragmentos, que expliquen qué es lo que leyeron y lo resuman. Libros con letra clara y fácil de leer.
Con temas con lugares, eventos y personas interesantes.
También lean y memoricen poemas junto con sus hijos.
Permítales elegir los temas e invente cuentos.

> *"Los niños deben aprender a sentir y gozar la lectura como una actividad divertida para toda la vida."*

Existen un gran número de escritores recomendables en la Literatura Infantil como: Hans Christian Andersen, Los Hermanos Grimm.,SilviaSchujer. Charles Perrault, Carlo Collodi., Elsa Bornemann, - Ema Wolf, Roal Dahl, Mark twain, Emilio Salgari, Charles Dickens, Julio Verne, Marcela Paz , Jack London , Jean Werster, María Elena Walsh,

Yo añadiría a Michael Ende, autor, además de los conocidos "La historia sin fin", y "Momo" de deliciosos cuentos cortos como "La sopera y el cazo", "El oso de peluche y los animales" y, aunque más largo, no menos disfrutable "El ponche de los deseos"

No olvidar a Rudyard Kipling, un gran escritor indio de origen inglés, autor de EL LIBRO DE LA SELVA, RIKKI TIKKI TAVVI, y muchos otros cuentos más, protagonizados por simpáticos animalitos. Oscar Wilde con cuentos cortos como "El Principe Feliz", "El Gigante Egoista", "El Ruiseñor y la rosa", etc.

Los mejores libros para niños 2010 en Venezuela.

Camino a casa, de Jairo Buitrago ilustrado por Rafael Yockteng. México: Fondo de Cultura Económica, 2008
Cuentos prohibidos por la abuela de Mireya Tabuas, ilustrado por Walther Sorg. Venezuela: Alfaguara, 2009
Cupido es un murciélago, de María Fernanda Heredia. Ilustra María Claudia Linares. Bogotá: Norma, 2007
Discurso del oso de Julio Cortázar, ilustra Emilio Urberuaga. México D.F.: Tecolote; Libros del Zorro Rojo, 2008
El viaje del bisabuelo de Marta Farias. Ilustra Aitana Carrasco. Sevilla: Kalandraka, 2008

Los beneficios de la lectura son muy importantes! Se ha comprobado que leer ayuda a que los niños sean más creativos, desarrollen mejor su vocabulario, fijen mejor su capacidad de concentración, desarrollen mejores sistemas de comunicación, y hasta mejoran sus habilidades sociales.

32.- Mi Princesa y la Coca Cola.

Cuando "mi Princesa" (mi hija Dany) tenía 3 años edad; al observar en una reunión que todo mundo bebía ese liquido negro, ella me pidió un vaso; yo procedí a servirle el liquido y le agregue sal de mesa (sin que se percatara de ello); el resultado fue, que rápidamente, dejo el vaso a un lado después de hacer gestos de desagrado. Más adelante, en tres ocasiones, volví a ofrecerle la misma preparación, con idénticos resultados; después de esto jamás volvió a pedir ese líquido negro. Hasta que ya en la Primaria, su abuelita le dio de un bote (sin agregarle sal), y fue cuando le agrado, pero jamás ha tenido el gusto por este liquido.

Investigue en Internet y encontré lo siguiente, acerca de este líquido negro; se los paso al costo: www.nolosabias.com/ **agua-vs-coca-cola.**

1.- En muchos estados en los EUA, las patrullas, en las carreteras cargan dos galones de Coca-Cola en el porta-equipajes, para usarlos en la remoción de sangre en la carretera después de un accidente.

2.- Si usted coloca un hueso en un recipiente con Coca-Cola, este se disolverá en dos días.

3.- Para limpiar tazas de baño: vacié una lata de Coca-Cola dentro del W.C.y deje la actuar por una hora, y luego accione la descarga.

4.- El ácido cítrico en la Coca-Cola remueve manchas en la loza. Para remover puntos de las salpicaderas cromadas de automóviles, friegue la salpicadera con un pedazo de papel de aluminio (usado para envolver alimentos) mojado con Coca-Cola.

5.- Para limpiar corrosión de las terminales de baterías de automóviles, vacíe una lata de Coca-Cola sobre las terminales y deje que actué sobre la corrosión.

6.- Para soltar un tornillo difícil de retirar por causa de la corrosión, aplique un paño humedecido con Coca-Cola sobre el tornillo oxidado, por varios minutos.

7.- Para remover manchas de grasa de las ropas, vierta una lata de Coca-Cola dentro de la máquina con las ropas, adicione detergente. La Coca-Cola ayudará a remover las manchas de grasa.

8.- La Coca-Cola también ayuda a limpiar el empañamiento del parabrisas de su automóvil.

Para su información: El ingrediente activo en la Coca-Cola es el ácido fosfórico. Su PH es 2,8. El disuelve una uña en cerca de 4 días. El ácido fosfórico también roba calcio de los huesos y es el mayor contribuyente para el aumento de la osteoporosis. Hace algunos años, hicieron una investigación en Alemania para detectar el porqué la presencia de osteoporosis en niños a partir de 10 años (preadolescentes). Resultado: Exceso de Coca-Cola, por falta de orientación de los padres.

Para transportar los envases con Coca-Cola, los camiones comerciales son identificados con el aviso de Material Peligroso, que es reservado para el transporte de materiales altamente corrosivos.

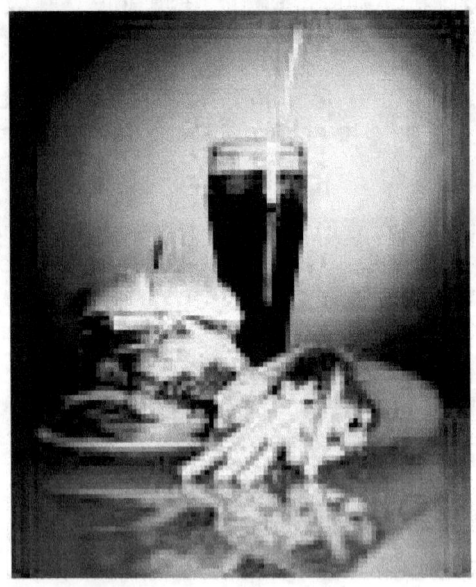

33.- "Qué mundo les vamos a dejar a nuestros hijos?"

Leí hace unos días, una reflexión de _Leopoldo Abadia_ (escritor español); que comentaba, que frecuentemente, le hacían esa pregunta, al terminar sus conferencias y el contestaba: **"y a mí, qué me importa?!"** , Quizá suena un poco mal, decía, pero es que, realmente, me importa muy poco.

Después de analizar, sus comentarios, llegue a varias conclusiones: Yo no recuerdo a mis padres preocupados, por "_el mundo me iban a dejar_", mis padres se preocuparon mucho por mí, me animaron a estudiar, a ir a otra ciudad a prepararme; se preocuparon para que fuera feliz. Y me exigieron mucho.

¿Pero qué mundo me dejaron mis padres y abuelos? Me dejaron: Un México lleno de violencia, narcotráfico, secuestros, inseguridad, desempleo, pobreza, políticos muy corruptos, diputados ineficaces (que dan pena ajena), guerras constantes en el mundo, ausencia de valores, crisis económica mundial. Y mil cosas más.

No creo que mis padres se preocuparan, por el mundo que me iban a dejar. ¡Ni se lo podían imaginar!
Lo que hicieron fue algo muy importante: intentar darme una muy buena formación. Si no la adquirí, fue culpa mía.

Mas que preocuparme del futuro, debo ocuparme de poner mi "granito de arena" en cuidar este mundo, de ser cuidadoso con los recursos (agua, luz, etc.) y educar a mis hijos con el ejemplo, de ser un hombre honesto, responsable, trabajador, etc.

A mí me gustaría que mis hijos y los hijos de los demás, fuesen gente responsable, que cuidara nuestro planeta, que respetara las leyes, amantes de la lectura, música, artes, con buena autoestima, gente honesta y feliz.

Lo que mi abuelo llamaba: "de buena familia", "de buena cepa" o "buena gente". Porque si son buena gente harán un mundo bueno. *Por tanto, menos preocuparme (y mas ocuparme)* por el mundo que les vamos a dejar a nuestros hijos y mas ocuparnos en darles a nuestros hijos una buena formación: que sepan distinguir el bien del mal, que sean honestos, responsables, que piensen en los demás, que sean generosos, que sean felices, etc., etc., etc. En estos etcéteras, agreguen todas las cosas buenas que se les ocurran.

Es decir, más que preocuparnos "de que mundo que les vamos a dejar a nuestros hijos", hay que ocuparnos "de qué hijos vamos a dejar a este mundo".

Es importante entender, que nuestros hijos son nuestra responsabilidad; de que si salen bien o mal, es siempre, nuestra responsabilidad.

Las escuelas y el Gobierno, trataran de modificar los planes de estudios, para mejorar la formación de nuestros hijos; por lo verdaderamente importante, es el ejemplo de los padres, la formación que nosotros les inculquemos. En esto no se vale excusas para no actuar; tenemos que actuar por el bienestar y la felicidad de nuestros hijos.

En relación con los nietos, no me preocupo; porque para eso eduque a sus padres.

Yo, con mis nietos, a consentirlos, a contarles cuentos, a divertirnos con las anécdotas de su padres cuando eran niños; a hacerlos sentir amados y especiales y así, además de divertirme, quizá también ayudarles a formarse como "buenos seres humanos" (responsables, con buena autoestima y felices).

Reforma. Domingo 16 de mayo del 2010.

1.- Un mexicano ve tres horas de televisión al día y lee menos de dos libros al año.

2.- El 60% de los mexicanos esta pasado de peso, de estos el 40% es obeso.

3.- El mexicano consume al año 30 Kg de pollo, 17 Kg de cerdo, 13 kgs de res y menos de 7 Kg de pescado.

4.- Mas del 75% de los mexicanos no hace ejercicio, ni practica deporte.

5.- 18% de los mexicanos fuma; la media es nueve cigarrillos al día y va en aumento.

6.- Más mexicanos mueren por sobrepeso que por desnutrición, infección y tabaquismo juntas. Menos del 1% muere por homicidio.

7.- Cada tratamiento de cáncer o diabetes le cuesta al erario más de un millón de pesos. Apenas el 8% de los mexicanos paga impuesto sobre la renta.

8.- *Decía un buen amigo, acerca de un político: "La inteligencia, lo perseguía, pero el siempre fue más veloz"; y agregaba, como la velocidad de la luz es mayor que la del sonido, hay algunos diputados que nos parecen muy brillantes, antes de que comencemos a oír, las "babosadas" que dicen.*

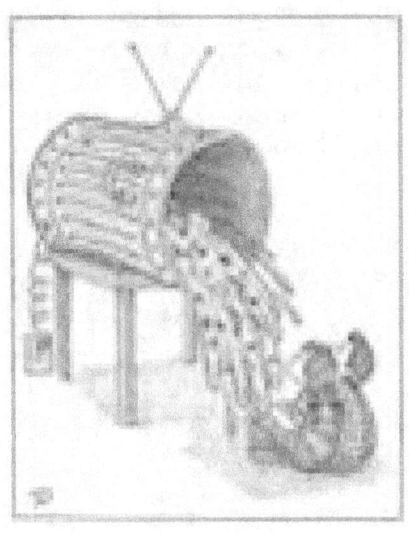

Tablas de talla y peso en niños y adolescentes[1]

Mujeres	Peso (en kilos)			Talla (en centímetros)		
Edad	Bajo	Prom.	Alto	Baja	Prom.	Alta:
Al nacer	2.800	3.220	3.850	46.4	49.5	51.6
2 meses	4.250	4.725	5.440	54.0	56.4	59.4
4 meses	5.560	6.210	7.000	59.6	62.0	64.7
6 meses	6.625	7.340	8.225	63.5	66.0	69.0
8 meses	7.400	8.190	9.125	66.7	69.4	72.5
10 meses	8.100	8.950	9.925	69.4	72.0	75.3
12 meses	8.690	9.600	10.73	71.6	74.4	77.8
21 meses	10.59	11.72	12.97	79.8	83.3	86.9
2 años	11.13	12.28	13.58	82.0	85.7	89.6
3 años	13.00	14.25	16.19	89.8	94.1	98.8
4 años	14.74	16.24	18.80	96.6	101.2	106.2
5 años	16.40	18.25	21.20	102.3	107.3	112.8
6 años	18.10	20.33	23.94	107.8	113.2	119.0
7 años	19.98	22.62	27.16	113.0	118.9	125.3
8 años	22.13	25.35	30.80	118.2	124.6	131.4
9 años	24.52	28.34	35.02	123.5	130.4	137.7
10 años	27.35	32.07	40.14	129.0	136.1	144.0
11 años	30.95	37.30	46.75	135.2	142.6	151.0
12 años	35.90	44.15	54.08	141.2	149.0	157.7
13 años	41.70	49.25	59.63	146.1	153.7	162.3
14 años	45.90	52.85	62.90	149.3	157.1	165.2
15 años	47.75	54.85	64.30	150.0	158.3	166.4
16 años	47.57	55.86	64.77	150.4	159.0	167.0
17 años	47.75	56.09	64.80	151.0	159.4	167.6
18 años	47.85	56.10	64.90	151.5	159.8	168.0

Datos del Dr. Rafael Ramos Galván, Somatometría Pediátrica Arch. Investigación Médica.

Tablas de talla y peso en niños y adolescentes[1]

Hombres	Peso (en kilos)			Talla (en centímetros)		
Edad	Bajo	Prom.	Alto	Baja	Prom.	Alta:
Al nacer	2.90	3.40	3.95	47.6	50.7	53.7
2 meses	4.50	5.11	5.82	55.1	57.8	60.4
4 meses	5.85	6.65	7.50	60.6	63.5	66.9
6 meses	6.90	7.75	.8.67	65.2	67.8	70.3
8 meses	7.73	8.60	9.70	68.1	70.8	73.8
10 meses	8.43	9.39	10.53	70.6	73.5	76.2
12 meses	9.03	10.00	11.20	73.0	76.0	78.5
21 meses	10.89	12.00	13.41	81.4	84.8	88.1
2 años	11.36	12.55	14.03	83.7	87.0	90.8
3 años	13.11	14.56	16.36	91.1	95.1	98.8
4 años	14.76	16.49	18.62	97.5	101.6	105.5
5 años	16.41	18.46	21.00	103.1	107.5	112.5
6 años	18.09	20.67	23.58	108.8	113.5	118.6
7 años	19.94	23.14	26.70	114.0	119.2	124.7
8 años	22.10	25.72	30.19	119.3	125.0	131.0
9 años	24.36	28.70	34.20	124.0	130.1	136.8
10 años	26.92	31.85	38.72	128.4	135.3	142.1
11 años	29.73	35.37	43.89	133.0	140.3	148.0
12 años	33.05	39.77	50.21	137.4	145.8	154.1
13 años	36.95	45.01	57.51	143.0	152.3	161.5
14 años	41.95	51.10	64.28	150.3	159.6	168.4
15 años	48.00	58.09	68.70	156.7	165.6	174.0
16 años	52.80	62.93	71.80	161.2	169.7	178.3
17 años	54.54	65.11	73.85	163.3	172.0	180.4
18 años	54.96	66.00	75.03	164.1	172.8	181.0

Según datos del Dr. Rafael Ramos Galván, Somatometría Pediátrica Arch. Investigación Médica.

CAPITULO VI.
BIBLIOGRAFIA.

1.- Atlas del Niño (2-6 años). Glez,A.S. Fraga Editores.
2.- Manual de vacunas de Latinoamérica. S.L.I.P.E.
3.- La nutrición pediátrica en América Latina. Vazquez,G.E. Nestle Nutricion Institute.
4.- La comida que salvara su vida. Moller,E. Edit. Grijalbo.
5.- Yo crio a mi hijo. Pernoud,L. Javier Vergara Editor.
6.- Nutrición efectiva, Chávez , M.M. Edit. Diana.
7.- Tu Hijo y su Alimentación. Hoyos.A.C.
8.- Tu hijo y su Salud. Hoyos.A.C. Edit. Diana.
9.- La Alimentación, estrategia para padres desesperados. Kennedy, Michele.
10.- Lactancia Materna. Aguilar, M.J.; Edit. Aula Magna.
11.- Problemas de Aprendizaje. Varios. Edit. Euromexico.
12.- 150 juegos de estimulación. Parramonn. Edit. Norma.
13.- Como enseñar a pensar a tu hijo. Bono, E.
14- Educar con música, Berlioz, S.M.
15.- Como elevar la inteligencia y motricidad del niño. López de Bewrnal,M.A.
16.- Cocina sana para niños. Franck,M. Edit. Nowtilus.
17.- Comemos cariño . Juez, M.A. Edit. Zownak.
18.- Cuadernos de una padre novato. Fdez,B.F. Edit. Paidos
19.- Dormir sin lagrimas. Jove,R. Edit. Paidos.
20.- La Alimentación Infantil. Zamora,P. Edit. Integral.
21.- Masaje Infantil. Schneider,J. Edit. Medici.
22.- Shantala, El masaje. Leboyer,F. Edit. Lancelot.
23.- Entre tu Pediatra y tú. González. Edit. Temas Hoy
24.- Pediatría para la familia. Glocken,M. Edit. Herder.
25.- Como criar a un hijo sano. Mendelsohn,R. Edit. Gea.
26.- Mi hijo no come. González, C. Edit. Temas de Hoy.

CAPITULO VII.

COLABORADORES.

Dr. Alejandro Esquivel Velasco. Pediatra y Docente en Pediatra.

Dra. Ana Rosa Estrada Aguilar. Médico Pediatra.

Dra. Andrea Terrazas Hoyos. R2 Medicina Interna.

Dr. Augusto Monge Ciudad. Médico Pediatra Alergólogo.

C.D.. Carlos Hoyos Placencia. Cirujano Dentista.

Dr. Carlos Lupian Gómez. Médico Cirujano.

Dr. Carlos Martínez Ramírez. Pediatra Infectologo

Dr. Carlos de la Mora Z. Médico Pediatra.

Lic. Daniela Hoyos López. Lic. en Comunicación.

Arq. Fernando Cue González. Amigo y melómano.

Dr. Guillermo García González. Médico Pediatra.

Dr. Héctor M. Álvarez Valero. Medico Ginecoobstetra.

Dra. Ivonne Cueva González. Dermo.cosmeatra.

Isidro Luis Núñez Zavala. Fotógrafo profesional.

Dr. José Manuel Paredes Ayala. Médico Pediatra.

Dra. Landy Angulo Hinojosa. Medica Bariatra.

Dra. Laura Zúñiga Hernández. Medica Pediatra.

Psic. Lucia Genel García. Psicología Clínica Infantil.

Lic. Luis R. Aveleira Santos. Amigo y Corrector de estilo.

Dr. Moisés Bravo Sotelo. Pediatra Neonatologo.

C.D. Olivia Terrazas Terrazas. Cirujano Dentista.

Lic. Perla Sánchez Loya. Lic. estimulación Temprana.

Dr. Ramón Román Barrera. Médico Pediatra.

Dr. Rogelio Silva Gutiérrez. Cirujano Pediatra.

Dr. Santiago Mendoza Benítez. Audiología y foniatría.

Dr. Víctor González Solórzano. Medico alergólogo.

Dra. Victoria Pous Gaona. Médico Pediatra.

INDICE ALFABETICO

www.ingramcontent.com/pod-product-compliance
Lightning Source LLC
Chambersburg PA
CBHW060235290526
45789CB00001B/62